基础护理理论与专科实践

主 编 王红霞 张艳艳 武 静
胡翼南 肖 静 刘晓红

四川科学技术出版社

图书在版编目（CIP）数据

基础护理理论与专科实践/王红霞等主编. —成都：
四川科学技术出版社，2022.9
ISBN 978－7－5727－0675－2

Ⅰ.①基⋯　Ⅱ.①王⋯　Ⅲ.①护理学　Ⅳ.①R47

中国版本图书馆 CIP 数据核字（2022）第 165819 号

基础护理理论与专科实践

JICHU HULI LILUN YU ZHUANKE SHIJIAN

主　　编　王红霞　张艳艳　武　静　胡翼南　肖　静　刘晓红

出 品 人　程佳月
责任编辑　吴晓琳
封面设计　刘　蕊
责任出版　欧晓春
出版发行　四川科学技术出版社
　　　　　成都市锦江区三色路 238 号　邮政编码 610023
　　　　　官方微博：http://weibo.com/sckjcbs
　　　　　官方微信公众号：sckjcbs
　　　　　传真：028－86361756
成品尺寸　185mm×260mm
印　　张　22.5
字　　数　520 千
印　　刷　成都博众印务有限公司
版　　次　2022 年 9 月第 1 版
印　　次　2022 年 9 月第 1 次印刷
定　　价　88.00 元

ISBN 978－7－5727－0675－2

邮　　购：成都市锦江区三色路 238 号新华之星 A 座 25 层　邮政编码：610023
电　　话：028－86361770

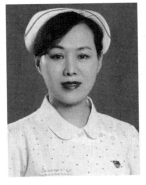

王红霞，女，汉族，1968年10月生，山东滕州人，本科学历。2007年7月毕业于中南大学网络教育学院，副主任护师。

现任中国中医药研究促进会康复护理专业委员会常委；山东省针灸学会针灸推拿技术护理应用专业委员会副主任委员；山东省护理学会疼痛护理专业委员会委员；山东省护理学会康复护理专业委员会委员；山东省康复护理专科护士培训实践基地负责人。从事临床护理工作30余年，其中康复护理工作18余年，有丰富的康复护理经验。擅长运用康复护理技术和中医适宜技术对中风偏瘫、脊髓损伤、颈肩腰腿疼、骨与关节病患者等进行护理治疗。不断总结临床护理经验，参编著作4部，发表论文5篇，参与科研项目3项，获国家实用新型专利5项。

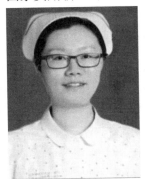

张艳艳，女，汉族，1982年1月生，山东临沂人，本科学历。2006年7月毕业于山东中医药大学，主管护师。现任山东省护理学会手足外科护理专业委员会委员；山东中西医结合学会老年骨与关节病预防控制专业委员会委员。2009年取得山东省重症护理专科护士认证；完成2016年全国中医护理骨干人才培训项目，山东中医药大学优秀带教老师。从事临床护理工作10余年，其中骨科护理工作6余年，有丰富的骨科临床护理、护理教学和管理经验。参编著作1部。

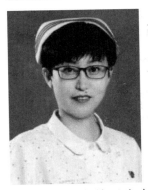

武静，女，本科学历，山东中医药大学第二附属医院护理部副主任，副主任护师。

山东省护理学会首届高压氧专业委员会委员；山东省护理学会首届神经内科护理专业委员会委员；山东省神经科学学会护理分会副主任委员；山东中医药高等专科学校实习基地兼职教师。从事临床护理工作20多年，尤其在神经科急危重症护理抢救、脑卒中早期康复、中医适宜技术应用、临床带教、护理管理中积累了丰富的临床经验。2020年山东省第九批援鄂医疗队成员，2022年山东省援沪医疗队成员，在新冠肺炎疫情防控管理、感控、护理、方舱医院建设及管理等方面积累了实战经验，荣获"山东省抗击新冠肺炎疫情先进个人"称号。参与厅局级课题研究多项，2020年获山东中医药科学技术奖1项，2021年获齐鲁护理科技奖1项；主编著作1部，发表论文5篇，获得国家实用新型专利1项。

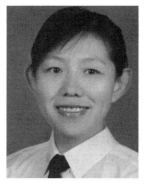

胡翼南，女，汉族，1980年10月生，本科学历，学士学位。2002年7月毕业于山东大学护理学院，副主任护师。

中国县级医院急诊联盟理事、山东省县级医院急诊联盟常务理事、山东省护理学会首届门诊护理专业委员会委员、山东防痨协会第四届护理专业委员会委员等。2002年10月至今就职于济南市急救中心，从事急救护理工作20年。先后从事院前急救转运护理、长途重症转运护理、重要赛事和公共卫生事件的医疗保障护理工作。参加急救技能师资培训班十二期，培训学员400余人。2020年获得"济南市医疗机构疫情防控突出个人"称号，发表论文多篇。

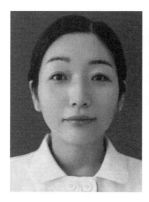

肖静，女，汉族，1977年5月生，山东烟台人，本科学历。2008年1月毕业于滨州医学院，主管护师。从事临床护理工作20余年，先后从事耳鼻喉科、神经内科、骨科、肝胆外科、妇科护理工作等。不断总结临床护理经验，参编著作1部，参与新技术新项目1项。

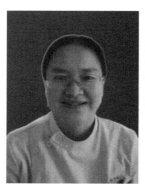

刘晓红，女，汉族，1975年7月生，山东烟台人，本科学历，学士学位。2012年1月毕业于济宁医学院，主管护师。从事临床护理工作20余年，擅长内分泌科、中医科、心血管内科等科室常见病、多发病的护理，具有丰富的临床护理经验。参编著作1部。

本书编委会

主　编　王红霞　张艳艳　武　静　胡翼南　肖　静　刘晓红

副主编　王惠新　王　靖　倪　艳　宋洪玉　孟丽华　康炳玲
　　　　　孔　宁　赵义凤　陈　婧　王　健　金思思　刘艳玮
　　　　　陈伟伟　黄　静　曹雪英　赵肖敏　张　新　邵红娟

编　委　王红霞　山东中医药大学第二附属医院
　　　　　张艳艳　山东中医药大学第二附属医院
　　　　　武　静　山东中医药大学第二附属医院
　　　　　胡翼南　济南市急救中心
　　　　　肖　静　滨州医学院烟台附属医院
　　　　　刘晓红　滨州医学院烟台附属医院
　　　　　王惠新　山东中医药大学第二附属医院
　　　　　王　靖　山东中医药大学第二附属医院
　　　　　倪　艳　山东中医药大学第二附属医院
　　　　　宋洪玉　山东中医药大学第二附属医院
　　　　　孟丽华　山东中医药大学第二附属医院
　　　　　康炳玲　山东中医药大学第二附属医院
　　　　　孔　宁　山东中医药大学第二附属医院
　　　　　赵义凤　山东中医药大学第二附属医院
　　　　　陈　婧　山东中医药大学第二附属医院
　　　　　王　健　山东中医药大学第二附属医院
　　　　　金思思　山东中医药大学第二附属医院
　　　　　刘艳玮　山东中医药大学第二附属医院
　　　　　陈伟伟　山东中医药大学第二附属医院
　　　　　黄　静　山东中医药大学第二附属医院
　　　　　曹雪英　山东中医药大学第二附属医院
　　　　　赵肖敏　山东中医药大学第二附属医院
　　　　　张　新　山东中医药大学第二附属医院
　　　　　邵红娟　山东中医药大学第二附属医院

前　言

随着高科技时代的到来，人们的知识在不断更新，临床护理技术与临床专科研究发展迅速，许多新理论、新机制、新观点、新技术和新疗法不断问世，工作在临床第一线的广大护理人员迫切需要丰富和更新自己的知识，以便在临床上与医师密切合作，互相默契、出色地完成常见疾病的护理工作。为此，我们在繁忙的工作之余，结合自身经验，参考近期文献，编写成《基础护理理论与专科实践》一书。

全书共分 26 章。第一章至第十七章为临床护理技术，第十八章至第二十六章按系统介绍了临床常见专科疾病的护理。全书内容重点突出，简明扼要，实用性强。本书可供全国广大护理工作人员、护理教育工作者、在校学生及其他医药卫生人员参考。

由于本书编写时间仓促，编者水平有限，书中难免有不当之处，敬祈广大读者指正。

编　者

2022 年 5 月

目　录

第一章　生命体征监测技术 ……………………………………………………… 1

　第一节　体温监测 …………………………………………………………… 2
　第二节　脉搏监测 …………………………………………………………… 6
　第三节　呼吸监测 …………………………………………………………… 9
　第四节　血压监测 ………………………………………………………… 11

第二章　铺床技术 …………………………………………………………… 15

　第一节　备用床和暂空床 ………………………………………………… 16
　第二节　麻醉床 …………………………………………………………… 17
　第三节　卧有患者床 ……………………………………………………… 18

第三章　卧位与变换卧位技术 …………………………………………… 21

　第一节　卧位种类 ………………………………………………………… 22
　第二节　协助患者变换卧位 ……………………………………………… 25
　第三节　保护具及约束带的应用 ………………………………………… 26

第四章　改善呼吸功能的急救技术 …………………………………… 28

　第一节　氧气吸入技术 …………………………………………………… 29
　第二节　吸痰技术 ………………………………………………………… 36

第五章　注射技术 …………………………………………………………… 45

　第一节　皮内注射技术 …………………………………………………… 46
　第二节　皮下注射技术 …………………………………………………… 52
　第三节　肌内注射技术 …………………………………………………… 57
　第四节　静脉注射技术 …………………………………………………… 61

第六章　采血技术 …………………………………………………………… 70

　第一节　静脉采血 ………………………………………………………… 71
　第二节　动脉穿刺采血 …………………………………………………… 76

第七章　静脉输液技术 ··· 82

第一节　周围静脉输液 ··· 83
第二节　头皮静脉输液 ··· 86
第三节　静脉留置针输液 ··· 89
第四节　输液泵输液 ··· 91
第五节　经外周中心静脉导管置入技术 ··· 94
第六节　静脉输液港植入技术 ·· 102

第八章　胃造口管饲技术 ·· 105

第九章　胃肠减压与肛管排气技术 ··· 109

第十章　危重患者营养支持的护理技术 ··· 116

第一节　危重患者营养状态的评估 ··· 117
第二节　肠内营养技术 ·· 118
第三节　肠外营养技术 ·· 121

第十一章　心肺复苏技术 ··· 126

第一节　心脏复苏术 ·· 127
第二节　呼吸复苏术 ·· 131

第十二章　环甲膜穿刺、气管内插管护理技术 ······································ 134

第一节　环甲膜穿刺术 ·· 135
第二节　气管内插管术 ·· 136

第十三章　机械通气技术 ··· 142

第十四章　清洁、消毒、灭菌和无菌操作技术 ······································ 152

第一节　清洁、消毒和灭菌技术 ··· 153
第二节　无菌操作技术 ·· 157

第十五章　隔离技术 ··· 161

第十六章　常用外科急救技术 ·· 167

第一节　外伤止血、包扎技术 ·· 168
第二节　骨折固定、搬运技术 ·· 172

第十七章　康复护理技术…………………………………………………… 176

第一节　康复护理的特点、内容和管理 ………………………………… 177

第二节　康复护理的基本技术 …………………………………………… 180

第十八章　呼吸系统疾病患者的护理……………………………………… 185

第一节　支气管哮喘 ……………………………………………………… 186

第二节　肺　炎 …………………………………………………………… 191

第十九章　循环系统疾病患者的护理……………………………………… 197

第一节　急性心力衰竭 …………………………………………………… 198

第二节　急性心肌梗死 …………………………………………………… 202

第二十章　消化系统疾病患者的护理……………………………………… 213

第一节　消化性溃疡 ……………………………………………………… 214

第二节　肝硬化 …………………………………………………………… 219

第二十一章　泌尿系统疾病患者的护理…………………………………… 225

第一节　急性肾小球肾炎 ………………………………………………… 226

第二节　肾病综合征 ……………………………………………………… 229

第二十二章　血液和造血系统疾病患者的护理…………………………… 232

第一节　缺铁性贫血 ……………………………………………………… 233

第二节　弥散性血管内凝血 ……………………………………………… 236

第二十三章　内分泌和代谢系统疾病患者的护理………………………… 241

第一节　甲状腺功能亢进症 ……………………………………………… 242

第二节　糖尿病 …………………………………………………………… 246

第二十四章　神经系统疾病患者的护理…………………………………… 252

第一节　脑血栓形成 ……………………………………………………… 253

第二节　脑出血 …………………………………………………………… 257

第三节　脑血管病的康复与护理 ………………………………………… 262

第二十五章　外科疾病患者的护理………………………………………… 297

第一节　急性腹膜炎 ……………………………………………………… 298

第二节　胸部损伤 ………………………………………………………… 302

第三节　尿石症 …………………………………………………………… 309

第四节 良性前列腺增生症 ……………………………………………… 312

第五节 肾损伤 …………………………………………………………… 316

第六节 膀胱损伤 ………………………………………………………… 320

第七节 尿道损伤 ………………………………………………………… 323

第二十六章 妇产科疾病患者的护理 …………………………………… 328

第一节 异位妊娠 ………………………………………………………… 329

第二节 流 产 …………………………………………………………… 335

第三节 羊水栓塞 ………………………………………………………… 340

第四节 产后出血 ………………………………………………………… 345

第一章 生命体征监测技术

第一节　体温监测

一、体温形成的机制

人体不断地进行着能量代谢,而能量代谢和物质代谢紧密相关。糖类、脂肪、蛋白质这3种营养物质,在代谢氧化过程中释放出大量的能量,其中50%左右的能量变为体热,以维持体温,并不断地以热能的形式散发到体外。另有45%的能量转移到三磷酸腺苷(ATP)的高能磷酸键中,以供机体利用。机体利用的最终结果仍转化为热能而散发到体外。由于上述代谢过程使机体的产热与散热保持着动态平衡,即正常体温。

二、体温调节的机制

正常情况下,人的体温保持在相对恒定的状态,通过大脑和丘脑下部的体温调节中枢的调节及神经体液的作用,使产热和散热保持动态平衡。人体产热主要是通过内脏器官尤其是肝脏的代谢和骨骼肌的运动而进行的,散热则是通过辐射、传导、对流、蒸发等方式进行的。

辐射散热是机体的热能以热射线(红外线)的形式,直接向周围温度较低的物体传递热能,其间不需要空气或其他介质传递,即在真空环境中也可进行传递,约占机体散热总量的60%。影响辐射散热的因素主要是机体与环境之间的温度差。周围物体的温度越低,散热作用越大,反之则越小。当环境温度高于体温时,机体反而要接受高热物体的辐射热。其次与机体有效散热面积的大小相关,如四肢外侧及其末端的散热效应大于内侧及躯干,故皮肤温度较低。

传导散热是机体直接接触温度较低的物体时所进行的热能传递。体内深部组织器官的温热就是经逐层组织向体表传递的。这种散热作用的大小与所接触物体之间的温度差和接触面积大小及其导热性有关。因此,胖人由于皮下脂肪层较厚,传导散热作用较差,故较瘦人略厌热。

对流散热是机体附近的空气层接受机体辐射和传导的热能后膨胀上升而带走热能,外围较冷的空气继续补充流至身体附近。所以风速越大,散热作用越大。

蒸发是液体变为蒸汽的过程。蒸发散热占总散热量的20%～30%。在33.8～35.0℃气温中,蒸发是主要的散热方式。水分由肺脏和皮肤排出化为蒸汽,无感蒸发占一定比例,人体每日约有300 mL水分由皮肤蒸发,约500 mL水分由肺脏蒸发。

机体以不同方式散热的比例,随着身体情况和环境的温、湿度而改变。与产热和散热有关的活动,包括血管舒缩、出汗、寒战与喘气。

三、影响体温的因素

人体内部温度虽然比较恒定,但在正常生理状况下,受昼夜、性别、年龄、肌肉活动及其他因素的影响,仍可产生一定幅度的波动。

(一)昼夜变化

体温一般在清晨 2~6 时最低,下午 2~8 时最高,但变化范围不超过 1℃。这种周期性变化,可能与人体的昼夜周期活动规律有关。如长期上夜班的人,其体温就呈现夜间偏高,而白天偏低的变化。

(二)性别

女性体温比男性高约 0.3℃,且女性的基础体温还随其月经周期波动,即在月经期和月经后至排卵前的时期内体温略偏低,排卵日的体温最低,排卵后至下次月经前的时期内,体温又略升高。

女性在妊娠期体温也略高于孕前。这种变化可能与体内黄体素或其代谢产物的作用有关。

(三)年龄

新生儿尤其是早产儿的体温调节功能及汗腺发育不完善,加之体表面积相对较大、皮下脂肪较薄、肌肉不发达、运动力弱等原因,其体温易受环境温度的影响而暂时变动,低时可达 35℃ 或不升,高时可超过 37℃。儿童由于代谢率高,体温略高于成人。老年人代谢率低,则体温偏低。

(四)进食及运动因素

进食后尤其进蛋白质食物后,机体代谢增快,产热量增加,体温增高;当机体运动时,特别是剧烈运动时,由于体内热量骤增,大大超过散热量,也可使体温暂时升高。

(五)环境因素

无论何种原因造成的传导(传导是指机体的热量直接传至与之接触的物体上)、对流、辐射、蒸发等,某一散热机制发生障碍时,均可使体温升高。

(六)情绪因素

情绪激动和精神紧张可使交感神经兴奋释放出肾上腺素、甲状腺素及肾上腺皮质激素,代谢率增高,而使体温一过性增高。

四、体温的监护

(一)正常体温及其变动范围

临床上正常体温通常用腋窝、口腔、直肠正常温度为标准。人体的正常温度比较恒定,但在身体不同部位测得温度略有不同,以上 3 个部位进行体温测量,其温度差一般不超过 1℃。其正常值:口腔温度舌下为 36.3~37.2℃,腋窝温度为 36.0~37.0℃,直肠温度为 36.5~37.7℃。

体温并不是固定不变的,体温可随性别、年龄、昼夜、运动和情绪的变化等各种因素而出现生理性变动,但在这些条件下,体温的改变往往在正常范围内或呈一过性改变。其变动范围应不超过 1℃。

（二）异常体温

体温高于或低于正常为异常体温。

1. 发热

在致热原的作用下或体温调节中枢的功能障碍时,使产热增加,而散热不能相应的随之增加或散热减少,体温升高超过正常范围,称为发热。发热是临床常见的症状。临床上发热的原因大致可分为两类:感染性发热和非感染性发热。各种病原体如病毒、细菌、真菌、螺旋体、立克次体、支原体、寄生虫等感染引起的发热属于感染性发热。非感染性发热包括无菌性坏死性物质的吸收引起的吸收热、变态反应性发热、体温调节中枢功能失常引起的中枢性发热。

1）根据体温升高的程度,可将发热分为低热（口腔温度不超过38℃）、中等度热（口腔温度38.1～39.0℃）、高热（口腔温度39.1～41℃）、超高热（口腔温度41℃以上）。

2）根据体温发热的过程,一般分为3个阶段。

体温上升期:其特点为产热大于散热。患者主要表现为畏寒、皮肤苍白、无汗,甚至寒战。

高热持续期:其特点为产热和散热在较高水平上趋于平衡,体温维持在较高状态。患者主要表现为颜面潮红、皮肤灼热、口唇干燥、呼吸和脉搏加快。

退热期:其特点为散热增加而产热趋于正常,此时体温恢复正常的调节水平。患者主要表现为大量出汗和皮肤温度降低。

3）根据体温变动的特点,常见的热型有4种。

（1）间歇热:发热期与正常或正常以下体温期交替有规律地进行,如疟疾。

（2）弛张热:体温在39℃以上,波动幅度大,24小时内温差达2℃以上,但在波动中始终未降到正常,常见于败血症。

（3）稽留热:体温一直升高,而且波动的幅度很小,多见于急性传染病,如肺炎。

（4）不规则热:不规则热是一种常见热型,一日间体温变化极不规则,且持续时间不定,常见于流行性感冒、肿瘤患者发热等。

发热时,体温突然退至正常,称为骤退;逐渐恢复至正常,称为渐退;体温降至正常后又有短期发热,称为复发。

2. 体温过低

体温在35℃以下称为体温过低。可见于早产儿及全身衰竭的危重患者。

体温过低,开始时可出现寒战,当体温继续下降时,四肢开始麻木,并丧失知觉,血压下降,呼吸减慢,甚于意识丧失,出现昏迷。

五、量体温的方法

（一）目的

通过观察体温的变化,了解患者的一般情况以及疾病的发生、发展规律,协助医生做出正确诊断,为预防、治疗、护理提供依据。

（二）评估

1. 患者的一般情况,如年龄、性别、文化程度、意识、疾病类型、抗生素的使用等,判断适宜采用何种测体温的方法。

2.30 分钟内患者有无进食、活动、坐浴、冷热敷、情绪波动等影响体温的生理因素存在。

（三）计划

1. 目标/评价标准

（1）患者能叙述测体温的目的。

（2）患者能配合测量体温。

（3）患者能说出体温的正常范围及影响体温的生理因素。

（四）实施

将消毒的体温计用纱布擦干，甩水银柱至 35℃ 以下，置容器内携至病房。对新入院患者应予以解释，根据病情选择测量方法。

1. 腋下测温法

为患者解开胸前衣扣，擦干腋下汗液，将体温计放于腋窝深处，紧贴皮肤，嘱患者屈臂过胸，10 分钟后取出，查看度数，记录。

2. 口腔测温法

将口表水银端放于患者舌下，嘱患者闭口，勿用牙咬。3 分钟后取出，擦净，查看度数，记录。

3. 直肠测温法

患者取屈膝侧卧位，肛表水银端涂以润滑剂，然后将肛表徐徐插入肛门 3～4 cm，3 分钟后取出擦净，用卫生纸为患者擦净肛门，盖好被，安置患者躺卧舒适，查看度数，记录。

4. 注意事项

（1）测温前后，应检查体温计的数目，检查有无破损，水银柱是否甩至 35℃ 以下，甩表时，切勿触及他物。

（2）测量体温部位周围，注意是否有冷、热源，如冰袋、热水袋等。患者是否吃过生冷、热食物，是否灌肠、坐浴、冷热敷等，如有上述情况须隔半小时后方可再测。

（3）凡精神异常、昏迷、小儿、口鼻手术、呼吸困难等患者不可测口表。测温时应守护在旁。

（4）凡腹泻、直肠或肛门手术等患者不可测肛表。极度消瘦患者不宜测腋表。

（5）体温与病情不符时，须在监护下重测，必要时可同时做肛表和口表对照，予以复查。

（6）测口温时，如咬破体温计水银槽头误服水银，应立即口服牛奶、蛋清，或在不影响病情的情况下，服大量粗纤维及胶囊内装棉花吞服。

（7）测量完毕，将体温计甩至 35℃ 以下，消毒备用。

5. 体温曲线的绘制

（1）将所测体温绘于体温单上，符号为：口温"●"，腋温"⊗"，肛温"⊙"。用蓝笔画于体温单相应格内，相邻两次温度用蓝笔相连。

（2）物理降温半小时后所测体温，画在降温前温度的同一纵格内，用红圈表示，以红虚线和降温前的温度相连。

（3）如体温和脉搏在体温单的同一点上,则先画上体温符号,再用红笔在其外画一圆圈。

6. 体温计的消毒与检查方法

体温计须每周消毒一次,遇有污染随时消毒,传染病患者设专用体温计,用后单独消毒。

常用消毒溶液:0.5%~1.0%过氧乙酸、70%乙醇等。

消毒方法:将用过的体温计先浸泡于过氧乙酸液中,5分钟后取出冲净、擦干,再放入另一盛过氧乙酸消毒液的容器中浸泡半小时后取出,用水冲净擦干备用。口表、腋表、肛表应分别清洁、消毒。

检查方法:为保证体温计的准确性,应将全部体温计的水银甩至35℃以下,放入40℃以下的温水内,3分钟后取出检视,体温计之间相差0.2℃以上或水银头有裂痕者取出不用。

（黄静　曹雪英　陈伟伟）

第二节　脉搏监测

一、脉搏的产生与生理变化

当心脏收缩时,动脉血管内压力增加,管壁扩张;心脏舒张时,血压下降,血管壁回缩。大动脉管壁这种有节律的舒缩,向外周血管传递,就产生了脉搏。因此在正常情况下,脉率和心率是一致的,当脉搏微弱难以测到时,应测心率。

（一）脉搏的速率

正常脉搏的速率与心率一致,在安静状态下60~100次/分(呼吸1次,脉跳4次),男性60~80次/分,女性70~90次/分。正常人于饭后、体力劳动及情绪激动时均可使脉搏增快,所以检查时应在安静状态下进行。婴儿的脉率可达130次/分,至3岁左右约为100次/分。

病理情况下,脉搏可增快或减慢,成人脉搏超过100次/分,称为脉搏增快(体温每升高1℃,脉搏每分钟增加10~15次)、甲状腺功能亢进、贫血、疼痛、休克、心脏疾病等。脉搏在60次/分以下,称为脉搏徐缓,见于颅内压增高(反射作用)、梗阻性黄疸(胆盐兴奋迷走神经)、完全性房室传导阻滞及迷走神经张力过高等。但脉搏徐缓也可见于久经锻炼的运动员和体力劳动者。

（二）脉搏的节律

脉搏的节律是心室收缩节律的反映,正常人的脉搏规则、强弱一致。健康的青年及儿童可出现呼吸性不整脉(窦性心律不齐),即吸气时脉搏加快,呼气时脉搏减慢。

当心脏的激动起源失常或激动传导失常时,可产生各种心律失常。在脉搏节律上表现为规则(快而规则或慢而规则)和不规则(快而不规则或慢而不规则),后者称为不整脉,见于频发期前收缩、心房颤动、室上性心动过速伴房室传导阻滞等。

(三)脉搏的强弱或大小

脉搏的强弱或大小决定于动脉充盈度和周围血管的阻力,即与心搏量和脉压大小有关。心搏量增加,周围动脉阻力较小时,则脉搏强而大,称为洪脉,见于高热、甲状腺功能亢进、主动脉瓣关闭不全等情况;反之,脉搏弱而小,称为细脉或丝脉,见于心功能不全、主动脉瓣狭窄。

(四)脉搏的波形

脉搏的波形是将血流通过动脉时动脉内压力上升和下降的情况用脉波计描记出来的曲线。临床上常见的脉波:水冲脉,脉搏骤起骤降,急促而有力;交替脉,为一种节律正常而强弱交替出现的脉搏;奇脉,在吸气时脉搏明显减弱甚至消失。

二、异常脉搏的监护

(一)频率异常

1. 速脉(数脉)

成人脉率每分钟在 100 次以上称为心动过速。临床多见于发热、甲状腺功能亢进等患者。

2. 缓脉(迟脉)

成人脉率每分钟在 60 次以下称为心动过缓。临床多见于颅内压增高、房室传导阻滞的患者。

(二)节律异常

1. 间歇脉

常由期前收缩所致,在一系列正常均匀的脉搏中,出现一次提前的搏动,其后出现一补偿性间歇,称间歇脉,并可由有规律的间歇形成二联律和三联律。祖国医学对数而不规则的间歇脉称促脉,缓而不规则的间歇脉称结脉,有规律的间歇脉称代脉。

2. 脉搏短绌

其特点是心律完全不规则,心率快慢不一,心音强弱不等,脉搏完全不规则,强弱不等,心率快于脉率,故临床上心房纤颤患者需同时测量心率和脉率。

(三)脉搏强弱的改变

1. 丝状脉(细脉)

脉搏如丝,快而细微,多见于心脏功能衰竭、休克的患者。

2. 洪脉

动脉充盈度和脉压较高,脉搏强大有力,多见于高热、高血压、甲状腺功能亢进等患者。

(四)脉搏紧张度的改变

动脉硬化时管壁变硬、失去弹性而且呈迂曲状,用手触摸有紧张条索感。

(五)异常脉搏的护理

1. 如果诊脉不能准确反映心脏动脉搏动次数时,应同时听诊,如细脉患者需两人同时分别听心率与数脉率。

2. 如果患者首次出现脉搏异常又无法判明原因时,应行心电图检查,进行分析。

3. 诊脉不满意时,应改变诊脉肢体的姿势,使患者保持放松或局部垫软垫以突出诊脉部位的动脉,可得到满意的诊脉效果。

4. 偏瘫患者患肢的脉搏若较难测得,应改在健侧肢体测量。

5. 脉搏异常的患者常心理负担较重,应针对性地做好解释和心理安慰,使其解除顾虑。

三、脉搏的测量

凡表浅靠近骨骼的大动脉均可以用来测量脉搏。常取的部位有桡动脉,其次为颞动脉、颈动脉、面动脉、肱动脉、股动脉、足背动脉及胫后动脉等。测量时护士应备有秒针表和记录单。

(一)目的

通过观察脉搏的变化,可间接了解心脏的情况,观察疾病的发生、发展规律,为诊断、治疗、护理提供依据。

(二)评估

1. 患者的一般情况,如年龄、性别以及目前病情和治疗情况。

2. 患者30分钟内有无剧烈活动、情绪波动等影响脉搏的生理因素存在。

3. 患者有无偏瘫、功能障碍。

(三)计划

1. 目标/评价标准

(1)患者能叙述测脉搏的目的。

(2)患者能配合测量脉搏。

(3)患者能说出脉搏的正常范围及其生理变化。

2. 用物准备

治疗盘内备有秒针表、笔、记录本、听诊器(必要时)。

(四)实施

1. 诊脉前使患者处于安静状态,手臂放在舒适的位置。

2. 用食指、中指、无名指的指端按桡动脉处,压力大小适中,以清楚触到脉搏为度,计数1分钟脉搏。

3. 脉搏异常及心脏病患者复验,以求准确。

4. 注意事项

(1)不可用拇指测量,因拇指小动脉搏动易与患者的脉搏相混淆。

(2)脉搏细弱者,测量困难时,可改测心率代替触脉。若与病情不符应重测。

(3)如患者有脉搏短绌时,应由两人测量,一人数脉搏,一人听心率,同时数1分钟,以分数式记录:心率/(脉搏·分)。

(4)7岁以下患者可免数脉搏。

5. 脉搏曲线的绘制

脉搏以红点"●"表示,相邻的脉搏用红线相连。心率以红圈"○"表示。用骨棒制成上述符号,用红油印打印在体温单上,相邻的心率也用红线相连。在脉搏和心率两曲线之间用红笔画线填满。

(孔宁　赵义凤　康炳玲)

第三节　呼吸监测

一、呼吸产生的机制

呼吸是人体内、外环境之间进行气体交换的一种生理功能。主要是吸入氧气,呼出二氧化碳。呼吸运动是由呼吸肌的节律性收缩与舒张形成的。呼吸肌为骨骼肌,无自律性。呼吸的节律性活动受神经系统及化学、物理因素的调节。平静呼吸时,吸气肌(膈肌、肋间外肌)收缩,肋骨、胸骨上抬,膈肌下降,胸腔容积变大,肺内压低于大气压,此时气体进入肺内,完成吸气动作;然后吸气肌松弛,胸廓被动回缩,膈肌上升,肺内压高于大气压,肺内气体排出,完成呼气动作。

二、呼吸的生理变化

健康人在平静状态下的呼吸运动具有稳定的节律,这是通过神经中枢及神经反射性调节来实现的。当二氧化碳浓度增高和缺氧时,可通过神经反射或直接作用于呼吸中枢。另外,肺牵张反射也可改变呼吸节律。呼吸运动还受颈动脉体和主动脉化学感受器的呼吸反射影响,当二氧化碳浓度高到一定程度或酸碱度降低时也会发生反应,影响正常的呼吸运动。此外,呼吸运动的节律还可受意识的支配。

正常健康人平静呼吸时,呼吸频率为16~20次/分,呼吸频率与脉率之比为1:4,新生儿的呼吸频率约44次/分,随着年龄的增长而减少。运动、情绪等因素也可影响呼吸频率。每次平静呼吸的气体交换量(即一次呼吸的气体容积)称为潮气量,正常人约为500 mL。

三、异常呼吸的监护

(一)异常呼吸

1. 速率的改变

由于发热、缺氧等原因可使呼吸频率增至40次/分;某些药物中毒、颅内压增高等,可使呼吸频率减慢至10次/分以下。

2. 呼吸困难

呼吸困难由呼吸的速率、深浅度和节律的改变而造成,分为呼气性呼吸困难(见于支气管哮喘、肺气肿等)、吸气性呼吸困难(见于异物、白喉、肿瘤所造成的呼吸道狭窄)、混合性呼吸困难(吸气、呼气均费力,见于肺炎、肺不张、胸膜炎等)。

3. 潮式呼吸

潮式呼吸又称陈—施呼吸,是一种周期性呼吸异常,由于高度缺氧、呼吸中枢的兴奋性降低,使呼吸中枢受抑制。呼吸变浅变慢,以至呼吸停止。由于呼吸停止,血液中氧分压进一步下降,二氧化碳分压逐步升高,达到一定程度后,缺氧对颈动脉体与主动脉体的化学感受器刺激作用加强,二氧化碳分压的升高,则刺激延髓的二氧化碳敏感区,二者的共同作用,反射性的刺激呼吸中枢,开始了呼吸,使呼吸加深加快,达到高峰后,由于呼吸的进行血氧分压升高,二氧化碳分压又降低,减少了对呼吸中枢的刺激作用,呼吸又逐渐减弱以至暂停,从而形成了周期性的变化称潮式呼吸。

4. 间断呼吸

间断呼吸又称毕奥氏呼吸。表现为呼吸和呼吸暂停现象交替出现。其特点是有规律地呼吸几次后,突然停止呼吸,间断一个短时间后,随即又开始呼吸,如此反复交替。间断呼吸产生的机制同潮式呼吸,为呼吸中枢兴奋性显著降低的表现,但比潮式呼吸更为严重,多在呼吸停止前出现,常见于颅内病变或呼吸中枢衰竭的患者。

5. 深度呼吸

深度呼吸又称库斯莫尔呼吸,是一种深而规则的大呼吸,多见于代谢性酸中毒,如糖尿病酮症酸中毒。

6. 浮浅性呼吸

浮浅性呼吸是一种浅表性不规则的呼吸,有时呈叹息样,见于濒死的患者。

7. 蝉鸣样呼吸

即吸气时有一种高音调的音响,多由于声带附近阻塞,使空气进入发生困难所致。多见于喉头水肿痉挛、喉头异物时。

8. 鼾声呼吸

由于气管或大气管内有较多的分泌物潴积,使呼气时发出粗糙的鼾声。多见于深昏迷者。

(二)异常呼吸的护理

1. 评估患者目前的健康状况

如有无咳嗽、咳痰、咯血、发绀、呼吸困难及胸痛等主要症状。

2. 适当的休息与活动

如果病情需要卧床休息,护士应向患者解释其重要性,同时要创造一个良好的休息环境;如病情好转允许增加活动量,要注意患者对增加的活动量的耐受程度,以能耐受、不疲劳为度。

3. 保持一定的营养与水分

选择易于咀嚼和吞咽的食物,注意患者对水分的需要,记录 24 小时出入量。指导患者进餐不宜过饱,避免产气食物,以免膈肌上抬,影响呼吸。

4. 吸氧

保持呼吸道通畅。

5. 心理—社会支持

护士应发展和保持与患者之间的治疗性联系,多与患者沟通交流,同时重视患者对群体关系的需求。

6. 健康教育

戒烟限酒,养成规律的生活习惯;教会患者噘嘴呼吸、腹式呼吸等呼吸训练的方法。

四、呼吸的测量

(一)目的

测量患者每分钟的呼吸次数,观察、评估患者的呼吸状况。

(二)评估

1. 患者的一般情况,如年龄、性别、意识、目前病情和治疗情况。

2. 患者 30 分钟内有无剧烈活动、情绪波动。

(三)计划

1. 目标/评价标准

(1)患者能说出测呼吸的目的。

(2)患者能配合测量呼吸。

2. 用物准备

治疗盘内备秒表、笔、记录本、棉签(必要时)。

(四)实施

1. 在患者安静情况下测量,将手放在患者桡动脉处,似数脉搏状。但注意观察患者胸部和腹部的起伏,一呼一吸为 1 次。

2. 成人和 7 岁以上儿童数 30 秒后乘 2,如呼吸不规则数 1 分钟。

3. 注意事项。观察患者呼吸的节律、频率及深浅度,危重患者呼吸微弱不易观察时,可用少许棉花置于患者鼻孔前,观察棉花吹动情况,记录 1 分钟呼吸次数。

4. 呼吸曲线的绘制。用蓝"○"表示,相邻的呼吸用蓝线相连。

(孔宁 赵义凤 康炳玲)

第四节 血压监测

一、血压形成的原理及影响因素

(一)血压形成的原理

血压(BP)是指血管内血液流动时对血管壁所施的侧压力。压力来源于左心室收缩产生的推动力和血管对血流的阻力。当心脏收缩时,动脉血压达到最高值,称为收缩压;心脏舒张时,血压降低,在舒张末期血压降至最低值,称为舒张压。二者之差为脉压。测量血压是判断心功能与外周血管阻力的最好方法。

（二）影响血压的因素

1. 心排出量

在安静状态下,心脏每分钟输出约 4 L 血液,当参加大运动量活动时,每分钟输出量可达 30 ~ 40 L。而当心排出量减少时,血压即下降。

2. 循环血量

如大出血致循环血量减少时,对动脉的压力亦相应减少,而使血压降低;增加循环血量时,如输血,可加大对动脉的压力,而致血压升高。

3. 心率

心率增快在一定限度内是一种加大输出量的因素,所以它与动脉血压成正比。在搏出量和外周阻力不变的条件下,心率越快,动脉血压也越高,不过此刻舒张压升高更明显。这是因为心室每收缩一次射入大动脉的血液有 2/3 左右是在心舒期流至外周。当心率增快时,心舒期缩短,致使大动脉中所增加的血液来不及全部流出,导致舒张期末大动脉血液容积与血管容积比值较前增大。所以每当心率增快时,动脉血压的升高主要表现为舒张压升高,故脉压减小;反之亦然。

4. 外周阻力

外周阻力是构成血流阻力的各种因素的总称,有妨碍血液从大动脉向外周血管流动的作用;相对而言,也可以将其认为是一种"增加"大动脉血液容积的因素,所以它也与动脉血压成正变。在输出量不变的条件下,外周阻力越大,动脉血压就越高,不过此刻舒张压升高比较明显。这是因为在这种情况下,大动脉血液流出困难,导致舒张末期大动脉血液容积与血管容积比值较前增大。所以每当外周阻力增加时,动脉血压的增高主要表现为舒张压升高,故脉压减小;反之亦然。

5. 大动脉管壁弹性

大动脉靠其弹性而具备被动扩张和弹性回缩的能力。射血期内大动脉扩张,血管容积扩大,血液对其管壁的侧压力降低,使收缩压不致过高;心脏舒张期大动脉的弹性回缩,血管容积减小,推动血液向外周流出,防止了血液对其管壁的侧压力急剧下降,使舒张压不致过低。这是大动脉管壁弹性对动脉血压显示的缓冲作用的两个方面的表现。此外,大动脉管壁弹性在显示其缓冲作用的同时,大大降低了动脉血压的波动幅度(脉压),起到滤波作用,以保证输给组织的血流尽可能地平稳。

二、异常血压的监护

（一）异常血压

1. 高血压

高血压定义:未服抗高血压药情况下,成人收缩压大于等于 140 mmHg* 和/或舒张压大于等于 90 mmHg。95% 的患者为病因不明的原发性高血压,多见于动脉硬化、肾炎、颅内压增高等,最易受损的部位是心、脑、肾、视网膜。

---

* 1 mmHg = 0.133 kPa。

2. 临界高血压

成人血压值在正常和高血压之间,如收缩压高于 140 mmHg 而低于 160 mmHg,或舒张压高于 90 mmHg 而低于 95 mmHg,称为临界高血压。

3. 低血压

成人收缩压低于 90 mmHg,舒张压低于 60 mmHg,称为低血压。

4. 脉压的变化

脉压增大,常见于主动脉瓣关闭不全、主动脉硬化等;脉压减小,可见于心包积液、缩窄性心包炎等。

(二)异常血压的护理

1. 密切监测血压

定时间、定部位、定体位、定血压计。

2. 观察病情

指导患者按时服药,观察药物的不良反应;注意有无潜在的并发症发生。

3. 休息与活动

注意休息,减少活动,保证充足的睡眠时间。

4. 环境

安静、舒适,温、湿度适宜。

5. 情绪

保持稳定,减少导致患者情绪激动的因素。

6. 饮食

易消化、低脂、低胆固醇、高维生素,富含纤维素,根据血压的高低限制盐的摄入;避免刺激辛辣食物。

7. 健康教育

戒烟限酒;保持大便通畅,必要时给予通便剂;养成规律的生活习惯;学会观察有无高血压并发症的先兆。

三、测血压的方法(以测肱动脉血压为例)

(一)目的

通过观察血压的变化,可以了解循环系统的功能状况,为诊断、治疗、护理提供依据。

(二)评估

1. 患者的一般情况如年龄、性别、意识以及目前的病情、治疗情况、合作程度。

2.30 分钟内患者有无吸烟、活动、情绪波动。

3. 患者有无偏瘫、功能障碍。

(三)计划

1. 目标/评价标准

(1)患者能叙述测血压的目的。

(2)患者能配合测量血压。

(3)患者能说出血压的正常范围,并判断何为高血压、何为低血压。

2. 用物准备

治疗盘内备血压计、听诊器、笔、记录纸。

（四）实施

1. 测量前患者须休息片刻，取坐位或卧位。

2. 露出上臂伸直（袖口不宜过紧），掌心向上，使患者心脏、肱动脉与血压计零点处于同一水平。

3. 放平血压计，驱尽袖带内空气，将袖带平整地缠于上臂，使其下缘距肘窝 2～3cm，松紧适宜。

4. 戴好听诊器，将其放在肘窝内侧，摸到肱动脉搏动处，用手固定。

5. 打开水银槽开关，关紧橡皮球气门，握住输气球向袖带内打气至肱动脉搏动消失。注意打气不可过猛、过高。

6. 微开气门，使水银柱缓慢下降，听到第一声搏动即为收缩压，以后搏动渐渐增大，至搏动声突然变弱或消失，即为舒张压。

7. 测毕，解去袖带并排尽空气，拧紧气门上开关，按要求将血压计放好。

8. 协助患者穿好衣袖，安置舒适的位置休息。

9. 记录结果，采取分数式，即收缩压/舒张压（mmHg）。

10. 注意事项

（1）测量血压前，询问患者有无高血压病史。

（2）检查血压计水银有无破损，是否保持在"0"处，橡胶管及气球有无漏气。

（3）袖带不宜过宽或过窄，成人一般 10～12cm，小儿袖带宽度为上臂的 1/3～1/2。过宽测得血压偏低，反之偏高。松紧度适宜，过紧测得血压偏低，反之偏高。

（4）测量血压时，血压计"0"位与肱动脉、心脏在同一水平，以防肢体过高，测得血压偏低。肢体过低，则测得血压偏高。

（5）发现血压听不清或异常时，应重测，使水银柱降至"0"度再测。

（6）对偏瘫的患者，应在健侧肢体测量；对上肢有大面积烧伤、脉管炎、血管畸形等病变时，可测量下肢腘动脉处血压。

（7）测量血压时，应将血压计放平，充气不宜过猛，勿使水银柱超过玻璃管最高刻度。

（8）测量完毕，必须将袖带内气体排尽，将血压计向水银槽方向倾斜45°，使水银全部进入水银槽内，关闭水银槽开关。携带时应保持水平位置，勿震动，应定期检测。

11. 电子血压计的使用方法

应用电子血压计测量血压时，将袖带平整无折地缠于上臂中部，使传感器位于脉搏明显处，开启电源开关，指示灯亮，按下打气电钮，袖带内即自行充气，这时电表指针移动，待稳定时，二指针所指读数分别为收缩压和舒张压，然后记录；如患者须定时测量血压，则按下计时电钮（如每5分钟、15分钟、30分钟……测一次），到时血压计能自动示出读数。

（赵义凤　康炳玲　孔宁）

第二章　铺床技术

根据不同的目的要求,铺床有 3 种方法,其原则基本相同,但又各有所异。

第一节　备用床和暂空床

（一）备用床

1. 目的

保持室内整洁美观,准备接收新患者。

2. 用物

床、床垫、床褥、大单、被套、棉被或毛毯、枕芯、枕套、床刷及布袋(消毒液浸泡后)、污物袋。

3. 操作方法

1）三单法

（1）操作者洗手,戴口罩,按使用顺序备齐用物放至床尾垫上。移开床旁桌、床旁椅,将用物放于椅上。

（2）翻转床垫,铺上床褥。

（3）铺床基,正面向上,中缝对齐床的中线,分别散开。两头包过床垫,折成方角,多余部分塞入垫下,同法铺好对侧。

（4）按上法将贴身单反铺于床上,上端反折 10cm 与床头齐,铺好床尾;铺毛毯,上端距床头 15 cm,床尾铺成直角;铺大单正面向上,对准中线,上端与床头齐,床尾折呈 45°斜角垂于床边。转至对侧,整理床头,以同法逐层铺好床尾。

（5）套好枕套,开口背门,双手拖至床头。

（6）将床旁桌、凳移回原处。

2）被套法

（1）依三单法操作顺序(1)～(4)铺好底单。

（2）将被套正面向外,被套中线与床的中线对齐,平铺于床上。开口端在床尾,被套上层翻开向上约 1/3,将棉被或毛毯竖折三折,再按扇形横折三折呈"S"形。将折好的棉被或毛毯放入被套开口处,底边与被套开口边缘对齐,在被套内拉棉被上边至被套封口处,再将竖折的棉被向两边打开,对好两上角,边缘与被套相吻合铺平,将系带系好。然后将套好被套的被子铺成被筒,被头距床头 15 cm,两边向内折叠与床沿平齐,床尾拉平塞于床垫下。转至对侧,以同法折叠另一侧盖被,并整理床尾。

（3）与三单法(5)、(6)相同。

（二）暂空床

1. 目的

保持病室的整洁美观,供新入院的患者或暂离床活动的患者使用。

2. 用物

同备用床,必要时备橡胶中单、中单、水杯、痰杯、脸盆等。

3. 操作方法

(1)同备用床三单法(1)~(3)。

(2)若病情需要铺橡胶中单及中单时,可在一侧大单铺好后,将橡胶中单及中单的中线对齐床中线,上缘距床头 45~50 cm,将多余部分塞于床垫下,转至对侧铺好大单,再将橡胶中单及中单拉紧塞于床垫下。

(3)被单法或被套法的盖被铺法同备用床。铺好后将盖被四折于床尾,将床旁桌、椅放回原处。

(康炳玲 孔宁 赵义凤)

第二节 麻醉床

(一)目的

1. 铺麻醉床,便于接受和护理手术后患者。

2. 使患者安全、舒适,同时预防并发症。

3. 防止被褥被沾污,并便于更换。

(二)用物

同备用床,另加橡胶中单和中单各 2 条、别针 2 个、弯盘、纱布数块、血压计、听诊器、护理记录单、笔,根据手术情况备麻醉护理盘或急救车上备麻醉护理用品。

麻醉护理盘用物:无菌巾内置张口器、压舌板、舌钳、牙垫、通气导管、治疗碗、镊子、输氧导管、吸痰导管、纱布数块。无菌巾外放血压计、听诊器、护理记录单及笔、治疗巾、弯盘、胶布、棉签、小剪刀、电筒等。

必要时备输液架、吸痰器、氧气筒、胃肠减压器,天冷时备热水袋及布套各 2 只、绒布毯。

(三)操作方法

1. 用备用床铺好一侧床基单,铺一橡胶中单及中单,上端距床头 45~50 cm。床侧多余部分塞于床垫下;根据病情及手术部位需要,再铺另一橡胶中单、中单,上端与床头齐,一并塞于床垫下。转至对侧,以同法铺好床基单、橡胶中单及中单。

2. 三单式或被套式盖被上端铺法与暂空床同,下端向上反折与床尾齐,并折叠整齐。转至对侧,整理床头、床尾,下垂部分向上反折,同床沿齐,并折叠整齐,扇形三折于对侧床边。

3. 套上枕套,系好系带将枕横立于床头。可保护患者头部。

4. 寒冷时,床上可增加毛毯及热水袋。

5. 桌凳归原处,置麻醉盘于床旁桌上。

(四)注意事项

1. 铺麻醉床时,必须更换各类清洁被服。

2. 床头一块橡胶中单、中单可根据病情和手术部位需要铺于床头或床尾。若下肢手术者将单铺于床尾,头胸部手术者铺于床头。全床手术者为防止呕吐物沾污床单则铺于床头。而一般手术者,可只铺床中部中单即可。

3. 患者的盖被根据医院条件增减。冬季必要时可置热水袋 2 只加布套,分别放于床中部及床尾的盖被内。

4. 输液架、胃肠减压器等物放于妥善处。

(康炳玲 孔宁 赵义凤)

第三节 卧有患者床

(一)扫床法

1. 目的

(1)使床铺平整无皱褶,患者睡卧舒适,病室整洁美观。

(2)协助患者变换卧位,预防压疮及坠积性肺炎。

2. 用物

护理车上放浸有消毒液的半湿扫床巾的盆,扫床巾每床 1 块。

3. 操作方法

(1)备齐用物推护理车至患者床旁,向患者做好解释,取得合作。

(2)移开床旁桌椅,半卧位患者,病情许可时,暂将床头、床尾支架放平,利于操作。若床垫已下滑,须上移与床头齐。

(3)松开床尾盖被,帮助患者翻身侧卧背向护士,枕头随患者翻身移向对侧。松开近侧各层被单,取扫床巾分别扫净中单、橡胶中单后搭在患者身上。然后自床头至床尾扫净大单上碎屑,注意枕下及患者身下部分各层应彻底扫净,最后将各单逐层拉平铺好。

(4)帮助患者翻身侧卧于扫净一侧,枕头也随之移向近侧。转至对侧,以上法逐层扫净拉平铺好。

(5)帮助患者平卧,整理盖被,将棉胎与被套拉平,掖成被筒,为患者盖好。

(6)取出枕头,揉松,放于患者头下,支起床上支架。

(7)床旁桌椅移回原处,整理床单位,使病室整洁美观,向患者致谢意。

(8)清理用物,归回原处。

(二)更换床单法

1. 目的

使床铺平整、舒适,预防压疮,保持病室整齐美观。

2. 用物

护理车上放大单 3 条(被套法时备大单、被套各 1 条)、中单、枕套、床刷及套、护理篮(内放 50% 乙醇、滑石粉等)。

3. 操作方法

1）备齐用物放于护理车上,推车至床尾正中处或便于取物处,如为大房间应备屏风遮挡,按需要给予便盆,半卧位者应放下床上支架。酌情关好门窗。

2）洗手戴口罩,移床头柜距床20 cm,移椅至适宜处,做好解释以便配合。

3）松开床尾盖被,移枕至对侧,助患者侧卧或平卧于床对侧背向护士,观察受压处的皮肤,必要时给予预防压疮的护理。

4）从上至下松开近侧被单。

5）卷中单掖于患者身下。

6）扫净橡胶中单,搭于患者身上。

7）将大单卷塞于患者身下,从上至下扫净床垫上渣屑,将床刷放于对侧床尾垫下。

8）将清洁大单中缝和床中线对齐,一半卷起塞于患者身下,近侧半幅大单,自床头、床尾、中间先后展平。

9）先铺床头,右手托起床垫,左手伸过中线拉紧,将大单塞入床头垫下,铺好床角。

10）依法铺好床尾床角。

11）依法拉紧大单中间部分,手掌心向上呈扇形将大单塞入床垫下。

12）放平橡胶中单,取清洁中单对好中线,铺于橡胶中单上,下半幅中单卷起塞入患者身下,下垂橡胶中单及中单一起拉平塞入床垫下。

13）移枕至近侧,助患者平卧和侧卧于铺好一侧。

14）转至对侧,依法松开各层床单。

15）将污中单卷好放于床尾适当处。

16）依法扫净橡胶中单搭于患者身上。

17）将污大单卷至床尾,折入1/3后做成污衣袋。将中单放入污衣袋内。

18）依法扫净床垫,床刷放于右侧床尾垫下。

19）依法铺好床尾床角。

20）依法铺好中部大单。

21）放下橡胶中单,依法扫净,多余部分拉紧塞入床垫下。

22）拉出中单,多余部分拉紧平塞入床垫下。移枕助患者平卧,拉好衣服使之躺卧舒适。

23）更换被套

（1）解开污被套尾端带子。

（2）将棉絮（或毛毯）在污被套内竖折三折。

（3）将清洁被套（正面在外）铺于盖被上。

（4）左手伸入污被套内,握住竖折三折的棉絮头端,再扇形横折呈"S"形置于床尾。

（5）将清洁被套开口端上层向上翻1/3,再将棉絮套入清洁被套内,对好上端两角。

（6）整理床头盖被,将清洁被套往下拉平,盖被上缘压在枕下或请患者握住,撤出污被套。

（7）系带。

（8）折成被筒与床垫齐,适当留有多余部分,将近侧被尾掖于床垫下。

(9)转回原侧,依法将被尾多余部分掖入垫下。

24)更换枕套

(1)一手托起患者头颈部,另一手迅速将枕头取出。

(2)在椅上更换枕套,使四角充实,置于患者头下。

25)如患者需取半卧位,则支起靠背架。

26)放牙刷于病床右侧床尾垫下,还原床头柜及椅。

27)开窗通风换气,询问患者有何需要酌情协助,拆除污衣袋放在护理车下层,送污物室。

28)更换床单时,动作要轻稳敏捷,每个动作不可重复,勿过多暴露患者,以免受凉,同时要注意观察皮肤,必要时进行皮肤护理。

(康炳玲　孔宁　赵义凤)

第三章 卧位与变换卧位技术

卧位是指患者休息和适应医疗护理需要所采取的卧床姿势。为了检查、治疗和护理之目的，患者需要取不同的卧位。如妇科检查需取截石位，灌肠时需取侧卧位，呼吸困难时可取半坐卧位等。正确的卧位对治疗疾病、减轻症状、进行各种检查、预防并发症、减少疲劳和增进舒适均有良好的作用。护士应熟悉各种卧位，掌握维持舒适卧位的基本要求及方法，协助或指导患者取正确、舒适和安全的卧位。

第一节　卧位种类

患者常用的卧位有仰卧位（平卧位）、仰卧屈膝位、侧卧位、俯卧位、半坐卧位（附舟状卧位）、坐位（端坐位）、头低脚高位、头高脚低位、膝胸位、截石位等。

临床上，根据病情给予正确的卧位，不但使患者感到舒服、减少疲劳，而且便于检查和治疗，也是对重症患者施行监护的重要内容。

（一）仰卧位

1. 适用范围

仰卧位临床常用，除适用于一般卧床休息，还可用于前胸、躯干前面及颜面、耳、眼、鼻等手术。该体位对组织和神经的损伤机会少，能使身体呈自然松弛状态。

2. 操作程序

嘱患者面向上，头下放枕，两臂放于身体两侧，稍外展，不宜超过90°角，以防因时间过长引起臂丛神经损伤。两腿平伸，脚部盖被不宜过紧，以免压迫足尖向足底弯曲，必要时支架支撑，保持功能位置，预防垂足；昏迷或全麻患者，应去枕平卧，头偏向一侧，两臂放于身体两侧，将枕头横置于床头，以防呕吐物吸入呼吸道引起呛咳和肺部感染；休克患者取仰卧位时，需抬高头，头与胸部呈10°~20°角，以利呼吸，抬高下肢20°~30°角，有利于静脉回流；行肝脏、胆囊手术仰卧位时，在相应体位下垫一沙袋，充分暴露手术视野，便于操作；行腹部检查或导尿术时，患者仰卧，头下放枕，两臂放于身体两侧，两膝屈起并稍向外分开，称屈膝仰卧位。

（二）侧卧位

1. 适用范围

侧卧位临床也较常用。适用于长期卧床休息，需经常更换卧位，除使患者感觉舒适、减轻疲劳、减低对骶尾骨的压力、防止发生压疮外，还适应于某些检查、手术和护理，如肛门检查、体位引流、灌肠、肌内注射等。

2. 操作程序

患者侧卧，枕头高度与躯干平，并避免脊柱弯曲。屈肘放于胸前或枕旁，上侧手臂用枕垫好，以防牵拉肩部位带影响呼吸。两腿自然下伸，屈髋屈膝，上侧下肢髋关节屈曲度要大于下侧下肢髋关节屈曲度。昏迷、瘫痪或全身衰竭不能自控主动卧位的患者，在后背、胸前和两膝之间用软枕支撑，这样既可使患者舒适，又可保持正确的卧位。另外，用于肺、食管和动脉导管结扎等手术,多采用90°侧卧位;用于二尖瓣扩张、食管中段手术、右半肝切除及胸腹联合手术等,多采用45°半侧卧位。侧卧位时由于患者髋部承受压力大,如需长时间手术,会造成局部血液循环障碍,引起缺血、缺氧,导致组织坏死。因此,手术床铺应松软,并达到一定的厚度。瘦弱患者在骨突部位放置气圈或软垫。

（三）俯卧位

1. 适用范围

（1）腰背部检查或配合胰、胆管造影检查时。

（2）脊椎手术后或腰背、臀部有伤口,不能平卧或侧卧的患者。

（3）胃肠胀气引起腹痛的患者。

2. 操作程序

置患者胸、腹部着床,头偏向一侧,头及肩下垫一软枕,两上肢屈曲放于头两侧,腹下垫一气圈或海绵,以维持腰椎正常弯曲,尤其女患者可减轻对乳房的压迫。下肢膝关节处垫以棉垫或海绵,避免因局部受压发生组织坏死。小腿下1/3处垫一软枕,使足抬高,维持膝关节正常弯曲,保持患者舒适。

注意事项:

（1）各部垫的软枕或海绵厚度需适宜,过高或过低均会影响生理弯曲和舒适。

（2）对危重患者、患儿及新生儿,要随时注意观察病情变化,尤其注意有无呼吸阻塞情况。

（3）俯卧位易致患者疲劳,需随时协助患者活动肢体。

（四）半坐卧位

1. 适用范围

用于心肺疾患所引起的呼吸困难的患者,半坐卧位时,由于重力作用,可减轻肺部淤血和心脏负担,改善呼吸困难;对腹腔、盆腔手术后或有炎症的患者取半坐卧位,可使腹腔渗出物流入盆腔,使感染局限化,同时可减轻腹部刀口缝合处的张力,减轻疼痛,有利于刀口愈合;还可用于某些面部、颈部手术后,以减少局部出血;恢复期体质虚弱患者,采用半坐卧位可使患者有一个逐渐适应站立起来的进程。

2. 操作程序

（1）摇床:先摇起床头支架呈40°～50°角,再摇起膝下支架。放平时先摇平膝下支架,再摇平床头支架。

（2）靠背架:将患者上半身抬高,在床头垫褥下放一靠背架,下肢屈膝,膝下垫软枕。放平时应先放平下肢,再放平床头。

（五）坐位

1. 适用范围

因心力衰竭、心包积液、支气管哮喘发作而引起极度呼吸困难的患者。

2. 操作程序

扶患者坐起,抬高床头支架,患者身体稍向前倾。可在床上放一张小桌,桌上放一软枕,让患者伏案休息。

（六）头低脚高位

1. 适用范围

头低脚高位系将卧有患者的床尾抬高的一种卧位。应用于：①支气管扩张、肺脓肿体位排痰或支气管碘油造影前的准备。②十二指肠引流。③产妇胎膜早破和预防脐带先脱。④跟骨牵引或胫骨结节牵引时，利用人体重力作为反牵引力，防止下滑。

2. 操作程序

患者仰卧，头偏向一侧，枕头横立于床头，以防碰伤头部，用木墩或支架将床尾抬高 15～30 cm，而形成头低脚高位。

注意事项：

（1）床尾高度需适宜，过高可致患者不适，过低达不到治疗目的。

（2）床尾抬高后，可根据需要改为侧卧位，如十二指肠引流、体位排痰等。

（3）此卧位不宜时间过久，以免患者疲劳和不适。

（七）头高脚低位

1. 适用范围

床头抬高 15～30 cm。能减少头部血流量，减轻颅内压力，预防脑水肿与脑出血等。开颅术后、颈椎骨折行颅骨牵引治疗时多采用此种体位。

2. 要求

患者仰卧，床头用支撑物垫高 15～30 cm。

（八）胸膝卧位

1. 适用范围

用于结肠、直肠、肛门的检查及治疗、矫正子宫后倾及纠正臀先露的胎位。

2. 要求

患者跪卧，两小腿稍分开平放床上，两大腿和床面垂直，臀部抬高，两臂上伸抱头，胸部紧贴于床上。这种体位易于疲劳，体质虚弱者不能维持很长时间。采取该体位时应注意保暖和遮挡。

（九）截石位

1. 适用范围

截石位系指患者仰卧在手术台上的一种卧位。主要用于普通外科、妇产科、泌尿外科等的手术和检查。如直肠根治术、经阴道切除子宫、正常分娩、刮宫术、臀牵引或产钳术以及膀胱镜、膀胱取石等。

2. 操作程序

患者仰卧于检查台上，两腿分开放在支腿架上（支腿架上放一软垫），臀部齐台边，两手放于胸部或身体两侧，注意保暖及遮挡。

（王惠新　王靖　王健）

第二节 协助患者变换卧位

患者若长期卧床不动,心身压力很大,易出现精神萎靡、消化不良、便秘、肌肉萎缩等;由于局部皮肤长期受压,血液循环障碍,呼吸道分泌物不易咳出,有些患者易出现压疮、坠积性肺炎等。故护士应定时为患者变换卧位,以预防并发症。

(一)评估

1. 患者的年龄、目前健康状况、需变换卧位的原因。

2. 患者的神志状况、生命体征、躯体及四肢活动能力、局部皮肤受压情况、手术部位、伤口及引流情况等。

3. 患者及家属对变换卧位的作用和操作方法的了解程度、配合能力等。

(二)计划目标/评价标准

1. 患者感觉舒适,无压疮、坠积性肺炎等并发症的发生。

2. 患者及家属了解预防卧床并发症的知识和技能。

(三)实施

1. 协助患者翻身侧卧

1)目的

(1)协助不能起床的患者更换卧位,促进患者舒适。

(2)减轻患者局部组织受压,预防压疮的发生。

(3)减少其他并发症的发生,如坠积性肺炎。

(4)适应诊断、治疗和护理的需要。

2)方法

(1)单人协助法:①患者仰卧双手放于腹部,两腿屈膝。②护士一前臂伸入患者腰部,另一臂伸入股下,用臂的力量迅速将患者抬起移近护士侧。③翻转患者,使患者背向护士,必要时移动髋部,以纠正重心,移动患者头肩部转向对侧。④患者背后放一软枕以维持体位,胸前放一软枕支持前臂。⑤协助患者将上腿弯曲,下腿微曲,两膝间放一软枕,防止两腿间相互受压或摩擦。

(2)二人扶助患者翻身法:适用于身体胖重,且不能自己活动的患者。①患者仰卧,两臂放于腹部,两腿屈膝。②护士两人站在床的同一侧,一人托住患者肩部和胸背部,另一人托住腰部和臀部,两人同时将患者抬起移近自己。③分别托扶患者肩、背、腰、臀部,使患者翻转侧卧。④其他操作同单人协助法。

2. 扶助患者向床头移动法

1)目的:扶助滑至床尾的患者移动卧位,使之舒适。

2)操作方法

(1)一人扶助患者移向床头法:适用于自己能活动身躯的患者。视病情放平靠背架,将枕头横立于床头,避免撞伤患者。患者仰卧屈膝。护士一手伸入患者肩下,另一手托住患者臀部,在抬起患者的同时嘱其用双手握住床头栏杆,脚蹬床面,挺起身体,使之上移。放好枕头。

（2）二人扶助患者移向床头法:①同上法。②护士两人分别站在床的两侧,对称地托住患者的一侧肩部和臀部,两人同时行动,协调地将患者抬起移向床头。亦可一人托住肩及腰部,另一人托住背及臀部,同时抬起患者移向床头。放回枕头,整理床铺,协助患者取舒适的卧位。

3. 注意事项

1）翻身间隔时间,根据患者病情及局部皮肤受压情况而定。

2）变换卧位时,务必将患者稍抬起后再行翻转或移动,决不可拖、拉、推,以免损伤患者的皮肤,同时应注意保暖和安全,防止着凉或坠床。

3）变换卧位的同时需注意患者的病情变化及受压部位的皮肤情况,根据需要进行相应的处理。

4）患者身上带有多种导管时,应先将导管安置妥当,防止变换卧位后脱落或扭曲受压。

5）有特殊情况的患者翻身时应注意:

（1）一般手术患者翻身前应检查敷料是否脱落及有无分泌物外渗情况。如分泌物浸湿敷料应先更换敷料并固定好后再协助翻身,翻身后要注意伤口不可受压。

（2）颅脑手术的患者应取健侧卧位或平卧。翻身时注意头部不可剧烈翻动,以防引起脑疝,压迫脑干,而致猝死。

（3）颈椎或颅骨牵引的患者翻身时不可放松牵引,翻身后注意牵引位置、方向及牵引力是否正确。

（4）石膏固定的患者应注意翻身后的石膏位置及局部肢体的血液循环情况,防止受压。

（王惠新　王靖　王健）

第三节　保护具及约束带的应用

凡神志不清、意识模糊的患者,烦躁不安的患者,精神病躁狂者、癫痫发作需治疗的患者,以及儿科护士在给患儿行静脉穿刺或缝合等操作需患儿静止合作时,以及癔症发作治疗期的患者均应给予保护性约束,以保护患者/患儿安全。

（一）评估

1. 患者的年龄、病情、意识状态、生命体征、肢体活动情况。

2. 患者及家属对保护具的作用及使用方法的了解程度、配合程度。

（二）计划

1. 目标/评价标准

（1）患者及家属理解应用保护具的重要性、安全性，同意使用并配合。

（2）患者处于安全保护之中，无血循环不良、皮肤破损、骨折等意外发生。

2. 用物准备

根据需要准备床档、约束带、支被架。

（三）实施

1. 床档法

1）目的：预防患者从床上跌落，预防患儿爬出或跌落床下。

2）操作步骤

（1）核对床号、姓名，向患者及家属解释使用床档的目的及进程。

（2）将床档横放于床旁两侧，床头及床尾用带子牢固固定。患儿，还应将床栏罩网固定于床架上。

（3）如有必要，可在床档两侧放置软枕，预防躁动不安的患者撞伤。

3）注意事项

（1）要事先做好解释，取得合作。

（2）床档应双侧同时使用，确保安全。

（3）注意观察及记录，谨防意外。

2. 约束带应用法

1）约束带及棉垫法：常用于固定手腕和踝部。先用软棉垫裹住患者手腕或踝部，再用宽绷带或折成长条的三角巾，打成双结，套在棉垫外侧，其松紧度以手、足既不易脱出又不影响肢体血运为宜。然后将带子系于床栏或床缘，不宜使用活结。

2）肩部大被单固定法：将枕头横立于床头，将大单斜折成长条，横放于患者背部双肩下，然后自腋窝各拉出大单的一头，绕过肩部上方，再穿过横在肩下的被单，缚于床头栏杆上。

3）两上肢大被单固定法：将大被单叠成宽带状，横铺在患者肩、背下，将带自躯干和上臂当中拉出，绕过上臂系于床边上。

4）双膝固定法：膝部约束带常用于固定膝部，限制患者下肢活动。膝部约束带，宽10 cm，长250 cm，用布或大被单制成。操作时，两膝衬棉垫，将约束带横放在两膝上，宽带下的两头带各缚住一侧膝关节，然后将宽带两端系于床缘。

5）注意事项

（1）使用约束带前，应先向患者或家属解释应用目的，取得合作。

（2）安置患者舒适的卧位，并经常更换体位，保持肢体正常的功能位置。

（3）应用约束带的过程中，注意观察局部肢体的血液循环情况，定时松解约束带，避免长时间受压，引起肢体坏死。

（王惠新　王靖　王健）

第四章　改善呼吸功能的急救技术

第一节　氧气吸入技术

氧气吸入是一项改善呼吸功能的护理措施,更是一项重要的急救措施。通过给氧,可提高血氧含量及动脉血氧饱和度,纠正各种原因造成的缺氧状态,促进代谢,维持机体生命活力。

一、缺氧原因

缺氧也可说是氧的供应与消耗间的不平衡,组织细胞处于缺氧状态,一般由 4 个方面因素造成。

（一）动脉血氧合不全

原因有肺泡通气量下降、肺泡与肺毛细血管间氧的弥散不良、肺泡通气与血流灌注比值失常。

（二）血液带氧能力下降

原因有贫血、红细胞变性、心排血量下降或由右向左分流。

（三）组织细胞氧释放障碍

包括微循环障碍、氧离解曲线左移、2,3 - 二磷酸甘油酸(2,3 - DPG)降低等。

（四）组织细胞氧耗增加或组织细胞中毒

不能摄取和利用氧。

二、缺氧症状及评估

氧是维持生命的必要物质,但人体氧的储量极少,有赖于外界环境氧的供给和通过呼吸、血液、血液循环,不断完成氧的摄取和运输,以保证细胞生物氧化的需要。如果人体在氧的摄取、携带、运输及组织利用中的任何环节上发生障碍,就会出现缺氧。缺氧的主要临床症状有发绀、呼吸困难、脉搏增快、神志改变等。评估缺氧症状,并结合血气分析的结果,可判断缺氧的程度。

1. 轻度缺氧

无明显的呼吸困难,仅有轻度发绀,神志清楚。血气分析为动脉血氧分压 6.6 ~ 9.3 kPa,二氧化碳分压大于 6.6 kPa。

2. 中度缺氧

发绀明显,呼吸困难,神志正常或烦躁不安。动脉血氧分压为 4.6 ~ 6.6 kPa,二氧化碳分压大于 9.3 kPa。

3. 重度缺氧

显著发绀,极度呼吸困难,明显三凹征(即胸骨上、锁骨上和肋间隙凹陷),失去正常活动能力,呈昏迷或半昏迷状态。动脉血氧分压在 4.6 kPa 以下,二氧化碳分压大于

11.9 kPa。

三、给氧方法及操作步骤

（一）鼻导管法

鼻导管为一橡胶管，插入的一端有多个小孔。将鼻导管从患者鼻孔经鼻腔底部插入一定深度给氧的方式为鼻导管法。

1. 用物准备

治疗盘内放弯盘 1 只，内盛鼻导管 1 根，治疗碗 1 只，内盛生理盐水，别针、棉签、胶布。

2. 操作方法

（1）向患者解释吸氧的目的：简要介绍插管步骤，告诉患者插管过程中可能稍有不适，望其配合。操作者洗手，备好胶膏，检查筒内是否有氧气和有无漏气，并挂上安全标记。

（2）安装氧气表：先打开总开关，使小量氧气流出，将气门处的灰尘吹净，随即关好，然后将表向后倾斜，接到气门上，再用扳手旋紧。

（3）湿化瓶内冷开水或蒸馏水 1/3 ~ 1/2 瓶。

（4）掌握氧气开关方法（关流量表，开总开关，开流量表）。

（5）连接鼻导管，检查氧气流出是否通畅，全套装置是否漏气，关闭流量表，分开鼻导管。

（6）将备齐的用物和氧气筒推至床旁，向患者做解释。

（7）用湿棉签擦清鼻腔，将鼻导管连接于氧气导管上，然后调节氧流量表，检查氧气流出是否畅通。

（8）分离导管，鼻导管蘸水后从鼻孔轻轻插入至鼻咽部，其长度应是自鼻尖至耳垂的 2/3。

（9）观察患者有无呛咳等现象，然后用胶布将鼻导管固定于鼻翼两侧及面颊部。嘱患者不要张口呼吸，以免影响氧浓度。

（10）调节流量表，成人轻度缺氧者每分钟 1 ~ 2 L，中度缺氧者每分钟 2 ~ 4 L，重度缺氧者每分钟 4 ~ 6 L，小儿每分钟 1 ~ 2 L。接通导管给患者/患儿用氧。

3. 鼻导管法的优、缺点

（1）优点：操作简便，固定较好不易脱出，适合于持续吸氧患者。并可通过吸入氧流量计算吸入氧浓度，公式为：吸入氧浓度（%）= 21 + 吸入氧流量（L/min）×4。

（2）缺点：鼻导管长时间放置会刺激局部黏膜，且易被鼻腔分泌物堵塞，故每 8 小时需更换鼻导管 1 次，并更换鼻孔插管。另外，插管过深会引起上消化道胀气。

（二）面罩法

先检查面罩各部功能是否良好，然后将面罩边缘充气，连接呼吸囊及氧气，打开流量表，流速一般为每分钟 3 ~ 4 L。

（三）鼻塞法

用鼻塞代替鼻导管，鼻塞大小以恰能塞入鼻孔为宜。连接鼻塞与长胶管，接通氧气，将鼻塞置于鼻孔。

（四）口罩法

以漏斗代替鼻导管，连接橡皮管，调节好流量。将漏斗置于口鼻处，其距离为1～3 cm，用绷带适当固定，以防移动。此法较简便，且无导管刺激呼吸道黏膜的缺点。但耗氧量大，一般每分钟4～5 L。多用于婴幼儿及气管切开术后的患者。

（五）氧帐法

氧帐虽有能控制温度、湿度、氧浓度等优点，但帐内氧浓度不易维持恒定，需定时换气，否则有二氧化碳蓄积之虑。对于高浓度氧治疗的患者，此法常不理想，因为必须给予高流量（大约20 L/min）才能提高帐内氧浓度，且往往需要30分钟才能达到60%。若氧帐漏气，氧浓度便会下降。同时护理不便，价格昂贵。目前已很少应用。改进式的氧帐，节省了耗氧量（10～20 L/min），在患者肩部及颈部用胶布固定，使不漏气，氧浓度可达60%～70%。但清醒患者不能很好耐受，且有重复吸入、二氧化碳蓄积的缺点，临床上应用亦不广。

（六）氧枕法

以氧枕代替氧气筒，先将枕内充满氧，枕角的橡胶管连接于鼻导管，输给患者枕内的氧。适用于平时、战时短途转运中的重危患者。

（七）人工呼吸机给氧法

此法用于无自主呼吸的危重患者或极度衰竭的患者。控制潮气量及呼吸频率，或虽有自主呼吸，但通气不足需要机械辅助以增大潮气量的患者。使用时须熟悉人工呼吸机的性能与掌握使用方法。

（八）气管插管加压给氧

用于呼吸骤停或突然窒息的患者，行气管插管，连接呼吸囊或麻醉机加压给氧。此法用于紧急抢救的患者。

（九）氧气管道法

氧气管道法是一种用管道供氧的方法。医院设氧气总供应站，通过管道输送到各用氧单位（如急症室、病室、手术室等）。供应站设总开关、压力表和有关装置，负责供应管理。各用氧单位必须有一般用氧装置，如病室患者用氧，病床床头设一氧气开关，通过湿化瓶，供患者用氧。用时可先打开床头氧气开关，再打开氧气流量开关，调节流量，接上导管供患者用氧，其余方法同鼻导管法。

四、氧气治疗中注意事项

1. 要有高度的责任心，严格执行操作规程，做好"四防"，即防火、防热、防震、防油。

2. 用氧过程中，需调节流量时，应先分离导管或移开面罩进行调节。防止大量氧气突然冲入呼吸道损伤肺部组织。

3. 给氧一般应从低浓度开始（1～2 L/min），尤其肺部疾患所致的呼吸衰竭更为重要，因其常伴有二氧化碳潴留，故在吸氧开始阶段，易引起呼吸抑制。

4. 用氧过程中，要经常观察缺氧状况有无改善，氧气装置有无漏气，是否通畅。持续鼻导管法用氧应经常检查鼻导管管口是否被鼻腔分泌物堵塞，并每8小时更换导管1次，由另一鼻孔插入,以免固定一处局部黏膜因受氧的刺激而发生糜烂。

5. 氧气筒内的氧气是以 150 个大气压 * 灌入的,筒内压力很高,因此在搬运时切勿震动、倾倒撞击,以免引起爆炸。氧气助燃,使用时周围应禁烟火,至少离火炉 5 m,离暖气 1 m。氧气表及螺旋口上勿涂油,也不可用带油的手拧螺旋,以免引起燃烧。

6. 氧气筒内氧气不可用尽,压力表上指针降至 5 kg/cm² 时,即不可再用,以防止灰尘进入筒内,于再次充气时引起爆炸危险。

7. 对未用或已用空的氧气筒,应分别悬挂"满"或"空"的标志,以便于及时调换氧气筒,并避免急用时搬错而影响抢救速度。

8. 给氧是抢救患者常用的技术操作,护理人员不但要熟练掌握给氧的方法,而且要了解氧对人体的重要性和缺氧对人体的危害性,还要善于发现缺氧的早期症状,严格掌握给氧的浓度、流量和时间,做到及时准确地给氧,主动积极配合治疗,才能使患者转危为安。

9. 给患者输氧,必须按医嘱执行,不可随意乱用,例如严重的肺源性心脏病并发肺性脑病有二氧化碳麻醉状态的患者,如大量给氧则会抑制呼吸中枢而导致死亡,因此必须慎重。

五、氧气吸入技术操作并发症

（一）无效吸氧

1. 发生原因

（1）中心供氧站或氧气瓶气压低,吸氧装置连接不紧密。

（2）吸氧管扭曲、堵塞、脱落。

（3）吸氧流量未达到病情要求。

（4）气管切开患者采用鼻导管/鼻塞吸氧,氧气从套管溢出,未能有效进入气管及肺。

（5）气管内分泌物过多,氧气不能进入呼吸道。

2. 临床表现

（1）患者自感空气不足、呼吸费力、胸闷、烦躁、不能平卧。

（2）胸闷、呼吸急促、缺氧症状无改善、氧分压下降、唇及指/趾甲床发绀、鼻翼扇动等。

（2）呼吸频率、节律及深浅度均发生改变。

3. 预防及处理

（1）检查供氧装置、供氧压力、管道连接是否漏气,发现问题及时处理。

（2）吸氧前检查吸氧管的通畅性,将吸氧管放入冷开水中,了解气泡溢出情况。妥善固定吸氧管,避免脱落、移位。吸氧过程中随时检查吸氧导管有无堵塞,尤其是对使用鼻导管吸氧者,鼻导管容易被分泌物堵塞,影响吸氧效果。

（3）遵医嘱或根据患者病情调节吸氧流量。

（4）对气管切开的患者,采用气管内套管供给氧气。

---

* 1 个大气压 = 0.1 MPa。

（5）及时清除呼吸道分泌物，保持气道通畅。

（6）吸氧过程中，严密观察患者缺氧症状有无改善，并定时监测血氧饱和度。

（7）查找原因，采取相应的处理措施，恢复有效的氧气供给。

（8）报告医师，对症处理。

（二）气道黏膜干燥

1. 发生原因

（1）氧气湿化瓶内无湿化液或湿化液不足，氧气湿化不充分，尤其是患者发热、呼吸急促或张口呼吸，导致体内水分蒸发过多，加重气道黏膜干燥。

（2）吸氧流量过大，氧浓度>60%。

（3）因氧气是一种干燥气体，长期、持续吸氧易引起呼吸道黏膜干燥。

2. 临床表现

（1）刺激性咳嗽，无痰或痰液黏稠，不易咳出。

（2）部分患者有鼻出血或痰中带血。

3. 预防及处理

（1）及时补充氧气湿化瓶内的湿化液。对发热患者，及时对症处理；对习惯张口呼吸的患者，做好解释工作，取得患者配合，改用鼻腔呼吸，利用鼻前庭黏膜对空气加温加湿的功能，减轻气道黏膜干燥的发生；对病情严重者，可用湿纱布覆盖口腔，定时更换。

（2）根据患者缺氧情况调节氧流量。轻度缺氧 1~2 L/min，中度缺氧 2~4 L/min，重度缺氧 4~6 L/min，小儿 1~2 L/min。吸氧浓度控制在 45% 以下。

（3）可使用加温加湿吸氧装置，防止气道黏膜干燥。

（4）给予超声雾化吸入。

（三）氧中毒

1. 发生原因

（1）氧疗中氧中毒临床上极为少见。患者在情绪波动、精神紧张、睡眠不足等情况下都能降低对高压氧的耐受性。

（2）患者运动量过大，体力活动过强，因劳动强度加大促使氧中毒的发生。

（3）患者高热，因高温可降低机体对高压氧的耐受性。

（4）吸氧持续时间超过 24 小时、氧浓度高于 60%，或在高压氧环境下，超过 5 小时有可能发生氧中毒。高浓度氧进入人体后产生的过氧化氢、过氧化物基、羟基和单一态激发氧，能导致细胞酶失活和核酸损害，从而使细胞死亡。这种损伤最常作用于肺血管细胞，早期毛细血管内膜受损，血浆逸入间质和肺泡中引起肺水肿，最后导致肺实质的改变。

2. 临床表现

氧中毒的程度主要取决于吸入气的氧分压及吸入时间。氧中毒的特点是肺实质改变，如肺泡壁增厚、出血。一般情况下，连续吸纯氧 6 小时后，患者即可有胸骨后灼热感、咳嗽、恶心、呕吐、烦躁不安、面色苍白、胸痛；吸纯氧 24 小时后，肺活量可减少；吸纯氧 1~4 天，可发生进行性呼吸困难，有时可出现视力或精神障碍。

3. 预防及处理

（1）严格掌握吸氧指征、停氧指征，选择恰当给氧方式。

（2）严格控制吸氧浓度，一般吸氧浓度不超过45％。根据氧疗情况，及时调整吸氧流量、浓度和时间，避免长时间高流量吸氧。

（3）吸氧过程中，经常行血气分析，动态观察氧疗效果。

（4）立即降低吸氧流量。

（5）报告医师，对症处理。

（四）二氧化碳麻醉

1. 发生原因

（1）见于Ⅱ型呼吸衰竭者。因慢性缺氧长期二氧化碳分压高，其呼吸中枢失去了对二氧化碳的敏感性，呼吸的调节主要靠缺氧刺激颈动脉体和主动脉弓化学感受器，沿神经上传至呼吸中枢，反射性地引起呼吸。高浓度给氧，解除缺氧对呼吸的刺激作用，使呼吸中枢抑制加重，甚至呼吸停止，而二氧化碳潴留更严重。

（2）吸氧过程中，患者或家属擅自调节氧气装置，调高吸氧浓度。

2. 临床表现

神志模糊，嗜睡，面色潮红，呼吸浅、慢、弱，皮肤湿润，情绪不稳，行为异常。

3. 预防及处理

（1）对缺氧并发二氧化碳潴留者，应低流量、低浓度持续给氧为宜。

（2）对慢性呼吸衰竭患者，采用限制性给氧，氧浓度24％～33％，氧流量1～3 L／min。

（3）加强病情观察，将慢性呼吸衰竭患者用氧情况列为床旁交接内容。避免患者和家属擅自调大吸氧流量。

（4）在血气分析动态监测下调整用氧浓度，以纠正低氧血症、不升高二氧化碳分压为原则。

（5）调整氧流量，加强呼吸道管理，促进二氧化碳排出。

（6）经上述处理无效者，报告医师，建立人工气道进行人工通气。

（五）腹胀

1. 发生原因

（1）多见于新生儿，鼻导管插入过深，因新生儿上呼吸道相对较短，易误入食管。

（2）全麻术后患者咽腔收缩、会厌活动度差、食管入口括约肌松弛，舌体后移，咽腔因插管而水肿，使气体排出不畅，咽部成为一个气体正压区。此时氧气的吸入流量大，正压更加明显，迫使气体进入消化道。

2. 临床表现

缺氧症状加重。患者烦躁、腹胀明显，腹壁张力大，呼吸急促表浅、胸式呼吸减弱、口唇青紫、脉搏细速，呈急性表现，严重者危及生命。

3. 预防及处理

（1）正确掌握鼻导管的使用方法。插管不宜过深，成人在使用单鼻孔吸氧时鼻导管插入的深度以2cm为宜。新生儿鼻导管吸氧时，必须准确测量长度，注意插入方法，插入鼻导管时可将患儿头部稍向后仰，避免导管进入食管，插入不可过深。

（2）用鼻塞吸氧法、鼻前庭或面罩吸氧法能有效地避免此并发症的发生。

（3）如发生急性腹胀,及时进行胃肠减压和肛管排气。

（六）感染

1. 发生原因

（1）传统的吸氧装置由于长期频繁使用,不易消毒处理,导致吸氧管道、氧气湿化瓶、湿化瓶内湿化液等容易发生细菌生长而造成交叉感染。

（2）插管动作粗暴导致鼻腔黏膜破损,而患者机体免疫力低下,抵抗力差,易发生感染。

（3）患者鼻腔分泌物多,吸氧的鼻导管被分泌物包绕而未及时、彻底清洁。

2. 临床表现

出现局部或全身感染症状,如畏寒、发热、咳嗽、咳痰等。

3. 预防及处理

（1）每天更换吸氧管、氧气湿化瓶及湿化瓶内湿化液,湿化瓶每天消毒。

（2）湿化瓶内湿化液为灭菌用水。

（3）每天口腔护理2次。

（4）插管动作宜轻柔,以保护鼻腔黏膜的完整性,避免发生破损。

（5）去除引起感染的原因。

（6）应用抗菌药物抗感染治疗。

（七）鼻出血

1. 发生原因

（1）部分患者鼻中隔畸形,插鼻导管动作过猛或反复操作,易导致鼻黏膜损伤。

（2）鼻导管过粗或质地差。

（3）长时间吸氧者,鼻导管与鼻咽部分泌物粘连、干涸,在更换鼻导管时,鼻咽部的黏膜被外力扯破导致出血。

（4）长时间较高浓度吸氧,且湿化不足,导致鼻黏膜过于干燥、破裂。

（5）鼻导管固定不牢,患者头部活动时牵拉鼻导管机械刺激鼻黏膜,易导致鼻黏膜损伤。

2. 临床表现

鼻腔黏膜干燥、出血,血液自鼻腔流出。

3. 预防及处理

（1）正确掌握插管技术,插管时动作轻柔,如遇阻力,应排除鼻中隔畸形的可能,切勿强行插管,必要时改用鼻塞法吸氧或面罩法吸氧。

（2）选择质地柔软、粗细合适的吸氧管。

（3）长时间吸氧者,注意保持室内湿度,做好鼻腔湿化,防止鼻腔黏膜干燥。

（4）拔除鼻导管前,如发现鼻导管与鼻黏膜粘连,应先用湿棉签或液状石蜡湿润,再轻摇鼻导管,等结痂物松脱后才拔管。

（5）报告医师,进行局部止血处理,如使用血管收缩剂或局部加压止血。

（6）对鼻出血量多、经上述处理无效者,请耳鼻喉科医师行后鼻孔填塞。

（八）肺组织损伤

1. 发生原因

给患者进行氧疗时,在没有调节氧流速的情况下,直接与鼻导管连接进行吸氧,导致大量高压、高流量氧气在短时间内冲入肺组织。

2. 临床表现

呛咳、咳嗽,严重者出现气胸。

3. 预防及处理

（1）在调节氧流量后,再将供氧管与鼻导管连接供患者使用。

（2）原面罩吸氧患者改用鼻导管吸氧时,应及时将氧流量减低。

（3）及时报告医师,对症处理。

（九）晶状体后纤维组织增生

1. 发生原因

新生儿,尤其是早产低体重儿,视网膜尚未发育完整,以周边部最不成熟。长时间高浓度氧气吸入,使患儿处于高氧环境下,视网膜血管收缩、阻塞,使局部缺血、缺氧,诱发视网膜血管异常增生,从而引起渗出、出血、机化等一系列改变。吸氧时间越长,发病率越高。

2. 临床表现

视网膜血管收缩,视网膜纤维化,临床上可造成视网膜变性、脱离,继发性白内障、青光眼、斜视、弱视,最后出现不可逆的失明。

3. 预防及处理

（1）对新生儿,尤其是早产低体重儿,勿长时间、高浓度吸氧,吸氧浓度应小于40%。

（2）对于曾长时间高浓度吸氧后出现视力障碍的患儿,应定期行眼底检查。

（3）报告医师,尽早手术治疗。

（王红霞）

第二节　吸痰技术

吸痰是利用机械吸引的方法,经口、鼻或人工气道将呼吸道分泌物吸除,以保持呼吸道通畅的一种治疗手段。适用于无力咳嗽、排痰的患者,如昏迷、新生儿、危重、气管切开、会厌功能不好等。紧急状态下可用50~100 mL的注射器抽吸痰液,或者是口对口深吸气吸取呼吸道分泌物。

一、吸痰技术操作规程

（一）目的

清除呼吸道分泌物,保持呼吸道通畅。

（二）操作步骤

1. 物品准备

电动吸引器及电插板。治疗盘内放有盖无菌罐 1 个（内放 12～14 号消毒吸痰管，气管插管患者用 6 号吸痰管），无菌生理盐水 1 瓶，治疗碗 1 个，弯盘 1 个，镊子 1 把（浸置消毒液中），纱布，必要时备压舌板、开口器、舌钳、盛有消毒液的试管 1 个。

2. 操作方法

1）电动吸引器吸痰法

（1）吸引前检查吸引器的橡皮管是否接错或漏气。先接电插板再接通电源，打开开关，检查吸引器性能是否良好。连接吸痰管，用温开水或生理盐水检查吸痰管是否通畅。

（2）将患者头侧向操作者，并略向后仰。用无菌镊子夹持吸痰管，插入口腔颊部、咽喉部及气管内将口腔、咽喉部及气管内的分泌物吸尽。如口腔吸痰有困难，可由鼻腔插入（颅底骨折者禁用）。如痰或分泌物的部位较深时可将吸痰管直接插入气管将痰吸出。插入吸痰管前先打开吸引器开关，控制负压，将吸痰管插入到一定深度时，再放松控制，将吸痰管自下慢慢上提，并左右旋转，以吸净痰液。每次抽吸不超过 15 秒，并随时将导管头端插入生理盐水中吸水冲洗，以保持导管的通畅。

（3）吸痰完毕，冲洗吸痰管与将吸痰管放入治疗碗内待浸泡煮沸或高压消毒后备用。关上吸引器开关。用盐水棉签清洁口腔或鼻腔，同时检查黏膜有无损伤，用纱布擦净患者面颊部分泌物。将贮液瓶、皮管消毒冲洗干净备用。

目前，墙壁管道化吸引装置已广泛应用于大中型医院。其方法是将电动吸引器固定在机房，然后连接多项吸引管道，通过墙壁管道装在患者床头，经导管连接贮液瓶。使用时，拧开开关，先调节负压控制钮，连接吸痰管，吸痰方法及注意事项同电动吸引器吸痰。

2）注射器吸痰术：用 50～100 mL 注射器，连接吸痰管，当吸痰管插入至有痰液处，用力拉筒栓将痰液吸入注射器内。

3）口吸术：当患者生命受到严重威胁，又无吸痰设备，可进行口对口吸痰。

4）中心吸引装置吸痰法：该装置利用管道通路到达各病室单位，应用时装上吸痰管，开动小开关即可抽吸。用物及操作方法同电动吸引器吸痰法。

（三）注意事项

1. 使用前须检查吸引器效能是否良好，电源的电压和吸引器的电压是否相等，各管连接是否正确，吸气管和排气管不能弄错。

2. 严格执行无菌操作。贮液瓶内液体不宜过满。应及时倾倒，以免液体吸入马达内损坏机器。

3. 电动吸引器连续使用时间不宜过长，每次不可超过 2 小时。用后要清洁、消毒其管道和贮液瓶。

4. 治疗盘内的吸痰用物应每日更换 1 次，气管切开所用治疗盘应保持无菌。

5. 小儿吸痰时，吸痰管宜细，吸力要小些。

6. 患者痰液潴留于喉或气管内，可于患者吸气时，迅速将吸痰管送入气管内进行吸痰。或用拇指指尖点压胸骨上窝天突穴处，诱发患者咳嗽，使痰液排到咽部，再用吸痰管吸痰。

二、吸痰技术操作并发症

（一）低氧血症

1. 发生原因

（1）吸痰过程中供氧中断，导致缺氧或低氧血症。

（2）气管黏膜受到吸痰管的直接刺激，使巨噬细胞释放炎性介质，迷走神经兴奋，以及在吸痰过程中，患者易产生剧烈咳嗽，均可导致气道痉挛狭窄，使气体经过吸痰管周围进入肺内的阻力增加而发生低氧血症。

（3）吸痰中断了机械通气的正压，加之气道抽吸出现负压，将肺内富含氧的气体吸出，因此从吸痰管周围进入肺泡气体的氧浓度远低于机械通气时或空气中的氧浓度，使肺泡内气体氧浓度降低。

（4）吸痰操作使肺泡内的正压消失，肺泡萎陷而致肺容积下降，氧合面积减少。肺萎陷、肺容积减少导致通气不足，肺内分流增加，即便由于胸内负压及胸腹压差的改变，使回心血量及肺血流量增加，亦可因通气/血流比例失调导致低氧血症。

（5）患者原有肺癌、肺纤维化等影响肺换气功能的器质性疾病，以及气道肿物、慢性阻塞性肺病等影响肺通气功能的疾病，原发病本身即易导致低氧血症，吸痰时则可加重缺氧。

（6）吸痰时负压过高、时间过长、吸痰管外径过粗、置管过深等均可造成低氧血症。

（7）使用呼吸机患者，因吸痰过程中脱离呼吸机的时间过长。

2. 临床表现

其临床表现因缺氧程度的不同而有所差别。

（1）轻度缺氧时表现为呼吸加深加快，心率加快，血压升高，肢体协调动作差等。

（2）中度缺氧时表现为疲劳，精细动作失调，注意力减退，反应迟钝，思维紊乱。

（3）重度缺氧时表现为头痛、发绀、眼花、恶心、呕吐、耳鸣、全身发热，不能自主运动和说话，很快出现意识丧失、心跳减弱、血压下降、抽搐、张口呼吸甚至呼吸停止，继而心脏停搏，甚至死亡。

3. 预防及处理

1）吸痰时密切观察患者心率、血压和血氧饱和度的变化，及时发现患者缺氧的症状。

2）吸痰过程中尽量避免造成患者缺氧。

（1）吸痰管口径的选择要适当，使其既能够将痰液吸出，又不会阻塞气道。成人一般选用 12～14 号吸痰管；婴幼儿多选用 10 号；新生儿常选用 6～8 号，如从鼻腔吸引尽量选用 6 号。有气管插管者，可选择外径小于 1/2 气管插管内径的吸痰管。

（2）吸痰前后给予高浓度氧，进行机械通气的患者可给予 100% 纯氧 5 分钟，以提高血氧浓度。

（3）吸痰管不宜反复刺激气管隆嵴处，避免引起患者剧烈咳嗽；不宜深入至支气管处，否则易堵塞呼吸道。

（4）吸痰过程中患者若有咳嗽，可暂停操作，让患者将深部痰液咳出后再继续吸痰。

（5）每次吸痰时间小于 15 秒。若痰液一次未吸净，可暂停 3～5 分钟再次抽吸。

3）及时吸痰,避免痰多引起气道堵塞,造成低氧血症。

4）对于出现低氧血症者,应立即停止吸痰并加大吸氧流量或给予面罩加压吸氧,酌情适时静脉注射阿托品、氨茶碱、地塞米松等药物,必要时进行机械通气。

（二）呼吸道黏膜损伤

1. 发生原因

（1）吸痰管选择不当:吸痰管质量差,质地僵硬、粗糙;吸痰管管径过大,容易损伤气管黏膜。

（2）吸痰次数过多、过频,插管过深,增加对气管黏膜的机械性刺激。

（3）吸痰次序不当:先吸气管内分泌物,后吸口鼻腔分泌物,常引起呛咳,口鼻腔分泌物呛入气道,需再次吸痰,反复吸痰加重黏膜损伤。

（4）负压调节不当:负压过小,痰液难以吸尽,需反复吸引;负压过大,吸痰管易吸附于气道,吸痰管移位时易擦破黏膜。

（5）忽略痰液的黏稠度及位置:痰液越是黏稠,吸痰所需负压越大,负压越大,越易损伤气道黏膜。痰液所处位置越深,越不容易吸出,吸痰时,会加大负压,增加吸痰的频率。

（6）吸痰操作动作粗暴,吸痰管移位过快,造成气道黏膜机械性损伤。

（7）吸痰前未充分进行体位引流:如患者取仰卧位单纯性吸痰,无论吸痰管插入多深,都很难吸清深部痰液,加重气道黏膜损伤。

（8）固有鼻腔黏膜柔嫩,血管丰富:如有炎症时充血肿胀,鼻腔更加狭窄,加上长时间吸入冷气/氧气,使鼻腔黏膜干燥,经鼻腔吸痰时易造成损伤。

（9）患者不配合:烦躁不安、不合作患者,由于头部难固定,在插吸痰管过程中,其头部摆动过大容易刮伤气管黏膜,造成黏膜损伤。

（10）患者有呼吸道感染:病毒、支原体、真菌感染诱发气道炎症而破坏气道黏膜上皮的完整性,削弱了气道防御能力,吸痰易导致气道黏膜损伤。

2. 临床表现

（1）口腔黏膜受损可见表皮破溃,甚至出血。

（2）气道黏膜受损可吸出血性痰,纤维支气管镜检查可见受损处黏膜糜烂、充血肿胀、渗血甚至出血。

3. 预防及处理

（1）使用优质、前端钝圆并有多个侧孔、后端有负压调节孔的吸痰管,吸引前先蘸无菌蒸馏水或生理盐水使其润滑。

（2）每次吸痰前调节合适的吸引负压。一般成人 40.0 ~ 53.3 kPa,儿童 < 40.0 kPa,婴幼儿 13.3 ~ 26.6 kPa,新生儿 < 13.3 kPa。在吸引口腔分泌物时,通过手控制负压孔,打开、关闭反复进行,直至吸引干净。

（3）吸痰管插入的长度为患者有咳嗽或恶心反应即可,有气管插管者,则超过气管插管 1 ~ 2 cm,避免插入过深损伤黏膜。

（4）插入吸痰管时应动作轻柔,特别是从鼻腔插入时,不可蛮插,不要用力过猛;禁止带负压插管;抽吸时,吸痰管必须旋转向外拉,严禁提插。

（5）对于不合作的患儿,告知家属吸痰的必要性,取得家属的合作;固定好患儿的头部,避免头部摇摆。对于烦躁不安和极度不合作者,吸痰前可酌情予以镇静。

(6)发现患者口腔黏膜糜烂、渗血等,可用复方氯己定含漱液或硼砂漱口液、过氧化氢(双氧水)、碳酸氢钠洗口以预防感染。发现患者牙齿松动时,应及时提醒医生处置,以防松动的牙齿脱落引起误吸。

(7)鼻腔黏膜损伤者,可外涂四环素软膏。

(8)发生气管黏膜损伤时,可用生理盐水加庆大霉素或阿米卡星(丁胺卡那霉素)等抗菌药物进行超声雾化吸入。

(三)感染

1. 发生原因

1)未严格执行无菌技术操作

(1)没有戴无菌手套。

(2)使用的吸痰管消毒不严格或一次性吸痰管外包装破裂致使吸痰管被污染。

(3)吸痰管和冲洗液更换不及时。

(4)用于吸口鼻咽与吸气管内分泌物的吸痰管混用等。

2)经口腔吸痰失去了鼻腔对空气的加温作用,特别是黏膜中的海绵状血管,当冷空气流经鼻腔时则发生热交换,将气流的温度提高,未加温的空气直接进入下呼吸道,致使黏膜血管收缩,血供减少,局部抵抗力下降导致感染;失去了鼻腔对空气的清洁作用,致使空气中的细菌进入到肺内;失去了鼻腔对空气的加湿作用,致使下呼吸道分泌物黏稠,使纤毛运动障碍,分泌物不易咳出、结痂,可致下呼吸道炎症改变。

3)吸痰存在漏吸、误吸。

4)原发呼吸系统疾患未得到有效控制,患病期间患者机体抵抗力下降。

5)前述各种导致呼吸道黏膜损伤的原因,严重时均可引起感染。

2. 临床表现

口鼻局部黏膜感染时,出现局部黏膜充血、肿胀、疼痛,有时有脓性分泌物;肺部感染时出现寒战、高热、痰多、黏液痰或脓痰,听诊肺部有湿啰音,X线检查可发现散在或片状阴影,痰液培养可找到致病菌。

3. 预防及处理

(1)吸痰时严格遵守无菌技术操作原则:采用无菌吸痰管,使用前认真检查有无灭菌,外包装有无破损等。准备2套吸痰管,一套用于吸气管内分泌物,一套用于吸口腔及鼻咽腔分泌物,二者不能混用。如用一条吸痰管,则应先吸气管内的痰后吸口、鼻腔分泌物。吸痰管及用物定专人用,放置有序。每次吸痰前后洗手,吸痰时戴口罩、戴无菌手套或持无菌镊子,吸痰管一次性使用,插管前后必须用生理盐水或灭菌蒸馏水冲洗吸痰管腔,生理盐水或灭菌蒸馏水开启后注明口腔、气道。冲洗液8小时更换1次。吸引瓶内吸出液不超过其高度的80%,及时更换。

(2)条件许可时,采用密闭式吸痰法:密闭式吸痰管一般24～48小时予以更换。

(3)痰液黏稠者,可行超声雾化吸入:应用生理盐水40 mL加庆大霉素8万U加糜蛋白酶4 000 IU行超声雾化吸入,每日3次,必要时根据患者的症状给予地塞米松或氨茶碱,以便稀释痰液,易于排痰或吸痰。

（4）加强口腔护理：一般常规使用生理盐水和1:2 000氯己定溶液。当培养出致病菌时，可根据药敏试验结果，选择适当的抗生素局部应用。

（5）加强医护人员的责任感，防止漏吸：吸痰过程中，认真观察吸出液体的颜色、气味、性状及呼吸状况的变化，发现误插或误吸，应立即更换吸痰管再行插管。

（6）积极治疗原发呼吸系统疾患，密切观察体温与血常规变化，做好痰培养，以便选择敏感抗菌药物。

（7）防止呼吸道黏膜损伤：吸痰所致的感染几乎都发生在呼吸道黏膜损伤的基础上，所有防止呼吸道黏膜损伤的措施均适合于防止感染。

（8）发生局部感染者，给予对症处理：出现全身感染时，行血培养，做药物敏感试验，根据药物敏感试验结果选择抗生素静脉用药。

（四）心律失常

1. 发生原因

（1）在吸痰过程中，吸痰管在气管导管内反复吸引时间过长，造成患者短暂性呼吸道不完全阻塞以及肺不张引起缺氧和二氧化碳蓄积，引起迷走神经兴奋性增强致冠状动脉痉挛。

（2）吸引分泌物时吸痰管插入较深，吸引管反复刺激气管隆凸引起迷走神经反射，严重时致呼吸、心搏骤停。

（3）吸痰的刺激使儿茶酚胺释放增多或导管插入气管刺激其感受器所致。

（4）患者有原发心脏疾病，吸痰导致的低氧血症，加重了心肌的缺氧。

（5）前述各种导致低氧血症的原因，严重时均可引起心律失常甚至心搏骤停。

2. 临床表现

（1）轻者可无症状，重者可影响血流动力学而致乏力、头晕等症状。

（2）原有心绞痛或心力衰竭患者可因此而诱发或加重病情。

（3）听诊心律不规则，脉搏触诊呈间歇性缺如；严重者可致心搏骤停，确诊有赖于心电图检查。

3. 预防及处理

（1）因吸痰所致的心律失常几乎都发生在低氧血症的基础上，所有防止低氧血症的措施均适用于预防心律失常。

（2）如发生心律失常，立即停止吸痰，退出吸痰管，并给予吸氧或加大吸氧浓度。

（3）一旦发生心搏骤停，立即施行准确有效的胸外心脏按压，开放静脉通道，同时准备行静脉或心内注射肾上腺素等复苏药物。持续心电监测，准备好电除颤器、心脏起搏器，心率恢复后予以降温措施行脑复苏。

（五）阻塞性肺不张

1. 发生原因

（1）吸痰管直径过大，吸引时氧气被吸出，同时进入肺内的空气过少。

（2）吸痰时间过长、负压过大，导致肺泡内的正压消失，肺泡萎陷而致肺容积下降。

（3）痰痂形成阻塞吸痰管，造成无效吸痰。

2. 临床表现

肺不张的临床表现轻重不一。急性大面积的肺不张,可出现咳嗽、喘鸣、咯血、浓痰、畏寒和发热,或因缺氧出现唇、甲发绀。X线胸片呈按肺叶、段分布的致密影。

3. 预防及处理

(1)根据患者的年龄、痰液的性质选择型号合适的吸痰管:有气管插管者,选用外径小于气管插管 1/2 内径的吸痰管,有利于空气进入肺内;成年患者用 30 ~ 38 号(7 ~ 9 mm)的气管插管,可选用 10 ~ 16 号(2 ~ 3 mm)的吸痰管,预防过度负压而致的肺不张。

(2)控制气管内吸痰的持续时间:吸痰持续时间要根据分泌物的清除情况及患者对吸痰的反应和对缺氧的耐受能力。一般每次吸痰时间不超过 15 秒,间歇 3 ~ 5 分钟。可采用间歇吸引的办法:将拇指交替按压和放松吸引导管的控制口,可以减少对气道的刺激。

(3)调节合适的吸引负压:一般成人 40.0 ~ 53.3 kPa,儿童 < 40.0 kPa,婴幼儿 13.3 ~ 26.6 kPa,新生儿 < 13.3 kPa,避免压力过高。吸引管拔出应边旋转边退出,使分泌物脱离气管壁,可以减少肺不张和气道痉挛。

(4)插入吸痰管前检测吸痰管是否通畅:吸痰过程中必须注意观察吸痰管是否通畅,防止无效吸痰。

(5)加强肺部体疗:每 1 ~ 2 小时协助患者翻身 1 次,翻身的同时给予自下而上,自边缘而中央的叩背体疗,使痰液排出。翻身时可以仰卧—左侧卧—仰卧—右侧卧来交替翻身,使痰液易于通过体位引流进入大气道,防止痰痂形成。还可利用超声雾化吸入法湿化气道,稀释痰液。

(6)吸痰前后听诊肺部呼吸音的情况,并密切观察患者的呼吸频率、呼吸深度、血氧饱和度、血气分析结果及心率的变化。

(7)对于机械通气患者,可采用膨肺吸痰法:即一名护士将储氧呼吸囊一端连接氧气管,一端与人工气道连接,然后均匀挤压呼吸囊,潮气量为患者平时潮气量的 1.5 倍,频率 10 ~ 12 次/分,每次送气后屏气 10 ~ 15 秒,呼气时以较快的速度放气,使肺内部与外部之间产生压力差,以利分泌物排出。持续 2 分钟后,另一护士按无菌操作迅速插入吸痰管吸痰。按照膨肺—吸痰—膨肺—湿化气道—膨肺—吸痰的循环过程操作,直至把痰吸完。膨肺吸痰时,缓慢吸气使通气量增加,扩张了小气道,使原有塌陷萎缩的肺泡恢复正常。

(8)肺不张一经明确,根据引起的原因采取必要的措施:如及时行气管切开,以保证进行充分的气道湿化和吸痰,必要时借助纤维支气管镜对肺不张的部位进行充分灌洗、吸引,以排除气道阻塞,并嘱患者深呼吸以促进肺复张。

(9)阻塞性肺不张常并发感染,需酌情应用抗生素。

(六)气道痉挛

1. 发生原因

有哮喘病史的患者,因插管刺激,使气管痉挛加重缺氧。

2. 临床表现

气道痉挛常表现为呼吸困难、胸闷不适、喘鸣和咳嗽。

3. 预防及处理

(1)为防止气道痉挛,对气道高度敏感的患者,可于吸引前用1%利多卡因少量滴入,也可给予组胺拮抗剂如氯苯那敏4 mg口服,每日3次。

(2)气道痉挛发作时,应暂停气道吸引,给予β₂受体兴奋剂吸入。

(七)窒息

1. 发生原因

(1)痰液过于黏稠:黏稠的痰液易形成痰痂阻塞咽喉部,吸痰时难以吸出或无效吸痰,造成窒息。

(2)吸痰次序不当:口鼻分泌物多的患者,先吸气管内分泌物,后吸口鼻腔分泌物,口鼻腔分泌物呛入气道而引起窒息。

(3)痰液黏稠患者,湿化过度:过度湿化可导致干痂分泌物湿化后突然膨胀,阻塞咽喉部引起窒息。

(4)吸痰过程中造成喉头水肿:吸痰管外径过粗,吸痰时插管动作粗暴,损伤患者咽喉部造成喉头水肿,导致窒息。

2. 临床表现

躁动不安、大汗、呼吸困难、呼吸活动度大、呼吸时有很强的声音、发绀、呛咳、脉搏加快等,血氧饱和度急剧降低,严重者可致心搏骤停。

3. 预防及处理

1)加强气道湿化

(1)应用空气湿化器,以保持室内空气湿度60%~70%,避免使用取暖器,气候干燥时室内多洒水。

(2)采用间断湿化法:先将吸痰管插入气道深处,从吸痰管中注入湿化液,以减少逆行污染,加强湿化效果,并且在吸痰后每次注入3~5 mL湿化液于气道内。

(3)使用输液泵持续气道湿化法,湿化液滴入的速度为6~8 mL/h。

(4)雾化湿化法,雾化3~4次/天,20分钟/次。

(5)对人工气道进行机械通气的患者,采用湿化疗法,湿化罐温度为31~35℃,持续进行气道湿化,以防止痰液过于黏稠。

2)掌握吸痰的顺序:先吸口鼻腔分泌物,更换吸痰管后再吸气管内分泌物;先吸气管套管内口分泌物,再吸气管深部的分泌物,以防止口鼻腔分泌物呛入气道引起的窒息。吸痰过程中必须注意观察吸痰管是否通畅,防止无效吸痰。

3)气道湿化与吸痰过程中,严密观察面色、呼吸频率、节律、血氧饱和度变化。

4)根据患者的年龄、痰液的性质,选择型号合适的吸痰管。

5)培训医护人员熟练掌握吸痰技术:吸痰管插入时动作轻柔,不要用力过猛。应用轻柔旋转式吸痰法。

6)备好氧气、吸引器、气管插管、呼吸机、心脏起搏器等装置:如发现患者出现窒息症状,立即清理呼吸道,用口咽通气管吸痰法或纤维支气管镜下将口咽部痰液吸出,必要时行紧急气管切开取痰。给予高流量面罩吸氧,及时报告医生,进行心、肺复苏抢救及必要的措施。

（八）误入食管

1. 发生原因

（1）吸痰时需要经咽部至气管与支气管,但咽部是呼吸道与消化道共同通道。由于操作者插管技术欠熟练,易将吸痰管插入食管。

（2）昏迷患者的舌根后坠,尤其是取平卧位时阻塞咽部,插管时遇阻力,易误入食管。

2. 临床表现

部分患者在插管时出现恶心、呕吐,插管后可抽吸出少量食物残渣或黄绿色胃液。

3. 预防及处理

（1）加强培训医护人员的操作技术。

（2）昏迷患者吸痰前,先将患者床头抬高30°,头偏向一侧。

（3）吸痰过程中,认真观察吸引出液体的颜色、气味、性质及呼吸状况的变化。发现误入食管,立即更换吸痰管再行插管。

（九）吸痰管拔出困难

1. 发生原因

气管插管患者痰液黏稠,使吸痰管在上提时被痰液黏附在气管插管内壁,吸痰管的侧孔与气管插管内壁黏在一起,由于负压吸引,加上痰液极其黏稠,使吸痰管前后壁黏合在一起,吸痰管内呈真空状态,吸痰管管腔变扁平,停止负压吸引后,吸痰管管腔亦未能恢复原状,导致吸痰管被紧紧吸附在气管插管内壁而无法拔出。

2. 临床表现

从吸痰管内抽吸不出痰液,负压抽吸后吸痰管管腔变扁平,常规方法不能顺利拔出吸痰管。

3. 预防及处理

（1）对于气管插管痰液黏稠者,吸痰前充分湿化气道:可用生理盐水加特布他林2.5 mg加异丙托溴铵1 mL雾化吸入,每4小时1次。亦可在吸痰前将1 mL无菌生理盐水沿气管插管内缘环形注入,并用无菌生理盐水充分湿润吸痰管后,再将吸痰管插入气管内吸痰,这样可以减少吸痰管插入气管的阻力,减少痰液与吸痰管、气管插管的黏附。还可采用间歇湿化法。

（2）积极治疗原发病:根据医嘱给予呼吸机辅助通气治疗,积极抗感染、解痉、祛痰、补液等治疗。

（3）如出现吸痰管拔出困难,立即报告医生:先沿气管插管内壁注入无菌生理盐水1 mL湿化痰液,然后给予气管插管气囊放气,气囊上的痰液松脱落入呼吸道,刺激患者出现呛咳,吸痰管出现松动,立即边吸引边旋转将吸痰管取出。

（王红霞）

第五章　注射技术

第一节　皮内注射技术

皮内注射是将微量药物或生物制剂注入表皮与真皮之间的方法。表皮位于皮肤的浅层,由角化的复层鳞状上皮构成,结构致密,一般无血管,含有丰富的神经末梢,对疼痛刺激敏感,故注射剂量应控制在 0.05~0.10mL。药物注入此层吸收速度缓慢,易于局限。

一、皮内注射操作规程

（一）目的

（1）药物过敏试验。

（2）预防接种。

（3）局部麻醉的先驱步骤。

（二）部位

（1）皮肤试验:在前臂掌侧下段。

（2）预防接种:在上臂三角肌下缘。

（三）评估

（1）患者病情、治疗情况及有无药物过敏史。

（2）患者意识状态、心理状态及配合程度。

（3）患者注射部位的皮肤状况。

（四）计划

1）目标/评价标准

（1）患者理解注射目的,愿意接受并配合。

（2）患者获得预防药物过敏的一般知识。

2）用物准备

（1）注射盘内加 1mL 注射器、$4\frac{1}{2}$ 号针头、注射卡及药液。

（2）如为药物过敏试验,另备 0.1% 盐酸肾上腺素。

（五）实施

（1）洗净手,戴好口罩。将用物备齐携至患者处,如做皮试,应详细询问有无过敏史,如对需要注射的药液有过敏史,则不能做皮试,应和医生取得联系。

（2）用 1 mL 注射器和针头,抽取药液,排尽空气。

（3）选前臂掌侧或三角肌下缘部位,用 75% 乙醇棉签消毒皮肤,待干。忌用碘酊消毒,以免因脱碘不彻底影响对局部反应的观察,且易和碘过敏反应相混淆。

（4）左手绷紧前臂内侧皮肤,右手持注射器,使针头斜面向上,和皮肤呈 5° 角刺入皮内。待针头斜面进入皮内后,放平注射器,左手拇指固定针栓,注入药液 0.1mL,使局部形成一圆形隆起的皮丘,皮肤变白,毛孔变大。注入的药量要准确。

（5）注射完毕,迅速拔出针头,切勿按揉。

（6）清理用物。按时观察反应。

（六）注意事项

（1）严格执行无菌操作及查对制度。

（2）注意针头应细而锐利,刺入不可过深,以免刺入皮下。

（3）配制皮试液时只能用生理盐水稀释,以现用现配为佳。

二、青霉素过敏试验法操作规程

（一）评估

（1）评估患者病情、年龄、意识、心理状态及治疗目的、用药史、过敏史、家族史等,确认无青霉素过敏史和已进食。如曾使用青霉素,停药3天后再次使用;或在使用过程中改用不同生产批号的制剂时,需重做。

（2）患者注射部位皮肤情况,确认注射部位皮肤颜色正常,无皮疹、硬结、瘢痕、感染等。

（3）药物的性质、作用及不良反应。

（4）患者对青霉素过敏试验的认识程度及合作态度。

（二）用物准备

（1）注射盘内盛:1mL注射器、2～5mL注射器、$4\frac{1}{2}$～5号针头、6号针头、青霉素80万U/瓶、0.9%生理盐水、无菌治疗巾、75%乙醇、无菌棉签、砂轮、启瓶器、弯盘。

（2）抢救药物与用品:0.1%盐酸肾上腺素、急救小车(备有主要的抢救药物与物品)、氧气、吸痰器等。

（3）治疗车下层准备以下物品:污物桶3个,一个放置损伤性废弃物(用过的注射器针头),一个放置感染性废弃物(用过的注射器),一个放置生活垃圾(用过的注射器外包装)。

（三）环境准备

注射环境安静、整洁、光线适宜或有足够的照明,方便抢救。

（四）操作步骤

（1）洗手、戴口罩,配制皮内试验药液:皮内试验药液以每毫升含青霉素200～500U的生理盐水溶液为标准,注入剂量为20～50U(0.1mL)。具体配制方法如下:①于含有80万U青霉素的密封瓶内注入生理盐水4mL,稀释后每1mL含青霉素20万U。②用1mL注射器吸取上液0.1mL,加生理盐水至1mL,则1mL内含青霉素2万U。③弃去0.9mL,余0.1mL,加生理盐水至1mL,则1mL内含青霉素2000U。④再弃去0.9mL,余0.1mL(或弃去0.75mL,余0.25mL)加生理盐水至1mL,则1mL内含青霉素200U(或500U),即配成皮试溶液。

（2）携用物到患者处,核对,按需要询问药物过敏史,向患者解释操作目的及方法,取得合作。

（3）选择注射部位：前臂掌侧下 1/3 处，以 75% 乙醇消毒皮肤，再次核对，并排除注射器内空气。

（4）左手绷紧局部皮肤，右手以平执式持注射器，针头斜面向上与皮肤呈 5° 角刺入。

（5）待针头斜面完全进入皮内后，即放平注射器，左手拇指固定针栓，右手推入上述皮试溶液 0.1 mL（含青霉素 20～50 U），使局部形成一皮丘，随即拔出针头。

（6）再次核对，20 分钟后观察判断皮试结果。皮试结果判断标准：①阴性为皮丘大小无改变，周围无红肿，无红晕，无自觉症状，无不适表现。②阳性为皮丘隆起增大，出现红晕，直径大于 1 cm，周围有伪足伴局部痒感；严重时可有头晕、心慌、恶心，甚至发生过敏性休克。

（7）清理用物，整理床单位，协助患者取舒适体位，洗手。

（8）观察患者反应并记录结果。皮试结果阳性者不可使用青霉素，并要在体温单、病历、医嘱单、床头卡醒目注明，注射簿上注销，同时将结果告知患者及其家属。如对皮试结果有怀疑，应在对侧前臂皮内注射生理盐水 0.1mL，以作对照，确认青霉素皮试结果为阴性方可用药。

（五）注意事项

（1）为避免药物效价下降和降解产物增多引起过敏反应，青霉素皮肤试验液必须现用现配，浓度与剂量必须准确。

（2）患者空腹时不宜进行皮试，因个别患者于空腹时注射药物，会发生眩晕、恶心等反应，易与过敏反应相混淆。

（3）让患者了解注射目的，懂得皮试观察期间不可随意离开；不可搔抓或揉按皮试局部；如有异常不适要随时告知医护人员。

（4）严密观察患者情况，首次注射后 30 分钟，注意局部和全身反应，倾听患者主诉，并做好急救准备工作。

三、皮内注射技术操作并发症

（一）疼痛

1. 发生原因

（1）注射前患者精神高度紧张、恐惧。

（2）传统进针法，进针与皮纹垂直，皮内张力高，阻力大，推注药物时使皮纹发生机械断裂而产生撕裂样疼痛。

（3）配制的药物浓度过高，药物推注速度过快或推药速度不均匀，使皮肤游离神经末梢/感受器受到药物刺激，引起局部定位特征的痛觉。

（4）注射针头过粗、欠锐利或有倒钩，或操作者操作手法欠熟练。

（5）注射时消毒剂随针头进入皮内，消毒剂刺激引起疼痛。

2. 临床表现

（1）注射部位疼痛，呈刺痛，推注药物时加重，注射后逐渐减轻。

（2）有时伴全身疼痛反应，如肌肉收缩、呼吸加快、出汗、血压下降，严重者出现晕针、虚脱。

3. 预防措施

1) 向患者进行注射前告知和心理护理。向患者说明注射的目的、可能出现的并发症及注意事项,消除紧张心理,取得患者的配合。

2) 尽可能避免产生疼痛的因素。

(1) 避免使用对组织刺激性较强的药物。

(2) 一般选用无菌生理盐水作为溶媒。

(3) 准确配制药液,避免药液浓度过高刺激机体而产生疼痛。

(4) 选用大小型号适宜的注射器和针头。

(5) 注射在皮肤消毒剂干燥后进行。

(6) 提高注射技巧,实施无痛注射。

4. 处理措施

(1) 评估疼痛,如与注射进针的角度、手法等有关,及时调整角度、手法等。

(2) 疼痛轻者,嘱患者全身放松、深呼吸,帮助患者分散注意力,减轻疼痛。

(3) 疼痛剧烈者,立即报告医生,予以对症处理。发生晕针或虚脱者,按晕针或虚脱处理。

(二) 局部组织反应

1. 发生原因

(1) 药物本身对机体的刺激,导致局部组织发生的炎症反应,如疫苗注射。

(2) 药液浓度过高、推注药量过多。

(3) 违反无菌操作原则,使用已污染的注射器、针头。

(4) 皮内注射后,患者搔抓或揉按局部皮丘。

(5) 机体对药物敏感性高,局部发生过敏反应。

2. 临床表现

注射部位红肿、疼痛、瘙痒、水疱、溃烂、破损及色素沉着。

3. 预防及处理

(1) 避免使用对组织刺激性较强的药物。

(2) 正确配制药液,推注药液剂量准确,避免因剂量过大而导致或增加局部组织反应。

(3) 严格遵守无菌操作原则。

(4) 告知患者皮内注射的目的与注意事项,以取得其配合。不可随意搔抓或揉按局部皮丘,如有异常不适可随时告知医护人员。

(5) 详细询问患者的药物过敏史,避免使用可引发机体过敏反应的药物。

(6) 对已发生局部组织反应者,进行对症处理,预防感染。出现局部皮肤瘙痒者,告诫患者勿抓、挠,用5%碘伏溶液外涂;局部皮肤有水疱者,先用5%碘伏溶液消毒,再用无菌注射器将水疱内液体抽出;注射部位出现溃烂、破损,则进行外科换药处理。

(三) 注射失败

1. 发生原因

(1) 患者烦躁不安、不合作,多见于婴幼儿、精神异常及无法正常沟通的患者。

（2）注射部位无法充分暴露，如穿衣过多、衣服袖口过窄等。

（3）操作欠熟练：如进针角度过深或过浅，导致注射针头不在注射部位的表皮与真皮之间或针头斜面未完全进入皮内；针头与注射器乳头连接欠紧密导致推药时药液外漏；进针用力过猛，针头贯穿皮肤。

（4）注射药物剂量欠准确，如推注药液量过多或不足。

2. 临床表现

无皮丘或皮丘过大、过小，药液外漏，拔针后针眼有出血现象。或皮肤上有 2 个针眼。

3. 预防与处理

（1）认真做好解释工作，尽量取得患者配合。

（2）对不合作者，肢体要充分约束和固定。

（3）充分暴露注射部位，穿衣过多或袖口狭窄者，可在注射前协助患者将选择注射的一侧上肢衣袖脱出；婴幼儿可选用前额皮肤进行皮内注射。

（4）改进皮内注射方法。采用左手拇指与进针方向相反绷紧皮肤，右手持注射器，使针头斜面与皮肤垂直，与皮肤呈 5°角，在左手拇指绷紧皮肤下方 1.0～1.5 cm 处，针尖力向上挑开表皮，然后刺入皮内，待针头斜面进入皮内后，放平注射器，左手拇指固定针栓并轻按，注入药液，可有效减少推针时漏液与拔针后针眼出血情况。

（5）提高注射操作技能，掌握注射的角度与力度。

（6）对无皮丘或皮丘过小等注射失败者，可重新选择部位进行注射。

（四）虚脱

1. 发生原因

（1）主要由心理、生理、药物、物理等因素引起。心理方面患者多数无注射史，对肌内注射存在着害怕心理，精神高度紧张，注射时肌肉强烈收缩，不能放松，使注射时的疼痛加剧。此外，患者对护士的不了解和不信任，导致心情更加紧张。生理方面，由于患者身体虚弱，对于各种外来刺激敏感性增强，当注射刺激性较强的药物时可出现头晕、眼花、恶心、出冷汗、摔倒等虚脱现象。

（2）护理人员操作粗暴、注射速度过快、注射部位选择不当，如注射在硬结上、瘢痕处等，引起患者疼痛剧烈而发生虚脱。

2. 临床表现

头晕、面色苍白、心悸、出汗、乏力、眼花、耳鸣、心率加快、脉搏细弱、血压下降，严重者意识丧失。多见于体质衰弱、饥饿和情绪高度紧张的患者。

3. 预防及处理

（1）注射前应向患者做好解释工作，并且态度热情，有耐心，使患者消除紧张心理，从而配合治疗；询问患者饮食情况，避免在饥饿状态下进行治疗。

（2）选择合适的注射部位，避免在硬结、瘢痕等部位注射，并且根据注射药物的浓度、剂量，选择合适的注射器，做好"二快一慢"。

（3）对以往有晕针史及体质衰弱、饥饿、情绪紧张的患者，注射时宜采用卧位。

（4）注射过程中随时观察患者情况。如有不适，及时停止注射，立即做出正确判断，区别是药物过敏还是虚脱。如患者发生虚脱现象，护理人员首先要镇静，给患者及家属以安全感。将患者取平卧位,保暖,针刺人中、合谷等穴位,患者清醒后给予口服糖水等,数分钟后即可恢复正常。少数患者通过给氧或呼吸新鲜空气,必要时静推5%葡萄糖等措施,症状可逐渐缓解。

（五）过敏性休克

1. 发生原因

（1）操作者在注射前未询问患者的药物过敏史。

（2）患者对注射的药物发生速发型过敏反应。

2. 临床表现

（1）胸闷、气促、哮喘与呼吸困难,与喉头水肿、支气管痉挛、肺水肿有关。

（2）面色苍白、出冷汗、口唇发绀、脉搏细弱、血压下降,因周围血管扩张而导致有效循环血量不足引起。

（3）意识丧失、抽搐、大小便失禁等表现,因脑组织缺氧导致。

（4）其他过敏反应表现有荨麻疹、恶心、呕吐、腹痛及腹泻等。

3. 预防措施

（1）注射前充分了解拟注射药物的性质、作用及可能的不良反应。

（2）详细询问患者药物过敏史,避免使用过去引发过敏反应的药物,尤其是有青霉素、链霉素等过敏史者,禁止做青霉素或链霉素过敏试验。有其他药物过敏史或过敏反应疾病史者应慎用。进行过敏试验时,应携带盛有肾上腺素、砂轮等的急救盒。

（3）注射过程中随时观察患者情况。皮试期间,嘱患者不可随意离开。注意观察患者有无异常不适反应,正确判断皮试结果。若过敏试验结果为阳性,则不可使用该药（破伤风抗毒素除外,可采用脱敏注射）。

4. 处理

（1）一旦确认患者发生过敏性休克,立即停药,将患者平卧,就地抢救。及时报告医生。

（2）立即皮下或肌内注射0.1%肾上腺素0.5～1.0 mg,小儿酌减。症状不缓解,遵医嘱隔20～30分钟再皮下或静脉注射肾上腺素0.5 mg,直至脱离危险期。

（3）建立静脉输液通道。保暖,防止寒冷加重致循环衰竭。

（4）吸氧,改善缺氧状况。呼吸受抑制时,遵医嘱注射尼可刹米（可拉明）、洛贝林;呼吸停止,行人工呼吸;有条件者可插入气管导管,借助人工呼吸机辅助通气;喉头水肿引起窒息时,应尽快施行气管切开。

（5）遵医嘱静脉注射地塞米松5～10 mg或氢化可的松琥珀酸钠200～400 mg加入5%～10%葡萄糖溶液500 mL内静脉滴注;应用抗组胺类药物,如肌内注射盐酸异丙嗪25～50 mg或苯海拉明40 mg。

（6）遵医嘱静脉滴注10%葡萄糖溶液或平衡溶液扩充血容量。如血压仍不回升,可按医嘱加入多巴胺或去甲肾上腺素静脉滴注。如链霉素引起的过敏性休克。

（六）疾病传播

1. 发生原因

（1）操作过程中未严格执行无菌技术操作原则,如未执行一人一针一管;抽吸药液过程中被污染;皮肤消毒不严格等。

（2）使用疫苗,尤其是活疫苗,未严格执行有关操作规程,用剩的活疫苗未及时灭活,用过的注射器、针头未焚烧,污染环境,造成人群中疾病传播。

2. 临床表现

传播不同的疾病出现相应的症状。如细菌污染反应,患者出现畏寒、发热等症状;如乙型肝炎,患者出现厌油、上腹饱胀不适、精神不振、乏力等症状。

3. 预防及处理

（1）严格执行一人一针一管,不可共用注射器、注射液和针头。操作过程中,严格遵循无菌技术操作原则及消毒隔离要求。

（2）使用活疫苗时,防止污染环境。用过的注射器、针头和用剩的疫苗要及时焚烧。

（3）操作者为一个患者完成注射后,需做手消毒后方可为下一个患者进行注射。

（4）对已出现疾病传播者,报告医生,对症治疗。如有感染者,及时抽血化验检查并及时隔离治疗。

（王红霞）

第二节　皮下注射技术

皮下注射技术是将少量药液注入皮下组织的方法。适用于不宜口服给药、要求较口服给药作用快或较静脉注射吸收慢的情况。如胰岛素注射、局部麻醉、术前给药、预防接种。

一、皮下注射技术操作规程

（一）目的

（1）迅速达到药效和不宜或不能口服给药时。

（2）通过皮下注射给予药物,多用于局部麻醉和胰岛素治疗。

（3）预防接种各种疫苗、菌苗。

（二）部位

常用的部位有上臂三角肌下缘、上臂外侧、腹部、后背、大腿外侧方。

（三）评估

（1）患者病情及治疗情况。

（2）患者意识状态、肢体活动能力,对给药计划的了解、认识程度及配合程度。

（3）患者注射部位的皮肤及皮下组织状况。

（四）计划

1）目标/评价标准

（1）患者理解注射目的,愿意接受并配合。

（2）注射部位未发生硬结、感染。

2）准备

（1）护士准备：着装整齐,洗手,戴口罩,必要时戴手套。

（2）物品准备：注射盘内备 1~2 mL 注射器,$5\frac{1}{2}$~6 号针头,按医嘱备药液,2% 碘酊、70% 乙醇或 5% 碘伏、棉签、弯盘,注射卡。

（3）环境准备：室内空气洁净,安静,温度适宜,必要时备屏风。

（五）实施

（1）洗净手,戴好口罩。备齐用物携至患者处,认真查对,选择合适部位,并向患者解释以取得合作。

（2）用 2 mL 注射器和 5~6 号针头,抽吸药液,排尽空气,用稀碘酊消毒局部皮肤,待干。

（3）左手绷紧局部皮肤,右手持注射器,食指固定针栓,针头斜面向上,使针头与皮肤呈 30°~40°角,快速刺入针头的 2/3 至皮下（过于消瘦者可捏起注射部位皮肤）。

（4）放开左手,固定针栓,抽吸无回血,即可推注药液。

（5）注射毕,以干棉签按压针刺处,快速拔针。清理用物。

（六）注意事项

（1）持针时应避免污染针体。

（2）针头刺入角度不应超过 45°,以避免刺入肌层。

（3）注射时针头宜稍偏向外侧,避免药液对三角肌刺激以影响手臂抬举活动。

二、皮下注射技术操作并发症

（一）出血

1. 发生原因

（1）注射时针头刺入血管。

（2）患者本身有凝血机制障碍,拔针后局部按压时间过短,按压部位欠准确。

2. 临床表现

拔针后少量血液自针眼流出。对于迟发性出血者可形成皮下血肿,注射部位肿胀、疼痛,局部皮肤淤血。

3. 预防

（1）注射前,评估患者凝血状况,做好注射后按压准备;正确选择注射部位,避免刺伤血管。

（2）注射时,如针头刺破血管,立即拔针,按压注射部位。更换注射部位重新注射。

（3）注射完毕后,做好局部按压。按压部位要准确、时间要充分,尤其对凝血机制障碍者,适当延长按压时间。

4. 处理

（1）拔针后,注射部位少量出血者,再次延长按压时间。

（2）皮下血肿者,可根据血肿的大小采取相应的处理措施。皮下小血肿早期采用冷敷促进血液凝固;48小时后应用热敷,促进淤血的吸收和消散;血肿较大者,早期可采取消毒后无菌注射器穿刺抽出血液,加压包扎;血液凝固后,可行手术切开清除血凝块。

（二）硬结形成

1. 发生原因

（1）同一部位反复长期注射,注射药量过多,药物浓度过高,注射部位过浅。密集的针眼和药物对局部组织产生物理、化学刺激,局部血液循环不良导致药物吸收速度慢,药物不能充分吸收,在皮下组织停留时间延长,蓄积而形成硬结。

（2）不正确抽吸药液可吸入玻璃屑、橡皮粒等微粒,在进行注射时,微粒随药液进入组织中无法吸收,作为异物刺激机体防御系统,引起巨噬细胞增殖,结果导致硬结形成。

（3）注射部位感染后纤维组织增生形成硬结。

2. 临床表现

局部肿胀、瘙痒,可扪及硬结。严重者可导致皮下纤维组织变性、增生形成肿块或出现脂肪萎缩,甚至坏死。

3. 预防及处理

（1）熟练掌握注射深度,注射时,针头斜面向上与皮肤呈30°～40°角快速刺入皮下,深度为针梗的1/2～2/3。

（2）操作前,选用锐利针头,选择注射点要尽量分散,轮流使用,避免在同一处多次反复注射,避免在瘢痕、炎症、皮肤破损处部位注射。

（3）注射药量不宜过多,以少于2 mL为宜。推药时,速度要缓慢,用力要均匀,以减少对局部的刺激。

（4）注射后及时给予局部热敷或按摩,以促进局部血液循环,加速药物吸收,防止硬结形成(但胰岛素注射后勿热敷、按摩,以免加速药物吸收,胰岛素药效提早产生)。

（5）护理人员应严格执行无菌技术操作,防止微粒污染。先用砂轮割锯,再用乙醇消毒后掰开安瓿,禁用长镊敲打安瓿。鉴于玻璃粒、棉花纤维主要在安瓿颈口和瓶口沉积,注意抽吸药液时不宜将针头直接插瓶底吸药,禁用注射器针头直接在颈口处吸药。为避免化学药物微粒出现,注射一种药物用一副注射器。

（6）做好皮肤消毒,防止注射部位感染。如皮肤较脏者,先用清水清洗干净,再消毒。若皮脂污垢堆积,可先用70%乙醇擦净后再消毒。

（7）已形成硬结者,可选用以下方法外敷:①用伤湿止痛膏外贴硬结处(孕妇忌用)。②用50%硫酸镁溶液湿热敷。③将云南白药用食醋调成糊状涂于局部;④取新鲜马铃薯切片浸入山莨菪碱注射液后外敷硬结处。

（三）低血糖反应

1. 发生原因

皮下注射所致低血糖反应多发生在胰岛素注射期间。皮下注射胰岛素剂量过大,注射部位过深,在运动状态下注射,注射后局部热敷、按摩引起温度改变,导致血流加快而胰岛素的吸收加快。

2. 临床表现

突然出现饥饿感、头晕、心悸、出冷汗、软弱无力、心率加快,重者虚脱、昏迷,甚至死亡。

3. 预防及处理

（1）严格遵守给药剂量、时间、方法，严格执行技术操作规程，经常更换注射部位。对使用胰岛素的患者多次反复进行有关糖尿病知识、胰岛素注射有关知识的宣教，直到患者掌握为止。

（2）准确抽吸药液剂量。

（3）根据患者的营养状况，把握进针深度，避免误入肌肉组织。如对体质消瘦、皮下脂肪少的患者，应捏起注射部位皮肤并减少进针角度注射。

（4）避免注入皮下小静脉血管中。推药前要回抽，无回血方可注射。

（5）注射后勿剧烈运动、按摩、热敷、日光浴、洗热水澡等。

（6）注射胰岛素后，密切观察患者情况。如发生低血糖症状，立即监测血糖，同时口服糖水、馒头等容易吸收的糖类。严重者可静脉推注50%葡萄糖40～60 mL。

（四）针头弯曲或针体折断

1. 发生原因

（1）针头质量差，如针头过细、过软；针头钝，欠锐利；针头有钩；针头弯曲等。或针头消毒后重复使用。

（2）进针部位有硬结或瘢痕。

（3）操作人员注射时用力不当。

2. 临床表现

患者感觉注射部位疼痛。若针体折断，则折断的针体停留在注射部位上，患者情绪惊慌、恐惧。

3. 预防及处理

（1）选择粗细适合、质量过关的针头。针头不宜反复消毒，重复使用。

（2）选择合适的注射部位，不可在局部皮肤有硬结或瘢痕处进针。

（3）协助患者取舒适体位，操作人员注意进针手法、力度及方向。

（4）注射时勿将针梗全部插入皮肤内，以防发生断针时增加处理难度。

（5）若出现针头弯曲，要寻找引起针头弯曲的原因，采取相应的措施，更换针头后重新注射。

（6）一旦发生针体断裂，医护人员要保持镇静，立即用一手捏紧局部肌肉，嘱患者放松，保持原体位，勿移动肢体或做肌肉收缩动作（避免残留的针体随肌肉收缩而游动），迅速用止血钳将折断的针体拔出。若针体已完全没入体内，需要在 X 线定位后通过手术将残留针体取出。

三、醋酸戈舍瑞林缓释植入剂（诺雷得）腹前壁皮下注射操作规程

（一）评估

（1）评估患者病情、意识状态、肢体活动能力、营养状态、用药史、药物过敏史、家族史等。

（2）注射部位的皮肤及皮下组织状况，确认注射部位无瘢痕、硬结、炎症等。

（3）药物的性质、作用及不良反应。

（4）患者对药物的了解程度及心理反应。

（二）用物准备

（1）注射盘内盛：医嘱用药（诺雷得 1 支）、无菌治疗巾、75% 乙醇、2% 碘酊、无菌棉签、弯盘。

（2）治疗车下层准备以下物品：污物桶 3 个，一个放置损伤性废弃物（用过的注射器针头），一个放置感染性废弃物（用过的注射器），一个放置生活垃圾（用过的注射器外包装）。

（三）环境准备

清洁、安静、光线适宜，用屏风遮挡患者。

（四）操作步骤

（1）洗手、戴口罩，备好药物。

（2）将用物备齐携至患者处，核对，并解释操作目的及方法。

（3）选择注射部位，嘱患者平卧诊床上，腹部放松。

（4）再次核对。

（5）进行注射前皮肤消毒、待干，然后捏住注射器针栓上的塑料片从注射器上去掉安全片。

（6）用手捏起患者脐下腹部皮肤，调整注射器与皮肤呈 30°～45°进针，抓住注射器针筒，针尖斜面向上，保持针头与皮肤的正确角度，刺入皮肤直到注射器针筒接触到皮肤，此时的针尖处于皮下。

（7）注射药物时，按下针栓直到不能继续推进为止，此时可以听到"咔嗒"声。

（8）完全拔出针筒，外护套完全包住针头。外护套能够锁定在这个位置保护针头，按常规丢弃该装置到利器盒。

（9）整理用物，洗手。

（10）观察患者的反应及用药后的疗效。记录注射的时间，签名。

（五）注意事项

（1）从包装袋中取出诺雷得注射器，轻轻晃动注射器确保能看到里面的药物，注意由于是固体药物不是液体，所以不用排气。

（2）选择注射部位为脐部水平线以下部位，穿刺针头方向按血管走向向心端。在进针时，可以嘱咐患者轻轻咳嗽一声，能使进针更容易。

（3）按下针栓推药物时，如果没有听到"咔嗒"声，外护套就没有完全包住针头，针栓没有完全推进则不能启动安全护套。这时旋转注射器头部，使弹簧弹出。

（4）注射后用棉签按压 5～10 分钟，嘱患者缓慢起身。当天晚上不宜洗澡及腹部剧烈运动。

（5）预防注射部位淤血现象：注射时进针动作轻柔，定位、角度准确；注射后按压要与穿刺面平行覆盖按压，使针刺切面全部按压，避免渗血带来局部淤血现象；患者的凝血机制问题，注意延长按压时间。

（王红霞）

第三节　肌内注射技术

肌内注射技术是一种常用的药物注射治疗的方法,指将一定量药液注入肌肉组织的方法。主要适用于不宜或不能口服或静脉注射,要求比皮下注射更迅速发生疗效时,以及注射刺激性较强或药量较大的药物时。

一、肌内注射技术操作规程

(一)目的

(1)用于需要迅速发挥药效,又不宜口服或不能做静脉注射的药物。

(2)用于注射刺激性较强或药量较大的药物。

(二)部位

一般应选择肌肉较丰厚,离大神经、大血管较远的部位,以臀大肌为常用,其次为臀中肌、臀小肌、股外侧肌及上臂三角肌。

1)臀大肌内注射区定位法

(1)十字法,从臀裂顶点向左或向右侧引一水平线,再以髂嵴最高点做一垂直线,在其外上 1/4 处为注射区。

(2)连线法,取髂前上棘与尾骨连线的外 1/3 处为注射区。

2)臀中肌、臀小肌内注射区定位法

(1)以食指尖与中指尖分别置于髂前上棘与髂嵴下缘处,由髂嵴、食指、中指构成一个三角区,注射部位即在食指和中指构成的角内。

(2)以髂前上棘外侧三横指处(以患者手指宽度为准)。

3)股外侧肌内注射区:为大腿中段外侧,宽约 7.5 cm,位于膝上 10 cm 至髋关节下 10 cm 左右。

4)三角肌内注射区:位于上臂外侧,自肩峰 2~3 横指。

(三)评估

(1)患者病情及治疗情况。

(2)患者意识状态、肢体活动能力,对给药计划的了解、认识程度及配合程度。

(3)患者注射部位的皮肤及肌肉组织状况。

(四)计划

1)目标/评价标准

(1)患者理解注射目的,愿意接受并配合。

(2)注射部位未发生硬结、感染。

2)准备

(1)护士准备:着装整齐,洗手,戴口罩,必要时戴手套。

（2）用物准备：注射盘内备 2～5 mL 注射器，6～7 号针头，按医嘱备药液，2% 碘酊、70% 乙醇或 5% 碘伏、棉签、弯盘、注射卡。

（3）患者准备：嘱患者勿紧张，姿势自然；协助患者取合适体位。①侧卧位：上腿伸直，下腿稍弯曲。②俯卧位：时足尖相对，足跟分开。③坐位：便于操作。

（4）环境准备：环境清洁、安静，温度适宜，注意遮挡患者。

（五）实施

（1）护士洗净手，戴好口罩。

（2）备齐用物携至患者处，核对无误后，帮助患者取适当体位，使注射部位肌肉放松。

（3）用 2% 碘酊和 70% 乙醇消毒皮肤，待干。

（4）吸取药液，排尽空气，用左手拇指和食指分开皮肤，右手持针，如握笔姿势，以中指固定针栓，针头和注射部位呈直角，快速刺入肌肉内，一般进针为 2.5～3.0 cm（消瘦者及患儿酌减）。

（5）松开左手，抽动活塞，如无回血，固定针头，注入药物。注射毕，以干棉签按压针眼处的同时，快速拔针。

（6）清理用物，归还原处。

（六）注意事项

（1）严格执行无菌操作及查对制度。

（2）切勿把针梗全部刺入，以防针梗从根部衔接处折断。

（3）需要 2 种药液同时注射时，要注意配伍禁忌。

（4）需长期注射的患者，应交替更换注射部位，并且进针要深。

（5）2 岁以下婴幼儿宜选用臀中肌、臀小肌处注射为佳。因其臀部肌肉一般发育不好，在臀大肌处进行注射，有损伤坐骨神经的危险。

二、肌内注射操作并发症

（一）疼痛

1. 发生原因

肌内注射引起疼痛有多方面原因，如针刺入皮肤的疼痛，推药时药物刺激皮肤的疼痛。一次性肌内注射药物过多、药物刺激性过大、速度过快；注射部位不当，进针过深或过浅等都可引起疼痛。

2. 临床表现

注射局部疼痛、酸胀、肢体无力、麻木。可引起下肢及坐骨神经疼痛，严重者可引起足下垂或跛行，甚至可出现下肢瘫痪。

3. 预防与处理

（1）正确选择注射部位。

（2）掌握无痛注射技术。穴位按压肌内注射法，可减轻疼痛，按压的穴位为关元俞、太冲等穴位。进行肌内注射前，先用拇指按压注射点 10 秒，尔后常规皮肤消毒，肌内注射。国外有资料指出，注射时如按常规操作，注射器内存在少量的空气可减少疼痛。用持针的手掌尺侧缘快速叩击注射区的皮肤（一般为注射区的右侧或下侧）后进针，在一定程度上可减轻疼痛。

（3）配制药液浓度不宜过大，每次推注的药量不宜过快、过多。股四头肌及上臂三角肌施行注射时，若药量超过 2 mL，须分次注射。经过临床试验，用生理盐水注射液稀释药物后肌内注射，比用注射用水稀释药物后肌内注射能减轻患者的疼痛。

（4）轮换注射部位。

（二）神经性损伤

1. 发生原因

主要是药物直接刺激和局部高浓度药物毒性引起神经粘连和变性坏死。

2. 临床表现

注射当时即出现神经支配区麻木、放射痛、肢体无力和活动范围减少。约 1 周后疼痛减轻。但留有固定麻木区伴肢体功能部分或完全丧失，发生于下肢者行走无力，容易跌跤。局部红肿、疼痛，肘关节活动受限，手部有运动和感觉障碍。受累神经及神经损伤程度：根据受累神经支配区运动、感觉障碍程度，分为完全损伤、重度损伤、中度损伤和轻度损伤。分度标准如下。

完全损伤：神经功能完全丧失。

重度损伤：部分肌力、感觉降至 1 级。

中度损伤：神经支配区部分肌力和感觉降至 2 级。

轻度损伤：神经支配区部分肌力和感觉降为 3 级。

3. 预防及处理

（1）周围神经药物注射伤是一种医源性损伤，是完全可以预防的，应在慎重选择药物、正确掌握注射技术等方面严格把关。

（2）注射药物应尽量选用刺激性小、等渗、pH 值接近中性的药物，不能毫无科学根据地选用刺激性很强的药物做肌内注射。

（3）注射时应全神贯注，注意注射处的解剖关系，准确选择臀部、上臂部的肌内注射位置，避开神经及血管。为儿童注射时，除要求进针点准确外，还应注意进针的深度和方向。

（4）在注射药物过程中若发现神经支配区麻木或放散痛，应考虑注入神经内的可能性，须立即改变进针方向或停止注射。

（5）对中度以下不完全神经损伤要用非手术治疗法，行理疗、热敷，促进炎症消退和药物吸收，同时使用神经营养药物治疗，将有助于神经功能的恢复。对中度以上完全性神经损伤，则尽早手术探查，做神经松解术。

（三）局部或全身感染

1. 发生原因

注射部位消毒不严格，注射用具、药物被污染等，可导致注射部位或全身发生感染。

2. 临床表现

在注射后数小时局部出现红、肿、热和疼痛，局部压痛明显。若感染扩散，可导致全身菌血症、脓毒败血症，患者出现高热、畏寒、谵妄等。

3. 预防及处理

与皮下注射法相同。出现全身感染者,根据血培养及药物敏感试验选用抗生素。

(四)针眼渗液

1. 发生原因

(1)反复在同一部位注射药液。

(2)每次注射药物剂量过多,推注速度过快。

(3)注射针头过粗,进针的深度过浅,拔针后按压时间过短。

(4)注射部位肌肉小,组织弹性较差,有水肿或硬结。患者全身状况差,如出现休克,局部血液循环差,组织对药液吸收缓慢。

2. 临床表现

推注药液阻力较大,注射时有少量液体自针眼流出,拔针后液体流出更明显。注射部位组织变形如萎缩或水肿。

3. 预防与处理

(1)选择合适注射部位:不能选择在有水肿、硬结、瘢痕处进针,尽量选择肌肉丰富又能避开血管、神经的部位。

(2)掌握注射剂量:每次注射量以 2 ~ 3 mL 为限,不宜超过 5 mL。

(3)选择型号合适的注射针头,掌握适当的进针深度,约为针梗的 2/3(2.5 ~ 3.0 cm),消瘦者及儿童酌减。拔针后按压针眼至无药液渗出为止。

(4)长期注射者,每次轮换注射部位。避免同一部位反复注射。

(5)对于全身状况差的患者,注射后可给予热敷、按摩,加速局部血液循环,促进药液吸收。

(6)在注射刺激性药物时,采用 Z 径路注射法预防药物渗漏至皮下组织或表皮,以减轻疼痛及组织受损。不要按摩注射部位,因按摩易使组织受损,告诉患者暂时不要运动或穿紧身衣。

(五)臀筋膜间室综合征

1. 发生原因

(1)臀部注射部位定位欠准确,注射时损伤血管、神经。

(2)进针过深,进针角度不当。

(3)臀部解剖结构复杂,肌肉组织、神经和血管较丰富。使用传统的定位方法十字法和连线法,注射时易损伤血管和神经。

2. 临床表现

臀部注射部位疼痛剧烈,臀部肿胀明显,同侧大腿、小腿肿胀,同侧小腿及足部麻木,髋关节活动受限,跛行。

3. 预防与处理

(1)选择合适的定位方法准确定位。除传统的 2 种定位方法外,根据患者的情况,还可选用克拉科注射点、森优注射区、福山注射点及新十字法等定位方法。

(2)根据患者的体型决定进针角度和深度。

(3)出现神经、血管损伤症状时,禁止热敷或按摩臀部,应立即制动,冷敷并加压包扎注射部位,密切观察患者病情变化,遵医嘱应用止血药物,必要时采用手术切开减压治疗。

（六）针头堵塞

1. 发生原因

一次性注射器的针尖锐利、斜面大,抽吸瓶装药品时,极易被橡皮塞堵塞,瓶塞颗粒可随着加入的药物进入液体造成微粒污染或栓塞。针头过细,药液黏稠,粉剂未充分溶解或药液为悬浊液,如长效青霉素。

2. 临床表现

推药阻力大,无法将注射器内的药液推入体内。

3. 预防与处理

（1）根据药液的性质选用粗细适合的针头。

（2）充分将药液摇匀、混合,检查针头通畅后方进针。

（3）注射前吸入少量生理盐水可降低针头及乳头部药液浓度和黏稠度,以减少针头堵塞。

（4）注射颗粒大的悬浊液时,不能采用常规"二快一慢"的注射方法,要保持一定的推药速度,避免停顿导致药液沉积在针头内。

（5）如发现推药阻力大,或无法将药液继续注入体内,应拔针,更换针头另选部位进行注射。

（6）对使用一次性注射器加药时,可改变进针角度,即由传统的90°改为45°,因为改变进针角度,避开斜面,可减少针头斜面与瓶塞的接触面积,减轻阻力。

（王红霞）

第四节　静脉注射技术

用无菌注射器将一定量的无菌药液注入静脉的方法,称静脉注射法。因药物可直接进入血液而到达全身,所以是作用最快的给药方法。

一、静脉注射技术操作规程

（一）目的

（1）药物不宜口服、皮下或肌内注射时,需迅速发生药效者。

（2）做诊断性检查,如肝、胆囊等X线造影摄片。

（二）部位

凡是在体表较显现的静脉,均可做静脉注射。常用的静脉有以下2种。

（1）四肢静脉:头静脉、贵要静脉、肘正中静脉、大隐静脉、小隐静脉或前臂、腕部、手背小静脉和足背静脉等。

（2）头皮静脉:颞浅静脉、额静脉、耳后静脉、枕后静脉等。

（三）评估

（1）患者病情及治疗情况。

（2）患者意识状态、肢体活动能力,对给药计划的了解、认真程度及配合程度。

（3）患者穿刺部位的皮肤状况、静脉充盈度及管壁弹性。

（四）计划

1）目标/评价标准

（1）患者理解注射目的,有安全感,愿意接受。

（2）注射部位无渗出、肿胀,未发生感染。

2）用物准备

（1）注射盘内加注射器（规格视药量而定）、6～9号针头或头皮针、止血带、注射用小枕、胶布、注射卡及药液。

（2）采集血标本另备:标本容器（干燥试管、抗凝管或血培养瓶）,必要时备无菌手套、无菌纱布、乙醇灯、火柴。

（五）实施

（1）按医嘱备药,检查药物是否变质,仔细核对药名、剂量。

（2）备好用物携至患者床边,向患者解释注射目的,以取得合作。

（3）用注射器吸取药液,排尽空气,套上安瓿。

（4）选择合适静脉,以手指探明静脉方向及深浅,在穿刺部位的肢体下垫塑料小枕,在穿刺部位的上方（近心端）约6 cm处扎紧止血带,止血带末端向上,用2%碘酊消毒皮肤,并以70%乙醇脱碘,嘱患者握拳,使静脉充盈。

（5）穿刺时,以左手拇指压住静脉,使其固定,右手持注射器,针头斜面向上,针头和皮肤呈一较小角度（20°）,由静脉上方或侧方刺入皮下,再沿静脉方向潜行刺入。

（6）见回血,证明针头已入静脉,可再顺静脉进针少许,松开止血带,嘱患者松拳,固定针头,缓慢注入药液。

（7）在注射过程中,要试抽回血,以检查针头是否仍在静脉内,若局部疼痛、肿胀、无回血时,提示针头脱出静脉,应拔出针头更换部位重新注射。注射毕,以干棉签按压穿刺点的同时,迅速拔出针头后按压片刻,随即拉开注射器活塞,清理用物。

（六）注意事项

（1）严格执行查对制度与无菌操作。

（2）药量较多且较黏稠时,推注药物应固定好针头,并随时观察局部有无肿胀。

（3）疑针头脱出,又无回血、推药有阻力、局部疼痛、肿胀,系针头已脱出静脉,应拔出针头另行注射。

（4）推注药物时,速度应缓慢,并注意观察病情。

（七）股静脉注射操作规程

1. 用物

注射盘内盛大小合适的无菌注射器,按需要准备6～8号针头、治疗巾或一次性纸巾、沙袋、砂轮、开瓶器、无菌棉签、2%碘酊、70%乙醇、弯盘,按医嘱备药物。

2. 步骤

（1）洗手、戴口罩，备好药液。

（2）将备齐用物携至患者处，核对，并给患者解释操作目的及方法，以取得合作。

（3）患者取仰卧位，下肢伸直略外旋，臀下垫沙袋以充分暴露注射部位。如为小儿注射，需要用尿布覆盖会阴，以防其排尿弄湿穿刺部位。

（4）常规以2%碘酊、70%乙醇消毒注射部位皮肤并消毒术者左手食指和拇指。

（5）在腹股沟中1/3与内1/3交界处，用一手食指触得股动脉搏动最明显部位并加以固定，或找髂前上棘和耻骨结节连线中点的方法做股动脉定位，再消毒穿刺点及术者手指，并用左手手指加以固定。

（6）另一手持注射器，在股动脉内侧0.5 cm处，针头和皮肤呈90°或45°角刺入，抽动活塞见暗红色回血，提示已进入股静脉，即固定针头，注射药物。

（7）注射完毕，拔出针头，局部用无菌纱布加压止血3～5分钟，然后用胶布固定。注意观察有无继续出血，如无异常，协助患者取舒适体位并清理用物。

3. 注意事项

（1）股静脉位于股三角区，在股神经和股动脉的内侧。护士应熟记股静脉的解剖位置及其与毗邻组织的关系，以防操作时误伤重要的神经与血管。

（2）穿刺过程中，若抽出为鲜红色血液，提示穿入股动脉，应立即拔出针头，穿刺处加压5～10分钟，直至无出血为止。

（八）注射原则

1. 认真执行查对制度

（1）严格执行"三查七对"。

（2）仔细检查药物质量，如发现药液变色、沉淀、浑浊，药物已过有效期，安瓿有裂痕或密封盖松动等情况，均不能应用。

（3）当需要同时注射几种药物时，应查实确无配伍禁忌才进行备药。

2. 严格遵守无菌操作原则

（1）注射前必须洗手，戴口罩并衣帽整洁。

（2）注射器的活塞、针头与针梗必须保持无菌。

（3）按要求消毒注射部位皮肤。常用消毒方法为先用2%碘酊棉签以注射点为中心，由内向外螺旋式旋转涂擦，消毒范围直径在5 cm以上，待干后，用70%乙醇以同样方式脱碘，乙醇挥发后即可注射。

（4）临用时才抽取药液，以免放置时间过长，药液被污染或效价降低。

3. 选择合适的注射器和针头

根据药液量、黏稠度和刺激性的强弱选择合适的注射器和针头。注射器应完整无裂缝，不漏气；针头要锐利、型号合适、无钩且无弯曲；注射器与针头的衔接必须紧密；一次性注射器的包装应密封并在有效期内使用。

4. 选择合适的注射部位

避开血管神经处，不可在局部皮肤肌肉有炎症、损伤、硬结或瘢痕处进针。对需要长期进行注射的患者应经常更换注射部位。

5. 排除空气

注射前应排除注射器内空气,以免空气进入血管引起空气栓塞。排气时要注意避免浪费药液。

6. 检查回血

进针后注入药液前,应抽动活塞,检查有无回血。静脉、动脉注射必须见回血后方可注入药液;而皮下、肌内注射如有回血,则应拔出针头重新进针,切不可将药液注入血管内。

7. 掌握合适的进针深度

(1)各种注射法分别有不同的进针深度要求。

(2)进针时不可把针梗全部刺入皮肤内,以防不慎发生断针时令处理更为困难。

8. 减轻患者的不适与疼痛

(1)做好解释与安慰,消除患者的不安和害怕心理。可通过交谈或播放音乐等方式分散患者的注意力;指导患者做深呼吸,尽可能心身放松。

(2)指导并协助患者采取适当的体位与姿势,以利肌肉放松。

(3)做到"二快一慢",即注射进针、拔针快,推注药液慢。

(4)需要同时注射几种药物时,先注射刺激性较弱的药物,然后注射刺激性较强的药物。

(5)注射刺激性较强的药物时,宜选用相对较长的针头,而且进针要较深。

(九)注射用物的构造

1. 注射器的构造

注射器由乳头、空筒、活塞(包括活塞体、活塞轴、活塞柄)构成。其中乳头部、空筒内壁、活塞体应保持不被污染,不得用手触摸。

2. 针头的构造

针头的结构分为针尖、针梗和针栓 3 个部分。除针栓外壁以外,其余部分不得用手触摸,以防污染。

(十)吸取注射用药液

吸药应严格按照无菌操作规程及查对制度要求进行,以下介绍具体的操作方法。

1. 自安瓿中吸药法

(1)备好注射盘,按需要在托盘上铺消毒治疗巾,盖好备用。

(2)用手指轻轻弹安瓿颈部,使安瓿颈部的药液流至体部。

(3)目前厂家提供的安瓿,其颈、体之间多有一环形凹痕,应用时仅需以双手手指分别持住安瓿体部和颈部末段,而后将安瓿轻轻屈折,便可使安瓿折断。如安瓿无上述凹痕,则可用砂轮在安瓿颈部划一道环形锯痕,用 70% 乙醇棉签擦拭锯痕后用手指屈折安瓿,使其折断。

(4)将针头置入安瓿内的药液中,斜面朝下,用手持活塞柄抽动活塞吸药,注意手不可触及活塞体部。

(5)抽吸毕,将空安瓿或针头保护套套在针头上以免受污染,然后放在预先准备好的无菌盘中。

2. 自密封瓶内吸取药液法

（1）开启瓶盖并消毒：用启瓶器或小刀除去铝盖的中心部分，以2%碘酊、70%乙醇棉签由里向外消毒瓶塞顶部及周围，待干。

（2）抽吸药液：往瓶内注入与所需要药液等体积的空气，目的是增加瓶内压力，便于抽吸药液。然后倒转药瓶，使针头在液面以下，吸取药液至所需量，再以食指固定针栓，拔出针头。

（3）吸药完毕：保护针头用原密封空药瓶或针头护套保护针头，置于无菌盘内备用。

此外，吸取不同剂型的药物时还应注意：对结晶或粉剂注射剂，需按要求先用无菌生理盐水、注射用水或专用溶媒充分溶解，然后再吸取；混悬剂要摇匀后吸取；吸取油剂及混悬剂时，需选用相对较粗的针头。

二、静脉注射操作并发症

（一）药液渗出

1. 发生原因

引起静脉注射药液渗出的原因主要有以下几点。

（1）药物因素：主要与药物酸碱度、渗透压、药物浓度、药物本身的毒性作用及Ⅰ型变态反应有关。

（2）物理因素：包括环境温度，溶液中不溶性微粒的危害，液体输液量、温度、速度、时间、压力与静脉管径及舒缩状态是否相符，针头对血管的刺激，旧法拔针对血管壁的损害。

（3）血管因素：主要指静脉注射局部血管的舒缩状态、营养状态。如休克时组织有效循环灌注不足，血管通透性增加，而注入多巴胺后，静脉壁的营养血管发生痉挛，静脉壁可因缺血缺氧而通透性进一步增加致药液渗漏。

（4）感染因素和静脉炎：微生物侵袭引起的静脉炎以及物理、化学因素引起的静脉炎都可使血管通透性增高。

（5）由于穿刺不当，刺破血管，而使药液漏出血管外；患者躁动，针头固定不牢，致药液外渗；有时针头穿刺很成功，但由于患者长时间休克，组织缺血、缺氧致毛细血管通透性增高，特别是在肢端末梢循环不良部位如手背、足背、内踝处。血管弹性差、穿刺不顺利、血管过小，或在注射过程中，药物推注过快。

2. 临床表现

主要表现为注射部位出现局部肿胀、中度或重度疼痛，常为胀痛或烧灼样疼痛、刺痛，严重时皮肤呈暗紫色，局部变硬，甚至引起组织坏死。回抽无回血。根据渗出的严重程度分为5级：0级，没有症状；1级，皮肤发白，水肿范围最大直径小于2.5 cm，皮肤发凉，伴有或不伴有疼痛；2级，皮肤发白，水肿范围最大直径在2.5～15.0 cm，皮肤发凉，伴有或不伴有疼痛；3级，皮肤发白，水肿范围最小直径大于15 cm，皮肤发凉，轻到中等程度疼痛，可能有麻木感；4级，皮肤发白，半透明状，皮肤紧绷，有渗出，皮肤变色，有淤斑、肿胀，水肿范围最小直径大于15 cm，可呈凹陷性水肿，循环障碍，轻到中等程度疼痛，可为任何容量的血液制品、发疱剂或刺激性液体渗出。外渗在渗出临床表现与分级中属于第4级。

3. 预防

（1）选择合适的血管，避免注射药物渗出。

（2）熟练掌握静脉注射技术，避免因穿刺失败而造成药液渗出。

4. 处理

1）注射时，注意观察有无药液渗出。如发生药液渗出，立即终止注射。拔针后局部按压。另选血管重新穿刺。

2）因渗出造成局部疼痛、肿胀者，应根据注射药液的性质不同分别进行处理。

（1）血管收缩药（如去甲肾上腺素、多巴胺、间羟胺）渗出，可采用肾上腺素拮抗剂酚妥拉明 5~10 mg 溶于 20 mL 生理盐水中做局部浸润，以扩张血管；同时给 3% 醋酸铅局部湿热敷。

（2）高渗药液（20% 甘露醇、50% 葡萄糖）渗出，可用 0.25% 普鲁卡因 5~20 mL 溶解透明质酸酶 50~250 IU，注射于渗液局部周围，因透明质酸酶有促进药物扩散、稀释和吸收作用。

（3）对于抗肿瘤药物渗出，应尽早抬高患肢，局部冰敷，使血管收缩并减少药物吸收。

（4）阳离子（氯化钙、葡萄糖酸钙）溶液渗出，可用 0.25% 普鲁卡因 5~10 mL 做局部浸润注射，可减少药物刺激，减轻疼痛。同时用 3% 醋酸铅和 50% 硫酸镁溶液交替局部湿热敷。

（5）药物渗出超过 24 小时未恢复，局部皮肤由苍白转为暗红，禁止热敷。

3）如上述处理无效，组织发生坏死，则由外科处理，预防感染。

（二）静脉穿刺失败

1. 发生原因

（1）静脉穿刺操作技术不熟练：主要表现为一些初到临床工作的护理人员，业务技术素质不高，对静脉穿刺的技术操作方法、要领掌握不熟练，缺乏临床实践经验，而导致穿刺失败。

（2）进针角度不当：进针角度的大小与进针穿刺深度要适宜。一般情况下，进针角度应为 15°~20°，如果穿刺深，角度就大；反之，穿刺浅，角度则小，但角度过大或过小都容易将血管壁穿破。

（3）针头刺入的深度不合适：斜面一半在血管内，一半在血管外，回血断断续续，注药时溢出至皮下，皮肤隆起，患者局部疼痛；针头刺入较深，斜面一半穿破对侧血管壁，见有回血，但推药不畅，部分药液溢出至深层组织；针头刺入过深，穿透对侧血管壁，药物注入深部组织，有痛感，没有回血，如只推注少量药液，局部不一定隆起。

（4）进针时用力大小、速度不当：在穿刺的整个过程中，用力大小、速度不同，各个组织的进针力量和进针速度掌握得不当，直接影响穿刺的成败。

（5）固定不当，针头向两侧摆动：静脉条件差，因静脉硬化，失去弹性，进针后无回血，落空感不明显，误认为失败，试图退出再进针，而局部已青紫；脆性静脉注射时选择不直不显的血管盲目穿刺或针头过大，加之血管壁脆性增加以致血管破裂，造成失败。特别在注射一些刺激性大、遗漏出血管外引起组织缺血坏死药物，诸如高渗葡萄糖、钙剂、肿瘤化疗药物等。塌陷静脉患者病情危重、血管弹性差，给穿刺者造成一定的难度，加上操作者心情紧张,成功心切,以致失败;腔小静脉引起失败的原因多是针头与血管腔直径不符,见回血后,未等血管充分扩张就急于继续进针或偏出血管方向进针而穿破血管;水肿患者的静脉,由于患者皮下水肿,组织积液,遮盖了血管,导致静脉穿刺的失败。

(6)行小儿头皮静脉穿刺时,因患儿不合作致针头脱出而失败:操作者对深静脉的解剖位置不熟悉,来回穿刺引起血管破裂而失败。有时误穿入动脉造成失败;有的患者血压偏低,即使穿刺针进入血管,因回血较慢也可被误认为没有穿入静脉;也有的患者血液呈高凝状态,如一次不成功,反复穿刺针头易于被凝血堵塞,以后就是刺入血管也不会有血液流出。

(7)使用的止血带是否完好:在选择止血带时要认真检查,对反复使用的止血带的弹性、粗细、长短是否适当,如止血带弹性过低、过细,造成回血不畅;止血带过粗,易压迫止血带下端血管,使管腔变小,针尖达不到血管腔内,易损伤血管壁,导致穿刺失败。

(8)天气寒冷或发热寒战期的患者:四肢冰冷,末梢血管收缩致血管"难找",有些即使看上去较粗的血管,由于末梢循环不良,针头进入血管后回血很慢或无回血,操作者误认为未进入血管继续进针,使针头穿透血管壁而致穿刺失败。多见于春末秋初,室内无暖气时。再者拔针后护理不当,针眼局部按压方法欠正确或力度不当,造成皮下出血、淤血致皮肤青紫,增加再次穿刺的难度。

2. 临床表现

针头未穿入静脉,无回血,推注药物有阻力,或针头斜面一半在血管内,一半在管腔外,药液溢出至皮下。局部疼痛及肿胀。

3. 预防及处理

(1)护士要有健康、稳定的情绪。熟悉静脉的解剖位置,提高穿刺技术。

(2)选择容易暴露、较直、弹性好、清晰的浅表静脉。

(3)适用型号合适、无钩、无弯曲的锐利针头。

(4)避免盲目进针。进针前用止血带在注射部位上方绷扎。使血管充盈后再采用直刺法,减少血管滑动,提高穿刺成功率。

(5)轮换穿刺静脉,有计划保护血管,延长血管使用寿命。

(6)出现血管破损后,立即拔针,局部按压止血。24小时后给予热敷,加速淤血吸收。

(7)静脉条件差的患者要对症处理:静脉硬化、失去弹性型静脉穿刺时应压迫静脉上下端,固定后于静脉上方呈30°斜角直接进针,回抽见回血后,轻轻松开止血带,不能用力过猛,以免弹力过大针头脱出造成失败。血管脆性大的患者,可选择直而显、最好是无肌肉附着的血管,必要时选择斜面小的针头进行注射。护理人员对塌陷的血管,应保持镇定,扎止血带后在该血管处拍击数次,或予以热敷使之充盈,采用挑起进针法,针进入皮肤后沿血管由浅入深进行穿刺。给水肿患者行静脉穿刺时,应先行按摩推压局部,使组织内的渗液暂时消退,待静脉显示清楚后再行穿刺。行小儿头皮静脉穿刺时选择较小的针头,采取两次进针法,见回血后不松止血带,推药少许,使静脉充盈,再稍进0.5cm后松止血带,要固定得当,并努力使患儿合作,必要时可由两位护士互助完成。

(8)深静脉穿刺方法:肥胖患者应用手摸清血管方向或按解剖方位,沿血管方向穿刺;水肿患者注射前以拇指顺血管方向压迫局部组织,使血管暴露,即按常规穿刺,一般都能成功。对血液呈高凝状态或血液黏稠的患者可以连接有肝素盐水的注射器,试穿刺时注射器应保持负压,一旦刺入血管即可有回血,因针头内充满肝素,不易凝血。

(9)对四肢末梢循环不良造成的静脉穿刺困难,可通过局部热敷、饮热饮料等保暖措施促进血管扩张。在操作时小心进针,如感觉针头进入血管不见回血时,可折压头皮针近端的输液管,可很快有回血,以防进针过度刺穿血管壁。

(三)血肿

1. 发生原因

部分患者(如老年、肥胖、烧伤、水肿、消瘦、血管硬化、末梢循环不良患者)血管弹性差,肌肉组织松弛,血管不容易固定。进针后无落空感,有时针头已进入血管而不见回血,误认为穿刺失败,待针头退出血管时局部已青紫。凝血功能差或者不及时按压即可引起血肿。

2. 临床表现

血管破损,出现皮下肿胀、疼痛。2~3天皮肤变青紫。1~2周血肿开始吸收。

3. 预防及处理

(1)适用型号合适、无钩、无弯曲的锐利针头。

(2)提高穿刺技术,避免盲目进针。

(3)进行操作时动作要轻、稳。

(4)要重视拔针后对血管的按压。拔针后用消毒纱布覆盖穿刺口,用拇指按压,因按压面积大,不会因部位不对或移位引起血肿。一般按压时间为3~5分钟,对新生儿、血液病、有出血倾向者按压时间延长,以不出现青紫为宜。

(5)早期予以冷敷,以减少出血。24小时后局部给予50%硫酸镁湿热敷,每日2次,每次30分钟,以加速血肿的吸收。

(6)若血肿过大难以吸收,可常规消毒后,用注射器抽吸不凝血液或切开取血块。

(四)静脉炎

1. 发生原因

长期注入浓度较高、刺激性较强的药物;在操作过程中无菌操作不严格而引起局部静脉感染。

2. 临床表现

沿静脉走向出现条索状红线,局部组织发红、肿胀、灼热、疼痛,全身有畏寒、发热。

3. 预防及治疗

以避免感染、减少对血管壁的刺激为原则,严格执行无菌技术操作,对血管有刺激性的药物,应充分稀释后应用,并防止药液溢出血管外;同时,要有计划地更换注射部位,保护静脉,延长其使用时间。一旦发生静脉炎,应立即停止在此处静脉注射、输液,将患肢抬高、制动;局部用50%硫酸镁溶液湿热敷,每日2次,每次30分钟;或用超短波理疗,每日1次,每次15~20分钟;中药如意金黄散局部外敷,可清热、除湿、疏通气血、止痛、消肿,使用后患者感到清凉、舒适。如并发全身感染,按医嘱给予抗生素治疗。

（五）过敏反应

1. 发生原因

患者有过敏史而操作者在注射前未询问患者的药物过敏史,患者对注射的药物发生速发型过敏反应。

2. 临床表现

面色苍白,胸闷,心慌,血压下降,脉搏微弱,口唇发绀,意识丧失,大、小便失禁。严重者心搏骤停。

3. 预防及处理

（1）注射前询问患者的药物过敏史。应向患者及家属详细讲解此次用药的目的、药物作用、可能发生的不良反应,嘱咐患者及时把不适感受说出来,但要讲究方式,以免造成其心理紧张而出现假想不适。对本药有不良反应、过敏体质者、首次使用本药者,都要备好急救药物(0.1%去甲肾上腺素注射剂、地塞米松注射剂)、吸氧装置等。

（2）药物配制和注射过程中,要严格按规定操作,首次静脉注射时应放慢速度,对过敏体质者加倍小心,同时密切观察患者意识表情、皮肤色泽、温度、血压、呼吸,触摸周围动脉搏动,询问患者有无寒战、皮肤瘙痒、心悸、胸闷、关节疼痛等不适反应。轻微不适者,可放慢推注速度。不能耐受者,立即暂停注射,但治疗巾、止血带不撤,先接别的液体,保留静脉通道。用注射器抽吸好急救药品,装上吸氧装置。休息半小时后继续缓慢静脉注射,若仍不能耐受,则停止使用此药,观察不适反应消失后方可离开。在推注过程中,发现休克前兆或突然休克,立即停止注药,结扎止血带,不使药物扩散,静脉滴注抗过敏药物,针对症状进行抢救。过敏性休克者,去枕平卧,及时就地抢救、吸氧,首选0.1%去甲肾上腺素1 mg,地塞米松5 mg皮下、肌内或血管内注射;补充血容量,纠正酸中毒,提高血压等。必要时可用糖皮质激素、气管切开或插管。

（王红霞）

第六章　采血技术

血液检查是判断体内各种功能及异常变化的最重要指标之一,是临床最常用的检验项目,它不仅可反映血液系统本身的病变,也可为判断患者病情进展程度以及治疗疾病提供参考。临床血液标本分为 3 类:

(1)全血标本,用于对血细胞成分的检查,血沉、血常规检查等。

(2)血清标本,用于大部分临床生化检查和免疫学检查,如测定血清酶、脂类、电解质、肝功能等。

(3)血浆标本,适用于部分临床生化检查,凝血因子测定和游离血红蛋白测定等必须采集血浆标本。

根据采血部位,可将采血法分为毛细血管采血法、静脉采血法、动脉采血法 3 种。毛细血管采血法主要用于床旁项目和急诊项目,检验结果代表局部状态,成人常在指端,婴幼儿常在拇指或足跟部位采血;静脉采血法通常在肘部静脉、腕部静脉或手背静脉采血;动脉采血法主要用于血气分析,多在股动脉或桡动脉处采血,采得血标本必须与空气隔绝,立即送检。

由于采血法为一项侵入性操作,不论采取哪种方法采血,因患者自身、操作者的技术水平等原因均可产生一些并发症,如感染、皮下出血、晕针或晕血、桡神经损伤等。

第一节　静脉采血

一、静脉采血操作规程

(一)评估

(1)患者病情,意识状态,生命体征。

(2)肢体活动情况、静脉情况及静脉输液治疗情况。

(3)采血部位皮肤情况:有无水肿、硬结、伤口、瘢痕等。

(4)患者的沟通、理解、合作能力以及心理状态。

(二)用物准备

1. 治疗盘内盛

消毒物品 1 套、消毒止血带、标本容器或真空采血管、一次性采血针或注射器、检验申请单、检查手套、治疗巾,如采集血培养标本还需备无菌手套。

2. 治疗车下层准备以下物品

污物桶 3 个,一个放置损伤性废弃物(用过的一次性采血针或注射器针头),一个放置感染性废弃物(用过的注射器、棉签),一个放置生活垃圾(用过的注射器、棉签等外包装)。

(三)还携准备

清洁,光线适宜,用物放置整齐。

（四）操作步骤

（1）协助患者取坐位或平卧位，双人核对：医嘱及床号、姓名、住院号、检验项目，检查标本容器是否正确、完整，患者身份识别正确。

（2）向患者解释静脉采血的目的和方法，采血前后注意事项。

（3）选择合适的采血部位和静脉，在穿刺部位的肢体下方垫治疗巾。

（4）在穿刺部位上方约6 cm处扎止血带。

（5）常规消毒皮肤，待干，嘱患者握拳。

（6）戴手套，按静脉穿刺法将针头刺入静脉，见回血将胶塞穿刺针头直接刺入真空采血管至所需血量。

（7）抽血完毕，嘱患者松拳，松开止血带，迅速拔除针头，用干棉签按压穿刺点3~5分钟。

（8）含抗凝剂的采血管要立即上下摇匀8次。

（9）协助患者取舒适体位。

（10）按《医疗废物处理条例》处置用物，脱手套，洗手。

（11）再次查对医嘱、患者身份及标本，送检，记录。

（五）注意事项

（1）根据检验项目，正确选择采血管，真空采血管使用前勿松动胶塞头盖，避免负压改变影响结果。

（2）电子条形码粘贴正确，不可遮挡试管刻度。

（3）需空腹、平卧等应提前通知患者，避免影响检验结果。

（4）静脉充盈欠佳时，可使用重力、热敷、挤压血管等方法促进静脉充盈。

（5）扎止血带时间不宜过长，推荐40~120秒，严禁在输液、输血肢体或针头处采集血标本。

（6）穿刺针头刺入真空采血管时，不可触碰到试管内壁，以避免沾到抗凝剂/促凝剂，影响结果。

（7）如需采取多个项目标本，采血顺序为：微生物学标本→无添加剂标本→凝血试管标本→含抗凝剂标本→含促凝剂标本；如按试管颜色排序，则为：血培养瓶→黄（红）→蓝（黑、浅黄）→绿→紫→灰。

（8）标本采集后需立即送检，特殊标本注明采集时间，并按有关规定保存、送检。

二、静脉采血操作并发症

静脉血标本采集是根据医嘱或临床需要，从患者静脉采取血液标本并送检的过程。常见静脉采血法操作并发症包括感染、皮下出血或血肿、晕针或晕血、误抽动脉血、血液循环障碍及穿刺困难等。

（一）感染

1. 发生原因

（1）操作过程未能严格执行无菌技术操作原则和手卫生原则。

（2）采血前，未能按有关规定正确使用皮肤消毒剂进行皮肤消毒。

（3）采血用物如一次性采血针、一次性注射器等存在质量问题。

2. 临床表现

采血部位局部出现红、肿、硬、温度改变和渗出。全身感染症状，如体温异常、菌血症、败血症等。

3. 预防及处理

（1）严格执行无菌技术操作原则和手卫生原则，避免污染。

（2）在采血前应做好穿刺部位皮肤准备，按规定使用皮肤消毒剂消毒。

（3）穿刺前评估皮肤，选择血管，避免在有皮肤感染的部位穿刺。

（4）出现静脉采血用物质量问题时，立即停止使用，及时上报有关管理部门。

（5）加强临床护理评估，及早发现感染征象，当怀疑出现感染时，立即通知医生，必要时行血液细菌培养。

（6）确诊发生感染时，需观察、评估和记录患者感染的临床表现和严重程度，穿刺局部可给予药物或敷料外敷、湿热敷，并遵医嘱全身应用抗感染药物治疗。

（二）皮下出血或血肿

1. 发生原因

（1）采血完毕后，局部按压时间不够。

（2）采血完毕后，如果穿刺时针头在皮下走行一段距离后再刺入血管，拔针后按压部位在皮肤穿刺口，而非血管穿刺口，则不能够达到压迫止血目的。

（3）上肢浅静脉采血完毕后，如衣袖较紧，或过早使用血压袖带充气测量血压，也易引起皮下出血或血肿。

（4）操作人员技术不过关，反复穿刺，刺破血管，造成皮下出血或血肿。

2. 临床表现

穿刺部位疼痛、肿胀、有压痛，肉眼皮下淤斑或局部肿块形成。

3. 预防及处理

（1）采血完毕后，局部按压时间5分钟以上。

（2）采血完毕后，局部按压方法正确，如果穿刺时针头经皮下直接进入血管，拔针后按压部位应为皮肤穿刺入口；如果穿刺时针头在皮下行走一段距离后再进入血管，拔针后按压方法是棉签与血管走行平行，将皮肤穿刺入口与血管穿刺入口一起按压。

（3）上肢静脉采血，如贵要静脉、肘正中静脉等，如衣袖较紧，应要求患者脱去该侧衣袖再采血，避免局部压迫引起皮下出血。

（4）需要监测血压的患者，避免在采血侧上肢测量血压，可在对侧测量；病情允许时，30分钟后再测量。

（5）提高采血、穿刺技术，正确掌握进针方法。

（6）如果出现皮下出血或血肿，早期冷敷，因冷可使毛细血管收缩，可防止皮下出血和肿胀，故24小时内应用冷敷减轻局部充血和继续出血，24小时后可热敷，改善血液循环，减轻炎性水肿，加速皮下出血的吸收。也可采用水凝胶敷料外敷，促进皮下出血的吸收。

（三）晕针或晕血

1. 发生原因

（1）患者在接受采血时，由于情绪过度紧张、恐惧，反射性引起迷走神经兴奋，血压下降，脑供血不足而发生晕针或晕血。

（2）空腹或饥饿状态下，患者机体处于应急阶段，通过迷走神经反射，引起短暂血管扩张，外周阻力下降，血压下降，脑血流量减少，发生晕针。

（3）坐位姿势下接受采血，其发生原因可能与体位和血压有关。坐位时下肢肌肉及静脉张力低，血液蓄积于下肢，回心血量少，心输出血量少，收缩压下降，影响脑部供血。

（4）尤其是较难采血的患者，反复操作对皮肤神经末梢产生刺激，引起强烈疼痛，全身神经高度紧张，反射性引起小血管扩张，血压下降，脑供血不足，发生晕针。

（5）个别患者见到血液产生恐惧等紧张情绪，反射性引起迷走神经兴奋，血压下降，脑供血不足而发生晕针或晕血。

2. 临床表现

晕针或晕血发生持续时间短，恢复快，一般2~4分钟自然缓解。

（1）先兆期：患者多主诉头晕、眼花、心悸、恶心、四肢无力等。

（2）发作期：突然昏倒、意识丧失、面色苍白、四肢冰凉、血压下降、心率减慢、脉搏细弱等。

（3）恢复期：意识恢复清晰，自诉全身无力、四肢酸软，面色由苍白转红润，四肢转温，心率、脉搏恢复正常。

3. 预防及处理

（1）采血前应评估患者身体状况、心理情绪、是否进食、有无晕针晕血史等，并做好解释工作，给患者以心理安慰。

（2）采血时与患者适当交流，分散患者的注意力。

（3）协助患者取适当体位、姿势，以利于机体放松，尤其是易发生晕针或晕血的患者可采取平卧位。

（4）熟练掌握操作技术，做到一针见血，减少刺激。

（5）发生晕针或晕血时，应立即停止采血，迅速将患者抬到空气流通处或吸氧。

（6）患者坐位时立即改为平卧位，以增加脑部供血，指压或针灸人中穴、合谷穴。

（7）口服葡萄糖液，适当保暖，数分钟后即可自行缓解。

（四）局部皮肤过敏反应

1. 临床表现

局部有灼伤感，甚至出现皮疹及过敏性皮炎。

2. 预防及处理

（1）评估患者的消毒剂过敏史，针对性改用其他消毒剂。

（2）采血后穿刺针眼处不覆盖任何东西，保持穿刺局部清洁、干燥。

（3）如出现过敏现象报告医生处理。

第六章 采血技术

（五）误抽动脉血

1. 发生原因

如患者过度肥胖或血容量不足、动脉搏动不明显。

2. 临床表现

以股动脉为例。当穿刺针穿入血管时，不用回抽，血液自动上升到注射器里。血液呈红色，较静脉血更鲜红。

3. 预防及处理

（1）正确掌握股静脉的解剖位置，即股静脉在股动脉内侧约 0.5cm 处。

（2）掌握正确的穿刺方法：用消毒液消毒食指和中指，于股三角区扪及股动脉，并用手指加以固定；右手持注射器，针头和皮肤成 90°或 45°，在股动脉内侧 0.5cm 处刺入，见抽出暗红色血液，表示已达股静脉。

（3）如抽出为鲜红色血液，提示刺入股动脉，应立即拔出针头。紧压穿刺点 5～10 分钟，直至无出血，再重新穿刺对侧股静脉进行采血。

（六）穿刺失败

1. 发生原因

操作技术不娴熟，采血针头未进入血管，可分为以下 4 种情况。

（1）采血针头未刺入血管内，因刺入过浅或静脉滑动，针头未刺入血管。

（2）采血针尖斜面未完全进入血管内，即针头斜面部分在血管内，部分尚在皮下。

（3）如股动脉反复穿刺出血引起腹腔血肿时，患者有休克的表现，如皮肤湿冷、血压下降、脉搏细速等，患者自觉难以忍受的腰背痛，腹腔穿刺可抽出鲜红色血性液。

（4）出现穿刺口大出血时，可见穿刺口处有大量的血液流出，速度过快时可呈喷射性，出血量大的患者出现面色苍白、出冷汗、血压下降等休克症状。

2. 临床表现

无回血。

3. 预防及处理

（1）采血者保持良好的情绪。熟悉静脉的解剖位置，提高穿刺技术。

（2）评估血管条件，尽量选择易暴露、较直、弹性好的浅表静脉。

（3）对四肢末梢循环不良的患者，可通过局部热敷等保暖措施促进血管扩张。

（4）运用真空负压静脉采血法采血时，如感觉针头进入血管却不见回血时，应检查采血管负压是否充足，不应盲目拔针。

（5）确定针头没有在静脉内，应立即拔针，重新更换针头另选静脉进行采血，不能来回多次进针或退针。

（胡翼南　王惠新　张艳艳）

75

第二节　动脉穿刺采血

动脉穿刺采血法操作主要用于血气分析。血气分析是用于检测呼吸功能及酸碱平衡的一项重要指标,对指导氧疗、调节机械通气的各种参数以及纠正酸碱平衡和电解质紊乱均有重要意义。动脉穿刺采血操作已经成为护士必须熟练掌握的临床护理技术,但该操作需要较高的技术,操作不当,会造成诸多不良后果,如感染、皮下血肿、假性动脉瘤形成、误刺神经、动脉痉挛、血栓形成、穿刺处大出血、筋膜间综合征及穿刺失败等。

一、动脉采血法操作规程

(一)评估

(1)患者病情,意识状态,生命体征。

(2)正在进行的治疗,如氧气治疗。

(3)患者动脉搏动情况。

(4)穿刺部位皮肤情况:有无水肿、硬结、伤口、瘢痕等。

(5)患者的沟通、理解、合作能力以及心理状态。

(二)用物准备

(1)治疗盘内盛:消毒物品1套、含肝素的采血注射器或血气采血针1个、检验申请单、橡胶塞、手套治疗巾。

(2)治疗车下层准备以下物品:污物桶3个,一个放置损伤性废弃物(用过的血气采血针或注射器针头),一个放置感染性废弃物(用过的注射器、棉签等),一个放置生活垃圾(用过的注射器、棉签等外包装)。

(三)环境准备

清洁,光线适宜,用物放置整齐。

(四)操作步骤

1. 根据患者病情及动脉搏动强弱选择穿刺部位。

2. 如选择穿刺股动脉,注意保护患者隐私,注意保暖。

3. 穿刺体位及部位选择

(1)桡动脉穿刺时,患者将上肢稍外展,腕部伸直,掌心向上,手自然放松,穿刺点位于前臂掌侧腕关节上2 cm动脉搏动明显处,下方垫小枕。

(2)股动脉穿刺时,患者取仰卧位。穿刺侧大腿略外旋,穿刺点位于腹股沟内股动脉搏动明显处。

4. 以穿刺点为中心,用安尔碘消毒穿刺部位2遍,直径>5 cm。

5. 打开动脉血气针外包装,推动活塞,回抽至所需血量刻度。

6. 常规消毒术者左手食指和中指。

7. 再次核对患者、执行单、检验标签。

8. 用已消毒的左手食指和中指触摸动脉搏动的准确位置,两指分开,绷紧皮肤固定血管。

9. 右手持针在左手两指间处进针并调整穿刺的深度。

10. 桡动脉穿刺时针头斜面朝上,进针方向为逆血流方向并与皮肤成40°角。股动脉穿刺时,垂直进针,进针幅度不宜过大,以免刺破对侧血管壁。

11. 见鲜红血液涌入注射器内,至所需血量后迅速拔出针头。

12. 用棉签局部压迫止血5~10分钟。对有出血倾向、凝血机制不良或高血压的患者,压迫时间应延长。

13. 迅速将针头排气后插入橡胶塞内以隔绝空气或取下针头,旋上螺旋帽。

（五）注意事项

（1）含肝素的采血注射器准备:现配现用,用5mL注射器吸2mL稀释肝素溶液湿润注射器内壁,使稀释液充分与注射器内壁接触,然后排尽注射器内空气和稀释肝素溶液,放无菌托盘内备用。

（2）电子条形码粘贴正确,不可遮挡血气采血针或注射器刻度。

（3）标本无凝固,严格隔绝空气。

（4）穿刺时也可采用针头在动脉搏动最强点上垂直进针。

（5）凝血功能障碍患者拔针后按压时间延长至10分钟以上。

（6）桡动脉或肱动脉穿刺患者,嘱当日穿刺的肢体尽量不提重物。

（7）标本采集后需立即送检。

（8）在检验申请单上注明采血时间,氧疗方法与浓度、持续时间和体温。

二、动脉穿刺采血操作并发症

（一）感染

1. 临床表现

（1）穿刺部位皮肤有红、肿、热、痛,严重者有脓肿形成,个别患者会出现全身症状,如高热。

（2）血液培养有细菌生长。

2. 预防及处理

（1）穿刺时严格遵守无菌原则,遵守操作规程。若怀疑有污染,应立即采取相应措施。

（2）穿刺前认真选择血管,避免在已出现破溃、感染、硬结、皮肤病等情况的部位穿刺。

（3）采血后局部用无菌纱布加压止血5~10分钟。

（4）已发生感染者,除对因处理以外,还应遵医嘱进行抗感染治疗。

（二）皮下血肿

1. 临床表现

（1）穿刺点周围皮肤苍白、毛孔增大、皮下肿大、边界清楚。

（2）严重者,穿刺点周围皮肤青紫,肿块边界不清,水肿加剧。

（3）患者局部疼痛、灼热、活动受限。

2. 预防及处理

（1）加强穿刺技能的训练,掌握穿刺技能,掌握进针的角度和深度,缓慢进针,防止穿破动脉后壁,引起出血。

（2）避免在同一部位反复穿刺,增加对动脉的损伤,造成出血不止。

（3）若压迫止血无效时可以加压包扎,穿刺成功后局部加压止血 5 ～ 10 分钟;或用小沙袋压迫止血 15 分钟左右,直到不出血为止;凝血机制障碍者及老年人应适当延长按压时间。

（4）严重凝血机制障碍者应避免动脉穿刺。

（5）血肿发生 48 小时内,可采用局部冷敷使血管收缩,有利于止血。

（6）48 小时后采用热敷促进局部血液循环利于血肿吸收。也可采用烤灯,促进局部血液循环,利于血肿吸收。

（7）给予 50% 的硫酸镁湿敷,使血肿消退,疼痛减轻。

（8）可内服或外用活血化瘀的中成药,以消除血肿。

（9）如血肿较轻,应观察肿胀范围有无扩展,若肿胀局限,不影响血流时,可暂不行特殊处理;若肿胀加剧应立即按压穿刺点并同时用硫酸镁湿敷。

三、假性动脉瘤形成

危重病患者或呼吸功能障碍患者,需要每天一次或数次抽取动脉血进行血气分析,大部分患者经过反复、多次桡动脉或足背动脉穿刺后,血液通过破裂处进入周围组织而形成血肿,继而血肿被机化后其内表面被内皮覆盖形成假性动脉瘤。因此,假性动脉瘤乃是一种由内皮覆盖的血肿。

1. 发生原因

（1）桡动脉或足背动脉经过反复的穿刺损伤、出血,引起动脉部分断裂,伤道小而曲折,血液不能流出,血肿与动脉管腔相通,在局部形成搏动性血肿。伤后 4 ～ 6 周,血肿机化,形成外壁,内面为动脉内膜延伸而来的内皮细胞,形成假性动脉瘤。

（2）股动脉穿刺时穿刺点过低,穿入股浅动脉引起出血,股动脉血管壁上的穿刺孔与血管周围形成假腔连通而成;或拔针后按压时间不够;或由于患者贫血、组织修复功能低下、凝血功能差、治疗时应用了抗凝剂,使穿刺针孔不易闭合。

2. 临床表现

（1）危重病患者或呼吸功能障碍患者,每天需要多次抽取动脉血进行血气分析,部分患者经过反复、多次动脉穿刺后,血液通过穿刺处进入周围组织而形成血肿,继而血肿被机化后其表面被内皮覆盖。因此,假性动脉瘤是一种由内皮覆盖的血肿。

（2）假性血管瘤易活动,血管表浅、管壁薄、突出皮肤表面。

（3）局部肿块并伴"膨胀性"搏动,肿块可触及收缩期细震颤,可闻及收缩期杂音。若按压肿块近侧动脉,可见肿块缩小,且紧张度减低并停止搏动。

3. 预防及处理

（1）避免在同一部位重复穿刺，以免局部瘢痕形成后，使血管壁弹性降低而出血。

（2）做好宣教工作，行动脉穿刺后可采用温度为 60～70℃ 的湿毛巾局部热敷，每天 1 次，时间为 20 分钟，防止假性动脉瘤的形成。

（3）若有小的足背动脉瘤形成，应嘱患者穿宽松的软鞋，以防瘤体受摩擦，引起破裂出血。

（4）若假性动脉瘤较大且影响功能时，可采用手术直接修补，效果较好。

四、误刺神经

1. 临床表现

穿刺时患者若出现肢体麻木或剧烈疼痛，提示有可能刺到周围神经。

2. 预防及处理

（1）护士加强个人业务素质，熟悉动脉穿刺血管的解剖位置，掌握血管的走行及深度。做到一针见血，减少刺激。

（2）应立即拔出针头，更换部位重新穿刺。

五、动脉痉挛

1. 发生原因

动脉痉挛多发生在受刺激部位，由于动脉外膜中交感神经纤维的过度兴奋，引起动脉壁平滑肌的持续收缩，使血管呈细索条状，血管内血液减少甚至完全阻塞，有的血管因挫伤、缺血而有痉挛同时有血栓形成。

足背动脉穿刺易发生血管痉挛，这是由于足背脂肪组织少，行足背动脉穿刺时常触到足背神经，患者疼痛剧烈，引起反射性的动脉痉挛。

2. 临床表现

血管痉挛时远侧动脉搏动减弱或消失，肢体可出现麻木、发冷、苍白等缺血症状，而局部无大出血或张力性血肿现象，长时间血管痉挛可导致血管栓塞。

3. 预防及处理

（1）做好患者的解释工作，消除恐惧等不良心理，使其放松。

（2）热敷局部血管。

（3）若出现动脉痉挛，但穿刺针头确定在血管内，可暂停抽血，待血流量渐进增加后，再行抽血。

（4）若穿刺未成功，则拔针暂停穿刺。待痉挛解除后再行动脉穿刺。

六、血栓形成

较少见，主要发生在股动脉穿刺采血时。

1. 发生原因

（1）多次穿刺，动脉内膜受损伤，血流通过此处血小板易凝集形成血栓。

（2）患者消瘦、皮下脂肪少，拔针后压迫伤口，若用力不当，压迫过重易导致血流减慢甚至中断,导致血栓形成。

(3)因挫伤、缺血导致血管长时间痉挛,致使血栓形成。

2. 临床表现

(1)较少见,主要发生在股动脉穿刺时。

(2)患者主诉穿刺端肢体疼痛、无力。查体可见穿刺端皮肤青紫或苍白,皮肤温度下降,穿刺远端动脉搏动减弱或消失。

3. 预防及处理

(1)避免同一穿刺点反复穿刺。

(2)拔针后,压迫穿刺点的力度要适中,应做到穿刺处既不渗血,血流又保持通畅;压迫时以指腹仍感到有动脉搏动为宜。

(3)老有血栓形成,行尿激酶溶栓治疗。

七、穿刺处大出血

1. 临床表现

穿刺针孔处有大量的血液流出,严重者出现面色苍白、出冷汗、血压下降等症状。

2. 预防及处理

(1)穿刺后按压穿刺点5~10分钟并嘱患者勿过早活动穿刺肢体。

(2)如患者出现穿刺口大出血,立即让患者平躺于床上,护士戴无菌手套,用无菌敷料将吸收性明胶海绵按压在穿刺点处,直到不出血为止。

(3)出血量大的患者可遵医嘱输入血制品。

八、骨筋膜室综合征

1. 临床表现

因穿刺针管径较粗,拔针后按压方法不当,极易造成动脉皮口出血不止,而深动脉位于骨筋膜室内,大量出血使室内容积增加、压力增大,从而造成骨筋膜室综合征的一系列病理改变。

(1)疼痛:早期因穿刺部位和损伤程度不同而各有差异,随着病情发展疼痛加剧,甚至出现持续性、难以忍受的剧痛。但当筋膜间室内压力进一步上升,感觉神经纤维缺血、缺氧麻痹时,疼痛反而减退或消失。

(2)肿胀及压痛:肢体发凉,皮肤发亮,有光泽,张力增高,肌肉变硬,局部广泛压痛;被动牵拉受累区远端肢体时,产生剧烈疼痛。

(3)运动和感觉功能障碍:受累神经支配区的感觉异常,表现为感觉过敏、减退或消失。

2. 预防及处理

(1)尽量避免反复穿刺位置较深的动脉。

(2)选择合适的穿刺针,管径太粗者易造成血管损伤出血。

(3)拔针后一定要确切加压直到确认无出血为止。

(4)严重凝血机制障碍者应避免动脉穿刺。

（5）早期手术是治疗的关键。手术包括彻底切开减压、血肿清除及血管修复，有神经损伤或粘连者应一并修复，如能早期诊断及处理，预后较好。

九、穿刺失败

1. 发生原因

多见于休克患者的穿刺。

（1）休克时，大量的失血或体液丧失，造成脱水、血液浓缩，血流量不足，导致血管充盈度差，脉搏细弱无力，甚至不能触及，从而导致穿刺困难。

（2）休克时毛细血管开放数目增加，微循环瘀滞，静脉回流不足，导致有效循环血容量的减少，为了维持血压，血管产生收缩、痉挛，造成穿刺的难度。

（3）休克患者由于水、电解质及酸碱平衡失调，导致血管脆性增加，造成穿刺失败。

（4）休克的晚期，可发生弥散性血管内凝血，血液进一步的浓缩，血细胞聚集，血液黏度增高，处于高凝状态，使穿刺的难度增加。

（5）操作者技术不娴熟。

2. 临床表现

动脉穿刺时回抽无鲜红的血液。

3. 预防及处理

1）对患者做好解释工作，消除恐惧等不良心理，以取得配合；同时护士应进行自身心理状态的调整，以良好的心态进行操作。

2）熟悉动脉穿刺血管的解剖位置，掌握血管的走行及深度。要有良好的基本功和熟练的操作技术。

3）正确对待特殊的采血对象。

（1）对血液呈高凝状态的患者，确认穿刺成功后迅速回抽血液，以防血液凝固而阻塞针头，造成穿刺失败。

（2）对凝血功能障碍的患者，宜选择足背动脉采血。

（3）对心律不齐、循环差、血压低的患者，宜选择股动脉穿刺以提高穿刺成功率。

4）确定针头没有在动脉内，应立即拔针，重新更换针头另选动脉进行采血，不能来回多次进针或退针。

（胡翼南　王惠新　张艳艳）

第七章　静脉输液技术

第一节 周围静脉输液

周围静脉输液是将大量无菌溶液、药液、营养液经周围静脉输入体内发生疗效的一种治疗方法。通过输入不同种类的液体和药物达到不同的治疗目的,如维持水、电解质与酸碱平衡,补充血容量、改善微循环、维持血压,抗感染、纠正脱水、解除毒物、纠正心律失常,供给机体生理活动所必需的能量等。

一、目的和常用溶液

（一）目的

1. 纠正水和电解质失调,维持酸碱平衡。常用于各种原因的失水,或因某些原因不能进食者,如剧烈呕吐、腹泻、大手术后。

2. 补充营养,维持热量。常用于慢性消耗性疾病,不能进食及胃肠道吸收障碍的患者。

3. 输入药物,达到治疗疾病的目的。常用于中毒、各种感染、脑及各种组织水肿,以及各种需要静脉输入的药物治疗等。

4. 抢救休克,增加循环血量,维持血压。

5. 输入脱水剂。

（二）常用溶液

1. 等张性溶液

等张性溶液是指该溶液的渗透压接近血浆的渗透压(275～295 mmol/L)。输入等张性溶液不会改变血浆的渗透压,其目的主要是增加细胞外液。如果过量易引起循环负荷过重。临床常用的有0.9%的生理盐水、林格液、乳酸盐林格液、5%的葡萄糖注射液等。

2. 高张性溶液

高张性溶液是指该溶液的渗透压高于血浆渗透压(＞295 mmol/L)。高张性溶液可增加血浆的渗透压,使细胞及组织间的体液流入血管中。如果过量,可引起细胞性脱水及循环负荷量过重。临床常用的有10%葡萄糖注射液、5%葡萄糖乳酸林格液、5%葡萄糖盐水注射液等。

3. 低张性溶液

低张性溶液是指该溶液的渗透压低于血浆渗透压(＜275 mmol/L)。输入低张性溶液可致使血浆渗透压降低,液体由血管流向细胞及组织间。如果过量,易引起水中毒。如0.45%氯化钠注射液。

4. 胶体溶液

胶体的分子大,在血管内存留时间短,可增加血管内的胶体渗透压,使组织间液的水分被吸收入血管腔内,扩大循环血容量,从而起到升高血压、抗休克的作用。

1)右旋糖酐溶液:右旋糖酐为水溶性高分子葡萄糖聚合物,能提高血浆胶体渗透压,增加血浆容量和维持血压;能阻止红细胞及血小板聚集,降低血液的黏稠性。由于聚合的葡萄糖分子数目不同,而产生不同分子量的产品,常用溶液有以下几种。

(1)中分子右旋糖酐:主要作为血浆代用品,用于出血性休克。

(2)低分子右旋糖酐:能改善微循环,预防和消除血管内红细胞聚集和血栓形成等,用于各种休克所致的微循环障碍、弥散性血管内出血、心绞痛、急性心肌梗死及其他周围血管疾病等。

2)代血浆:提高血浆胶体渗透压,增加血容量。

(1)羟乙基淀粉注射液:又称706代血浆,为黄色或淡黄色澄明液体。用于外伤性、失血性和中毒性休克,亦可治疗血栓闭塞性脉管炎、冠状动脉功能不全、脑血栓、心肌梗死及顽固性荨麻疹等。

(2)聚乙烯吡咯烷酮:又称聚乙烯吡啶、PVP。用于外伤性休克、大出血、烧伤等,因其作用持久,亦可作为某些药物的延缓吸收剂及解毒剂。

二、周围静脉输液操作规程

(一)评估
(1)患者的年龄、病情、意识状态及营养状况等。
(2)患者对输液的认识、心理状态及配合程度。
(3)患者穿刺部位的皮肤、血管状况及肢体活动度。

(二)计划
1)目标/评价标准
(1)患者能理解输液的目的,有安全感,愿意接受。
(2)患者通过输液获得需要的药液和液体。

2)用物准备
(1)输液器1套(密闭式或开放式)。
(2)注射盘1套,另加药用注射器及针头、无菌纱布、止血带、胶布、小垫枕、瓶套、开瓶器,必要时备小夹板及绷带。
(3)液体及药物:按医嘱准备。
(4)输液卡、输液架。
(5)静脉留置输液另备静脉留置针1套。

(三)操作步骤及注意事项
1. 操作步骤
1)密闭式静脉输液法
(1)按医嘱准备药液,擦净瓶上浮灰认真核对药物(药名、浓度、剂量和有效期),检查药物有无浑浊、沉淀、絮状物等,药瓶有无破裂。
(2)套上瓶套,将铝盖中心部打开,如需加入药物,则写好药物标签,贴于输液瓶上。
(3)常规消毒瓶盖,将输液器的输液管和通气管插入瓶塞至针头根部,关好输液管开关。

（4）进行排气，松开水止，挤压莫菲滴壶处，使其产生负压，随即横持或倒立滴管待液体流入滴壶 1/3～1/2 处时，速将滴壶摆正（即直立），使药液流入输液管并将管内气体驱除，关紧水止，将针头挂于输液架上或瓶套上，准备胶布 4 条。

（5）扎止血带，常规消毒皮肤，嘱患者握拳，使静脉充盈。取下导管，松开水止，排尽空气，再关紧水止，按静脉注射法进行静脉穿刺，见回血后，立即松开止血带和水止，同时嘱患者松拳，待液体流入通畅后，于针眼处敷盖无菌干棉球或棉签，以 3 条胶布分别固定好针头和输液管。在输液卡上打钩，记录输液开始时间并签名。将输液卡挂在输液架上。根据情况调节输液速度，一般成人 60～80 滴/分，小儿 20～30 滴/分，心肺疾患者、婴幼儿宜慢，严重脱水但心肺功能良好者可稍快，高渗盐水、含钾药物及血管活性药物等宜慢。

（6）撤下油布治疗巾，协助患者取舒适卧位，冬季时注意保暖。整理用物，放回原处，洗手。

2）开放式静脉输液

（1）将用物携至患者床旁，查对床号姓名，向患者做好解释并嘱其排便。

（2）协助患者取舒适体位，选择穿刺部位，将油布、治疗巾垫于穿刺部位下面，放好止血带。

（3）以碘酒消毒局部皮肤（直径 6 cm 以上），扎上止血带，用乙醇脱碘。

（4）去橡皮管套，换上针头，再次排尽空气，检查皮管内有无气栓。

（5）按静脉注射法进行穿刺，穿刺成功后，松止血钳，松拳，观察点滴情况。

（6）固定针头，用无菌纱布覆盖针头及穿刺部位，上活塞，调速，填写输液卡（时间、药名、滴数、签名），并挂于输液架上。

（7）经常观察患者输液情况，注意添加药液。

（8）输液毕，带拔针盘（棉签、血管钳、弯盘）拔出针头，稍压片刻。

（9）清理用物（包括病床单位及输液用物）。

2. 注意事项

（1）严格执行无菌操作及查对制度。

（2）长期输液者，应注意保护和合理使用静脉。

（3）注意药物的配伍禁忌，药液现配现用，并在瓶签上注明床号、姓名、药名、剂量。

（4）根据病情安排输液顺序，并根据治疗原则，按急、缓及药物半衰期等情况，合理分配用药。

（5）输液前要排尽输液管及针头内空气，药液滴尽前要及时更换输液瓶或拔针，严防造成空气栓塞。

（6）输液过程，应加强巡视，注意观察输液速度，针头有无移位、阻塞和脱落，注射部位有无肿胀疼痛，有无输液反应，遇到异常情况及时处理。

三、常见输液故障的排除

（一）溶液不滴或滴入不畅

1. 针头刺入过浅或过深

使针头滑出或穿透血管壁，导致溶液不滴或滴入不畅。应更换针头，另选部位穿刺。

2. 针头斜面紧贴血管壁

可调整针头角度或肢体位置使点滴通畅。

3. 针头阻塞

可折叠滴管上段输液管,轻轻挤压滴管若有阻力感,应更换针头重新穿刺。切忌加压疏通,以免造成栓塞。

4. 压力过低

患者周围循环不良或体位改变等原因所致。可视不同情况或适当提高输液瓶位置,或改变姿势体位。

5. 静脉痉挛

因液体或环境温度过低,或输注药物浓度和患者敏感性过高所致。可在穿刺部位上端热敷,必要时加温液体或稀释药液。

(二)滴管内液面过高

倾斜输液瓶,使输液瓶针露出液面,待滴管液面下降至适当高度时,恢复输液瓶位置。

(三)滴管内液面过低

折叠滴管下端输液管,挤压滴管,使液体流至适当高度,放松折叠部位。

(四)滴管液面自行下降

由滴管或滴管以上部位漏气所致,应立即更换输液器。

(张艳艳)

第二节　头皮静脉输液

头皮静脉输液法常适应于小儿。小儿头皮静脉丰富且分支多、互相沟通交错成网状、表浅易见,穿刺后易于固定,且便于患儿的肢体活动。头皮静脉输液法可能发生的并发症包括误入动脉、发热反应、静脉穿刺失败等。

一、头皮静脉输液技术操作规程

(一)评估

(1)评估患儿病情、年龄、意识、心理状态、肢体活动能力及治疗目的、用药史、过敏史等。

(2)患儿穿刺部位皮肤状况、静脉充盈程度及管壁弹性。

(3)静脉用药的目的,药物的性质、作用及不良反应。

(4)家长和患儿对静脉输液的认知及合作程度。

(二)用物

1. 治疗盘内备

基础治疗盘用物 1 套、液体及药物(按医嘱准备)、加药用注射器及针头、4½ ~ 5½号头皮针、无菌纱布、止血带、止血钳(视需要而定)、胶布、治疗巾、小垫枕、瓶套、砂轮、启瓶器、输液器 1 套、2% 碘酊、75% 乙醇、消毒棉签、弯盘、输液卡、10 mL 注射器(内盛等渗盐水)。

2. 治疗盘外备

小夹板、棉垫及绷带(必要时)、洗手毛巾、输液架。

3. 治疗车下层准备以下物品

污物桶 3 个,一个放置损伤性废弃物(用过的注射器针头),一个放置感染性废弃物(用过的注射器、棉签等),一个放置生活垃圾(用过的注射器、棉签等外包装)。

(三)环境准备

清洁、安静、光线充足或有足够的照明,舒适、安全。

(四)操作步骤

(1)洗手、戴口罩,必要时做好职业防护。

(2)准备输液架,将备齐用物携至患儿床旁,核对患儿床号、姓名,嘱患儿先解大小便。对有理解能力的患儿,解释操作目的、方法、注意事项及配合要点,以取得合作;理解能力差或不能理解的患儿需助手协助,将患儿平卧或侧卧位。

(3)同密闭式输液(3)~(8)。

(4)将内盛等渗盐水的注射器接上头皮针,排尽空气。

(5)选择穿刺部位(头部较大的静脉有颞静脉、额静脉、耳后静脉及枕静脉),先剃净穿刺部位毛发。

(6)再次核对;常规用 75% 乙醇消毒穿刺部位皮肤,待干。按静脉穿刺方法进针,见回血后用胶布固定针柄,胶布固定稳妥后,取下注射器,连接预先准备好的输液器。

(7)接上输液器后,根据病情和年龄调节滴速,儿童一般 20 ~ 40 滴/分钟。

(8)协助患儿取舒适卧位。整理床单位,清理用物。

(9)其余操作同密闭式输液法。

(五)注意事项

(1)严格执行无菌技术操作原则和查对制度,加入药物时要注意配伍禁忌。

(2)针头刺入皮肤,如未见回血,可用注射器轻轻抽吸以确定有无回血;如是因血管细小或充盈不全而无回血者,可试推入极少量液体,如畅通无阻,皮肤无隆起及变色现象,且滴注顺利,证实穿刺成功。

(3)穿刺中注意患儿的面色、神志等情况。

(4)根据患儿病情、年龄、药物性质调节输液速度,经常观察输液情况,局部有无肿胀、速度是否合适,针头有无移动、脱出,各连接处有无漏液,有无输液反应发生等。

二、头皮静脉输液操作并发症

(一)误入动脉

1. 发生原因

(1)由于患儿肥胖、重度脱水、衰竭,患儿哭闹、躁动或穿刺不当造成误入动脉。

(2)操作者业务欠熟练或选择血管不当,对静脉判断不准确,尤其是一些细小的动脉不能摸到其搏动,导致穿刺时误入动脉。

2. 临床表现

患儿呈痛苦貌或尖叫,回血呈冲击状,推药阻力大,且局部迅速可见呈树枝分布状苍白。

临床表现为输液滴注不通畅或不滴,甚至血液回流至头皮针内造成堵塞。

3. 预防及处理

(1)了解患儿的病史、病情。条件许可时,尽量让患儿在安静或熟睡情况下穿刺。

(2)护理人员加强技术操作训练,熟练掌握小儿头皮静脉的解剖位置及小儿静脉走向特点与分布,注意观察特殊患儿血管特点,总结小儿静脉穿刺技巧。

(3)行静脉穿刺前,一定要用手指触摸血管有无搏动,确认是静脉后再穿刺。

(4)输液过程中加强巡视,密切观察患儿反应。发现误入动脉,应立即挤压输液胶管,让血液回流入血管后反折、捏紧头皮针末端,快速拔针,稍用力按压5分钟,并向患儿家长做好解释,另选血管重新穿刺。

(二)糖代谢紊乱

1. 发生原因

多发生于代谢性、消耗性疾病患儿,如重症感染、极度衰竭患儿。静脉输入葡萄糖过程中,若输注速度突然变慢或终止,易发生低血糖。若输注速度过快,易发生高血糖症。

2. 临床表现

患儿哭闹或懒散无力,拒乳,嗜睡。化验室检查血糖升高或降低。

3. 预防及处理

(1)严格按计划输液,根据病情及时调节输液种类及输液速度,不宜太快或太慢。

(2)对不能进食、长时间输液患儿,定期检查衡量电解质的各种指标,按需补给。注意监测患者电解质、血糖,并记录好患者的24小时液体出入量。

(3)如发生低血糖,适当加快输液速度;出现高血糖时,暂停输入葡萄糖溶液。

(三)输液发热反应

1. 发生原因

(1)输液器具不清洁或被污染,直接或间接带入致热原。药液不纯、变质或污染,可直接把致热原带入体内。

(2)输液反应与患儿所患疾病的种类有关。即感染性疾病如小儿肺炎、菌痢等输液反应的比例相对增高。

(3)输液反应和输液的量、速度密切相关。当输液速度加快时,输入的热原物质越多,输液反应出现的机会也越多。某些机械刺激也可以引起输液反应。如输液的温度与人体的温度差异过大,机体来不及调节,则可引起血管收缩,血压升高而发生输液反应。

3. 预防及处理

(1)严格掌握患儿输液指征。

(2)注意患儿体质,早产儿、体弱儿、重度肺炎、痢疾等患儿,输液前应采取适当的保护、隔离措施。

(张艳艳)

第三节　静脉留置针输液

静脉留置针又称套管针,其作为头皮针的换代产品,已在欧美国家普及使用。在亚洲一些较发达的国家和地区也以套管针取代头皮针,使其成为临床输液的主要工具。静脉留置针可用于静脉输液、输血、动脉及静脉抽血等治疗,目前已在我国推广使用。尤其对长期输液、年老、衰弱、血管穿刺困难的患者,用静脉留置针输液法有其优越性。

（一）评估

（1）评估患者病情、年龄、意识、心理状态、营养状态、肢体活动能力及治疗目的、用药史、过敏史等。

（2）患者穿刺部位皮肤状况、静脉充盈程度及管壁弹性。

（3）静脉用药的目的,药物的量、性质、作用及不良反应。

（4）患者对静脉输液的认知及合作程度。

（二）计划（用物准备）

（1）注射盘、小垫枕、止血带、宽胶布、胶条、无菌纱布（小包装）。

（2）静脉留置针、静脉帽:静脉留置针内径自粗到细可分为 16 号、18 号、20 号、22 号、24 号 5 个型号。16 号、18 号可供成人大量快速输血、输液,24 号适用于新生儿、小儿和微小静脉穿刺,20 号、22 号适用于成人常规输液使用。

（3）输液架、输液器,遵医嘱备药液。

（4）封闭液准备:①无菌生理盐水,每次用量为 5 ~ 10 mL,停止输液后每隔 6 ~ 8 小时重复冲管 1 次。②肝素盐水溶液,每毫升生理盐水内含 10 ~ 100 IU 肝素,每次用量为 2 ~ 5 mL,抗凝作用可持续 12 小时以上。

（三）操作步骤

（1）常规消毒穿刺部位。

（2）穿刺前检查留置针,调整穿刺角度,进行穿刺。

（3）留置针进入血管的同时,观察回血情况,见回血后缩小穿刺针与皮肤的角度,推进留置针入血管 5 mm 后,将留置套管继续推进,并将钢针回撤。

（4）用敷料固定留置针套管。将钢针留置套管内,防止血液溢出,用中指按压血管内留置套管的前端,阻断血流,同时用食指按压套管后座,将钢针从套管中拔出。当钢针从套管中拔出时,具有的安全装置会自动启动锁住针尖(可避免刺伤皮肤),然后将钢针立即弃入锐器回收器内。

（5）连接输液器,按常规用无菌敷料覆盖穿刺部位。

（四）注意事项

（1）使用静脉留置针时应严格无菌技术操作。

（2）固定要牢固,避免过松与过紧。

（3）注意保护有留置针的肢体。在不进行输液时，也尽量避免肢体下垂姿势，以免由于重力作用造成回血堵塞导管（对能下地活动的患者，避免在下肢留置）。

（4）每次输液前、后，均应检查穿刺部位及静脉走行有无红、肿，并询问患者有无疼痛、不适。如有异常情况，可及时拔除导管进行局部处理。对仍需输液者应更换肢体，另行穿刺。

（五）健康教育

（1）操作前告知患者及家属留置针使用的必要性、优点。每天输液之前要用 3～5 mL 生理盐水冲管（先抽回血，见回血后冲管）；输液时，告知患者不要压迫置管侧肢体，保持输液畅通。

（2）补液结束后，告知患者冲、封管的目的，防止留置针堵塞。留置针有少量回血现象属于正常现象，勿自行挤压。

（3）保持敷贴干燥。留置侧上肢可适当活动，但不提重物，如有敷贴卷边要及时告知护理人员及时处理。一般留置针可以留置 3～4 天。

（4）在留置针留置期间，患者可以洗澡，需要在留置针穿刺侧肢体用保鲜膜包裹好，将手臂抬高，洗澡时不要浸湿留置针处。

（六）应用与维护

1. 输液过程中注意保护输液侧的肢体，尽量避免肢体下垂，以免造成回血堵塞导管。如推注有阻力，应拔出，重新穿刺，切忌用力推注，以免将导管内的微粒、血凝块推进血管内引起栓塞。

2. 严密观察留置针有无脱出、漏液、断裂，局部有无红、肿、热、痛等静脉炎表现，及时处理导管相关并发症。

3. 每天输液前，抽回血，见回血，用生理盐水 3～5 mL 脉冲式冲管，再接输液器。

4. 输液完毕，冲、封管以下 2 种方法均可。

（1）生理盐水 + 稀释肝素盐水：将针尖斜面留在肝素帽内，采用生理盐水 3～5 mL 脉冲式冲管，稀释肝素盐水 3～5 mL 脉冲式冲管，余 0.5～1.0 mL 正压封管（推液的同时拔针）。

（2）BD - 福徕喜（预充式导管冲洗器）5 mL 生理盐水脉冲式冲管，余 0.5～1.0 mL 正压封管（边推注边拔针）。

5. 每次输液前、后检查穿刺部位，询问患者有无不适，发现异常及时处理。

6. 保持穿刺部位清洁、干燥，如有潮湿、渗血和卷边随时更换。

7. 做好患者的健康宣教，留置期间穿刺侧手臂可适度活动，避免剧烈运动、用力过度，以防回血堵管；睡眠时，注意不要压迫穿刺的血管，更衣时，注意不要将导管勾出或拔出；洗澡时，留置针可用保鲜膜包裹保护，穿刺部位如有水渗入，及时告诉护士更换敷贴或重新穿刺。

8. 留置时间：72～96 小时。

（七）拔除

预防静脉炎的方法之一是定期更换血管内导管。浅表静脉留置针的研究显示，导管置入时间 >72 小时，血栓性静脉炎和导管细菌定植的发生率会增加。

1. 拔除指征

(1)当患者主诉有与短导管相关的不适或疼痛时,在调整无效的情况下,应拔除导管。

(2)留置针成人在 72~96 小时更换 1 次。

(3)在紧急情况下放置的血管通路装置应在 48 小时内尽快替换。

(4)美国静脉输液护理学会(INS)强调:护士不应该常规更换患儿的外周静脉短导管,即儿童留置针可以留到治疗结束,除非有并发症(如静脉炎、外渗)。

(5)如果怀疑存在导管相关性血流感染,应在拔除导管之后考虑对导管进行培养。

(6)如果发疱剂药物已经渗出,在导管拔除之前,应明确治疗措施,同时护士应该从导管中抽出残留的药物。

2. 拔除方法

(1)先轻轻除去敷贴。

(2)将棉签轻放于穿刺点,拔除留置针。

(3)向心方向按压穿刺点 1~2 cm,按压 2~5 分钟。凝血功能差者需要延长按压时间,穿刺部位使用无菌敷料覆盖并保留 24 小时。

(张艳艳)

第四节　输液泵输液

输液泵是机械推动液体进入循环的一种电子机械装置,它通过作用于输液导管达到准确控制输液滴数和输液流速的目的,保证药物速度均匀、药量准确进入人体发挥作用,输入速度不受液体高度和患者体位影响。同时,输液泵内还有报警安全装置,保证患者安全。临床使用中,输液泵能提高给药操作的效率和灵活性,大大减少医护人员的劳动强度和护理工作量,是 ICU 病床单元最基本的仪器设备。

一、结构与原理

输液泵的驱动原理有蠕动、旋转挤压、双活塞挤压等多种方式,根据各厂家生产品牌的不同而异。通常的输液速度在 1~999 mL/h。多数输液泵需使用与其相配的专用管道,以保证其流量的精确和均匀。此外,输液泵还具有报警系统,提供安全保证,包括断电、泵门未关、走空、管路阻塞和管路中出现气泡等方面的报警功能。

二、操作步骤

在输液泵这一装置中,液体可装在玻璃瓶、塑料瓶或塑料输液袋的任何容器中。使用时,首先将输液管道与装置的相应部位妥善固定,小壶连接滴数传感器,输液管的另一端与患者的静脉通路相连。打开管路中的所有开关。按数字键设定输液速度,并按 Enter

键输入;设定要求输液的总量,按 Enter 键输入,按 Start 或 Run 键开始输液。

三、设置及计算方法

临床无论在抢救休克时实施快速补充血容量,或救治心力衰竭时严格控制输液量,均可应用输液泵。

例如要求在 20 分钟内给予 20% 甘露醇 250 mL。开机并固定好导管后,设定所要求的输液速度,即 250 mL/20 min,也就是 750 mL/h,故设置 750 mL/h;再设定输液的总量,本例为 250 mL。当 20 分钟走完 250 mL 液体时,输液泵会自动停机,并报警。

四、输液泵的常见报警原因及处理

（一）蠕动控制式输液泵

1. 滴数报警(Drop alarm)

常见于输液泵传感器位置错误、液面过高、滴液室过度倾斜、摆动或输液瓶已空。处理措施:①更换液体。②检查传感器并重新安装。③调整滴液室的位置。

2. 压力报警(Pressure alarm)

常见于患者输液管路、静脉通路阻塞或输液管路松脱。处理措施:检查输液管路和静脉通路,妥善固定避免打折,保持通畅。

3. 空气报警(Air alarm)

常见于输液管路安装错误或输液管路中有空气(气泡),尤其是安装在输液泵内的输液管路。处理措施:重新排气并正确安装输液管路。

4. 蓄电池报警(Battery alarm)

常见于蓄电池电量不足或耗尽。处理措施:检查或连接主电源。

5. 泵门打开报警(Pump door alarm)

常见于泵门打开或松动。处理措施:关好泵门。

（二）微量泵

1. 阻塞报警(Occlusion)

常见于输液管路有压折或静脉通路阻塞。处理措施:检查输液管路,妥善固定避免打折,保持静脉通路通畅。

2. 预空报警(Near empty)

常见于药液即将推注完毕预报警。处理措施:药物需续用时,及时配药并更换药液;无须使用时可结束输注。

3. 推注结束报警(Empty)

常见于药物已推注完毕。处理措施:停止推注并关机。

4. 蓄电池报警(Battery alarm)

常见于蓄电池电量不足或耗尽。处理措施:检查或连接主电源,更换蓄电池。

五、输液泵临床应用时的注意事项

（一）正确使用输液泵

（1）了解各种输液泵的系统构造和工作原理。

（2）尽量使用配套的输液泵管，并掌握其正确安装。

（3）掌握输液泵上各种功能键的使用方法并合理使用。

（4）掌握各种常见报警的处理方法。

（二）加强人工管理

（1）严密监测输液速度与实际进液量是否相符，防止因过度依赖输液泵而导致的患者安全隐患。

（2）及时处理报警故障，杜绝空气栓塞的发生。

（3）加强输液穿刺部位的观察，尤其是在快速大量补液和使用血管刺激性强的药物时，要特别关注意识不清或无法表达的患者，防止输液渗漏等严重事件的发生。

（三）注重日常保养维护

（1）定期对输液泵进行功能测试与检查，保持功能状态，出现故障时及时送检维修。

（2）避免输注的液体、药物渗入泵内，保持输液泵清洁、干燥。

（3）输液泵的存放和使用位置应避免阳光、强光直射，勿用湿手接触电源插头。

（4）充电时，先将电源开关关闭，然后才能充电。若在首次使用或长时间放置后重新使用时，先将电池充满电后再开始使用。

六、输液泵输液法操作并发症

（一）导管堵塞

1. 临床表现

输液泵的各种报警未及时处理而致泵停止工作时间较长，血液回流堵塞导管。此时液体不滴或输注不畅，导管内可见凝固的血块。

2. 预防及处理

（1）熟练掌握各种报警指示标识、报警原因及处理方法。

（2）输液过程中加强巡视，及时处理各种报警状态。

（3）告知患者及家属输液泵出现报警时应及时使用呼叫器通知医护人员。

（4）查找输液导管、输液泵、患者三方面原因，排除故障。

（5）导管或针头阻塞时，重新选择静脉进行穿刺。

（二）药液滴入失控

1. 临床表现

药液滴入快于或慢于病情、药液所要求的速度。

2. 预防及处理

（1）使用输液泵时先检查仪器的各功能状态，确保各功能良好后方可使用。

（2）告知患者不要随意触摸输液泵面板，以防改变输液速度。

（3）设置各参数后及时将面板锁定。

（4）输液过程中随时查看输液泵的工作状态，发现问题及时处理。

（5）检查输液泵或注射泵的功能是否完好，必要时予以及时更换输液泵。

（6）按要求重设输液速度。

（7）向患者及家属讲解控制输液速度的重要性，嘱其不宜擅自调节控制面板。

（三）漏液

1. 临床表现

患者穿刺部位、管路连接处有液体漏出。

2. 预防及处理

（1）适当调节输液泵的注入压力，防止压力过高而致管道连接处漏液或管道破裂。

（2）因输液泵无漏液报警提示，较长时间使用输液泵输液加之患者翻身或其他活动易使管道连接处脱落，故应经常检查管路。

（3）输液前应仔细检查各管路及连接部位是否紧密连接。

（4）发生漏液后应先查找原因。

（5）更换输液管路。

（张艳艳）

第五节　经外周中心静脉导管置入技术

经外周中心静脉导管（PICC）置入术是经外周静脉（贵要静脉、肘正中静脉、头静脉）穿刺置管，并使导管末端置于上腔静脉中下 1/3 的技术或方法。用于为患者提供中期至长期的静脉输液治疗（7 天至 1 年）。

一、PICC 适应证和禁忌证

（一）适应证

1. 长期静脉输液患者（＞7 天）。

2. 输注刺激性药物，如胃肠外营养（TPN）液、抗生素、化疗药物等。

3. 外周静脉通路建立困难。

4. 早产儿、低体重新生儿。

5. 慢性疾病患者。

6. 家庭、社区长期需要输液治疗的患者。

（二）慎用或禁用范围

1. 穿刺部位皮肤有感染或损伤。

2. 预置管部位静脉硬化，有静脉血栓形成史、血管外科手术史。

3. 上腔静脉压迫综合征。

4. 严重出血性疾病。

5. 乳腺癌根治术和腋下淋巴结清扫侧手臂。

6. 瘫痪侧肢体。

二、静脉选择

（一）贵要静脉

PICC 置管的首选静脉,90% 的 PICC 放置于此。该静脉直、粗,静脉瓣较少。当手臂与躯干垂直时,为最直接的途径,经腋静脉、锁骨下静脉、无名静脉,达上腔静脉。

（二）肘正中静脉

PICC 置管的次选静脉。粗直,但个体差异较大,静脉瓣较多,血管分支多,易汇入小血管及腋下小血管。最理想的汇合:肘正中静脉汇入贵要静脉,形成最直接的途径,经腋静脉、锁骨下静脉、无名静脉,达上腔静脉。

（三）头静脉

PICC 的第三选择静脉。前粗后细,且高低起伏,在锁骨下方汇入锁骨下静脉。

（四）肱静脉

肱静脉有 2 条,分为内侧支和外侧支,沿肱动脉的内、外侧上行,在肩胛下肌下缘与外侧支汇合并移行为腋静脉。在肱二头肌内侧缘中点,贵要静脉汇入到内侧支。该静脉位置较深,固定,粗、直,肉眼看不见,在血管彩超引导下可见,为血管彩超引导下穿刺置管常用的血管。

（五）其他静脉

新生儿和儿童患者,可选择颞静脉、头部的耳后静脉、下肢大隐静脉。

三、PICC 置管操作规程

（一）经外周中心静脉导管置入术（以三向瓣膜式导管为例）

1. 双人核对医嘱以及患者知情同意书。

2. 向患者简单介绍 PICC 导管操作程序及配合要领。

3. 评估并选择静脉

常在肘部以贵要静脉、肘正中静脉和头静脉为序选择静脉,首选右侧。

4. 用物

（1）治疗盘内备:PICC 穿刺包,包内含 PICC 硅胶导管、可撕裂的导入鞘（内含亲水性导丝,1.9F 不含）、T 形延长管（1.9F 不含延长管）、孔巾及手术方巾、5% 碘伏、75% 乙醇、皮肤保护剂、无菌透明敷贴、无菌胶带、测量尺 2 把、止血带、10 mL 注射器 2 副、2 cm×2 cm纱布 4 块、4 cm×4 cm 纱布 6 块、镊子 1 把、剪刀 1 把。

（2）另备肝素帽或无针输液接头、无菌（无粉）手套 2 副、无菌生理盐水、无菌肝素盐水、10 cm×12 cm 无菌透明敷贴、弹力绷带、输液泵（必要时）、输液架。

（3）治疗车下层准备以下物品:污物桶 3 个,一个放置损伤性废弃物（用过的注射器针头、导丝等）,一个放置感染性废弃物（用过的注射器、棉签等）,一个放置生活垃圾（用过的注射器、棉签等外包装）。

5. 环境准备

整洁、安静、光线充足或有足够的照明,符合无菌操作要求,按需要遮挡,冬天备好暖炉。

6. 操作步骤

1)带患者至处置室并取仰卧位,穿刺侧手臂外展90°。

2)将用物至床旁,在预穿刺点上方10 cm处扎止血带,涂抹超声耦合剂,用Site - Rite超声系统查看双侧上臂,选择最适于置管的血管。

(1)正确使用探头:将超声探头垂直于血管放置(拇指和食指握紧探头,小鱼际肌和探头均平放轻贴于模拟血管,使探头与模拟血管垂直)。

(2)握探头力度:以血管成圆形为合适,如果变为椭圆形提示用力过大。使静脉血管的前后壁都清晰显像,避免选择硬化和有血栓的静脉。

(3)如果可能的话,尽量选择患者非利手一侧进行穿刺。

(4)避免在有可能发生侧支循环的肢体穿刺(比可能会发生淋巴水肿和静脉堵塞的肢体)。

(5)选择肘部以上穿刺,避免日后肘部活动影响导管使用。

选择静脉及穿刺点:根据患者的静脉情况,首选贵要静脉,其次为肱静脉,最后为头静脉。

穿刺点的选择:上臂肘上,松开止血带。

3)测量导管长度:上腔静脉测量法,即患者平卧,穿刺侧手臂外展90°,从穿刺点沿静脉走向到右胸锁关节反折再向下至第三肋间隙。

4)测量上臂臂围:距肘横线上10 cm处测量,两手臂同时测量并做好记录。

5)建立无菌区:免洗消毒液洗手,夹层处取出第一副无菌手套;打开PICC包最后一层,完全打开置管包;取出消毒盘,并将无菌隔离衣、第二副手套置于置管包内边缘。

6)消毒穿刺部位:助手协助抬高患者置管侧手臂,以穿刺点为中心环形消毒,先75%乙醇3遍(第一遍顺时针,第二遍逆时针,第三遍顺时针),整臂消毒;75%乙醇待干后,再用碘剂消毒3遍(消毒方法及范围同乙醇),待干铺治疗巾于患者臂下,放无菌止血带。

7)脱手套,洗消手。穿无菌手术衣,更换第二副无菌手套,助手协助冲洗无菌手套后用干纱布擦干。

8)铺大治疗单及孔巾,保证无菌区足够大。

9)助手按无菌原则投递PICC套件、赛丁格穿刺套件、注射器2支、正压接头等到无菌区内。20 mL注射器抽吸满生理盐水,1 mL注射器抽吸2%利多卡因。

10)按无菌原则打开Groshong PICC穿刺套件预冲PICC导管,注意观察导管的完整性,适度揉搓瓣膜口。再预冲连接器、减压套筒、MC100接头。最后润洗导管外部,令导管浸泡于生理盐水当中将赛丁格套件按照穿刺顺序摆放整齐。去掉导引导丝前端的浅蓝色外套帽,拉出部分导引导丝,使其外露长度比穿刺针长2 cm(约等于导丝前端柔软部分)。

11)再次核对患者。

12)助手给患者扎止血带,嘱患者握拳。

13）超声准备及静脉穿刺

（1）将超声探头放在支架上,涂抹一层无菌耦合剂。

（2）为超声探头套上无菌罩(注意:市售探头无菌罩含有乳胶,天然乳胶有可能引起患者过敏反应)。

（3）使用插管套装里的无菌耦合剂涂抹在超声探头上。

（4）确保套袖已经卷起,将套袖套在探头上,注意不要把耦合剂抹去。

（5）将探头和电缆套入套袖,将耦合剂与套袖充分贴合,不要有气泡,使用松紧带固定套袖。

（6）隔着套袖在探头上再涂抹一层耦合剂。

（7）将导针架安装到探头上(徒手穿刺则不需要)。

（8）根据血管中心深度选择导针架为最佳(注:若血管中心不在标准刻度上,则宁浅勿深,安装好导针架后可将探头前后稍倾斜而调节进针深浅度),将导针架大头推至导针架上,使其咬合在导针架的沟槽上,将针尖斜面垂直于探头,放入导针架,将针稍退回,使其不要超过导针架。

（9）将探头放在手臂上,使导针架贴紧皮肤。

（10）将探头垂直于目标血管,并使其显像于超声仪屏幕上,将血管移至屏幕中心的圆点标记上。

14）穿刺针行血管穿刺。

（1）穿刺针斜面朝上,将探头垂直于模拟血管,将血管移至屏幕中心标记线上;眼睛看着超声屏幕,一边用手缓慢穿刺,当针触到目标血管时,可以在屏幕上看到针尖挤压血管上壁,一旦针尖刺破血管,血管壁会恢复到原来的状态。

（2）观察回血,良好的回血为均匀往外一滴滴冒(注意:观察回血的性质非常重要,这有助于判断是否准确刺入静脉而非动脉,比如血液的颜色和是否有搏动式血流,这些特征即便是在低血压的患者身上也非常容易判断)。

15）递送导丝

（1）固定好导丝前端避免晃动(注:将导丝头段轻触左手手背),将预外露部分导丝递送进穿刺针,并固定。

（2）固定好穿刺针,将探头往后倾倒,使穿刺针与导针架分离。

（3）将穿刺针连同导丝放平,松止血带。

（4）取下导丝圆盘保护套均匀递送导丝,直至体外保留 10 ~ 15 cm,将穿刺针缓慢撤出,只留下导丝在血管中。

16）穿刺点处局部麻醉,以 2% 利多卡因 0.1 ~ 0.2 mL 皮内注射。

17）扩皮刀沿导丝上方做皮肤切开以扩大穿刺部位,注意不能切割到导丝。

18）放置微插管鞘

（1）将导丝末端放于左手食指指腹,沿导丝送入插管鞘。

（2）将微插管鞘沿着血管走行方向边旋转插管鞘边用力持续向前推进,使插管鞘完全进入血管内。

19）撤出导丝

方法一：将导丝回纳到导丝圆盘内，观察回血（若未见回血，可接注射器回抽），再拧开插管鞘上的锁扣，分离扩张器、插管鞘。

方法二：拧开插管鞘上的锁扣，分离扩张器、插管鞘，同时将扩张器和导丝一起拔出，检查导丝的完整性。

20）置入导管

（1）左手按压插管鞘末端处上方的静脉止血，拇指置于插管鞘开口处。

（2）将导管自插管鞘内缓慢、短距离、匀速置入导管进入约 10 cm 时，嘱患者将头转向静脉穿刺侧，并低头使下颌贴近肩部，以防止导管误入颈静脉。

21）撤出插管鞘：沿插管鞘继续置入 PICC 导管至插管长度后，从血管内撤出插管鞘，远离穿刺口后撕裂插管鞘，并校对插管长度。

22）使用 Site－Rite 超声系统查看置管侧颈内静脉以排除导管颈内静脉异位。

23）撤出支撑导丝。

（1）将导管与支撑导丝的金属柄分离。

（2）轻压穿刺点以保持导管的位置。

（3）缓慢平直撤出支撑导丝。

（4）再从导管上撤出插管鞘。

24）修剪导管长度

（1）清洁导管上血渍。

（2）至少保留体外导管 5 cm，用无菌直剪与导管保持直角（90°）剪断导管，注意不要剪出斜面或毛碴，导管的最后 1 cm 一定要剪掉，否则导管与连接器固定不牢。

25）安装连接器

（1）将减压套筒安装到导管上。

（2）再将导管连接到连接器翼形部分的金属柄上，注意一定要推进到底，导管不能起褶。

（3）最后沿直线将翼形部分的倒钩和减压套筒上的沟槽对齐，锁定两部分。

26）安装正压接头：注射器连接正压接头时，需将注射器乳头插入正压接头并顺时针旋转 45°或者直到摩擦力将二者连接紧密接上 20 mL 生理盐水。

27）抽回血及冲封管：抽回血，在透明延长管处见到回血即可。20 mL 无菌生理盐水脉冲方式冲管，正压封管注意：正压封管后，在断开正压接头和注射器连接时，先握住正压接头，然后逆时针旋转注射器，直到松动。

28）撤孔巾，清理干净穿刺点及周围皮肤的血渍。

29）思乐扣固定法

（1）用乙醇清洁穿刺点以外的周围皮肤，待干。

（2）涂抹皮肤保护剂，待干 15 秒。

（3）按思乐扣上箭头所示方向（箭头应指向穿刺点）摆放思乐扣。

（4）将导管安装在思乐扣的立柱上，锁定纽扣。

（5）依次撕除思乐扣的背胶纸，将思乐扣贴在皮肤上。

（6）穿刺点上方放置小方纱，10 cm×12 cm透明敷料无张力粘贴，透明敷料应完全覆盖住思乐扣胶带蝶型交叉固定贴膜下缘，再以胶带横向固定，胶带横向固定延长管。

30）绷带加压包扎穿刺部位，范围超过透明敷贴，时间为<24小时。

31）脱手套、手术衣。

32）消毒手。

33）再次核对，签名。

34）询问患者感受，交代注意事项。

35）嘱患者X线拍片确定导管尖端位置。

36）妥善安置患者，整理床单位。

37）正确处理用物。

38）洗手，记录（导管名称、编号、导管型号、置入长度，所穿刺静脉名称、X线检查结果、臂围、穿刺者姓名、穿刺日期）。

（二）超声引导下结合塞丁格技术行PICC置管术（以三向瓣膜式导管为例）

1. 向患者简单介绍PICC导管操作程序及配合要领。

2. 双人核对医嘱患者知情同意书。

3. 准备用物

PICC穿刺包、消毒物品、三向瓣膜式导管、超声附件——导引器、一次性治疗巾、无菌手套、无菌生理盐水、20 mL注射器3支、1 mL注射器、2%利多卡因（根据需要）、皮尺、止血带、弹性绷带（根据需要）、SR5超声机及附件。

4. 摆放体位，评估血管，协助患者采取平仰卧位，手臂外展与躯干成90°，扎止血带，超声下评估双侧上臂血管。穿刺静脉，首选贵要静脉，次选肘正中静脉，第三选择头静脉。确定穿刺点并做好标记。

5. 测量导管置入长度

测量自穿刺点至右胸锁关节，然后向下至第3肋间（注意：体外测量永远不可能与体内的静脉解剖完全一致）。在肘窝上10 cm处测双臂臂围并记录。

6. 皮肤消毒

整臂消毒，消毒方式：螺旋式消毒、顺时针和逆时针方向交替进行，消毒剂顺序：先三遍75%乙醇，再三遍碘伏。

7. 建立无菌区

患者臂下垫无菌治疗巾。

8. 穿无菌手术衣，戴无菌手套，用生理盐水冲洗干净手套上的滑石粉，铺垫无菌治疗巾，扩大无菌区，将导管、注射器等无菌物品置入无菌区，在注射器中抽足量生理盐水预冲导管。

9. 助手协助套无菌探头罩。

10. 穿刺

安装导针架，准备穿刺。助手扎止血带使静脉充盈，探头与皮肤垂直，右手握住探头并固定，操作者监测超声屏幕并实施穿刺。

11. 递送导丝

松止血带,从穿刺针上移去探头,送入导丝 10 ~ 15 cm。

12. 递送导管

在穿刺点处局麻,沿导丝向穿刺点外上方做一个小切口,扩大穿刺点,使扩张器及导入鞘沿导丝缓慢进入血管,并在下方垫无菌纱布。

13. 按压穿刺点及导入鞘前方,将导丝及扩张器一同撤出。

14. 固定导入鞘,将导管沿导入鞘置入,速度宜缓慢,以免损伤静脉瓣,当导管送入约 15 cm 时,助手协助患者头转向穿刺侧并下颌贴近肩部,以防止导管误入颈内静脉。

15. 拔出导入鞘

送管至预定长度后,撤出导入鞘并远离穿刺点撕裂导入鞘。

16. 助手用超声检查颈内静脉,初步判断导管是否异位。

17. 撤出支撑导丝

将导管与导丝的金属柄分离,平行匀速撤出导丝。

18. 修正导管长度

清洁导管上血渍,保留体外导管 5 cm,与导管保持垂直,剪断导管。将减压套筒安装到导管上,将导管连接到连接器翼形部分的金属柄上,注意一定要推进到底,导管不能起褶,沿直线将翼形部分的倒钩和减压套筒上的沟槽对齐,锁定两部分。注意:导管的最后 1 cm 一定要剪掉,否则导管与连接器固定不牢。

19. 抽回血、确定导管位置

抽回血时在透明延长管处见到回血即可(多腔导管则每个腔都要抽回血),20 mL 生理盐水脉冲方式冲导管(多腔导管则每个腔都要冲管)。

20. 安装输液接头,正压封管。

21. 导管固定

将导管出皮肤处逆血管方向盘一流畅的"U"弯,在穿刺点处垫以纱布,其上用透明贴膜固定,如使用思乐扣,要完全覆盖思乐扣。然后用脱敏胶布以蝶形交叉固定连接器和正压接头。在指示胶带上注明穿刺日期、时间及操作者,并贴于透明贴膜下缘。

22. 确定导管末端位置

拍 X 线胸片确定导管末端位置。

23. 记录

操作结束后应将相关信息记录在护理病历中,内容包括穿刺日期、穿刺时间、操作者、所选静脉及穿刺部位、导管规格和型号、置入长度、操作过程、X 线检查结果等。同时填写患者维护记录,并保留导管条形码粘贴于知情同意书上。

四、术后护理

1. 密切观察穿刺点是否有渗血、感染及疼痛,肢体是否有肿胀等并发症,如果发现应随时更换敷料。

2. 耐心听取患者主诉,询问有无胸痛、胸闷、肢体麻木及发热等症状。

3. 健康教育

保持穿刺部位清洁、干燥,贴膜有卷曲、松动,贴膜下有汗液等及时通知护士。告知患者植入侧上肢勿做剧烈外展运动。嘱患者注意勿使穿刺侧过度弯曲。穿衣服时,应先穿置管侧上肢衣服,脱衣服时,先脱没有置管侧上肢衣服。锻炼身体时,置管侧上肢切勿剧烈运动,勿过度弯曲、伸展,以免导管,滑脱。辅助检查如 CT 注射显影剂时切勿从 PICC 管注入。防止因高压静脉注射导致 PICC 导管断裂。

五、PICC 导管的日常维护

(一) 冲管

1. 冲管频率

(1) 每次静脉输液、给药、输血或血制品、输注 TPN 等高黏滞性液体后必须立即冲管。

(1) 治疗间歇期每 7 天冲管 1 次。

2. 冲管方法

消毒正压接头,使用大于 10 mL 的注射器,以脉冲方式注入生理盐水,最后正压封管。正压封管即将注射器针头留在正压接头内,推注封管液剩 0.5~1.0 mL 时,边推进生理盐水边撤出注射器,以防止在撤出注射器的瞬间使导管内形成负压,而有少量的血液反流进入导管末端。

(二) 更换正压接头

洗手,使用无菌技术打开正压接头的包装,预冲正压接头。取下原有的正压接头,消毒导管接头的横断面及外壁,连接新的正压接头,用 10mL 生理盐水冲洗导管,用脱敏胶布以蝶形交叉固定好连接器和正压接头。更换频率常规 7 天 1 次。正压接头如遇有裂纹、残留血液等特殊情况需立即更换。

(三) 更换敷料

1. 拆除敷料时注意从下向上,防止将导管带出体外,避免牵动导管。

2. 检查导管穿刺点有无发红、肿胀,有无渗出物。

3. 洗手,打开无菌包,戴无菌手套。

4. 消毒

先用乙醇棉球避开穿刺点消毒 3 遍,从中心向外螺旋清洁,范围至少达到 20 cm 直径,清洁后待干 2 分钟。再用碘伏棉球以穿刺点为中心消毒 3 遍,待干 2 分钟。

5. 贴敷料

消毒剂待干后,贴上敷料。先将敷料以导管形状塑形,敷料以穿刺点为中心覆盖全部体外导管,下缘固定到连接器的翼形部分的一半,注意请勿使用胶布直接固定导管,以免损伤导管。

6. 固定

用脱敏胶布以蝶形交叉方式固定连接器和正压接头。

7. 更换时间

穿刺置管后 24 小时更换第 1 次敷料,以后每 7 天更换 1 次,或者在敷料松动或潮湿时立即更换。

8. PICC 穿刺时建议使用无菌透明贴膜固定

使导管入口与外界环境隔离,便于观察导管及穿刺点。所有透明贴膜上应该清楚地记录更换敷料的时间及更换者姓名。

六、出院健康指导

1. 告知患者每周须到医院维护导管 1 次(更换贴膜、冲管和输液接头)。

2. 请勿使用带导管手臂提拿重物、做大幅度动作,避免出现导管脱出、渗血、断裂等情况。

3. 洗澡时,请用保鲜膜包裹好带导管手臂,避免进水,发生感染,如洗澡后发现有进水现象,请立即到医院更换贴膜,保证穿刺点无菌、干燥。

4. 穿刺点处如发现有红、肿、热、痛等全身发热、不适现象,请及时到医院就诊。

(张艳艳)

第六节　静脉输液港植入技术

静脉输液港植入技术是将一种静脉输液装置即植入式静脉输液港(VPA),简称输液港,植入皮下以长期留置,保证长期静脉输液的技术。该静脉输液装置是留在体内的完全管通道系统。主要由两部分组成:一部分为注射座,置于皮下;另一部分是三向瓣膜式硅胶导管中心静脉。该输液装置使用期限长,可使用 19 年(按穿刺隔膜能让 19G 的无损伤穿刺针穿刺 1 000 次,蝶翼针连笔使用 7 天来计算)。可用于输注各种药物、补液、营养支持治疗、输血、血样采集等。

一、适应证和禁忌证

(一)适应证

1. 需长期或重复静脉输注药物的患者。

2. 外周血管穿刺困难的患者。

3. 缺乏外周静脉通道。

4. 可进行输血、采集血标本、输注胃肠外营养液、化疗药物等。

(二)禁忌证

1. 任何确诊或疑似感染、菌血症或败血症的患者。

2. 患者体质或体型不适宜植入式输液港。

3. 确定或怀疑对输液港的材料有过敏的患者。

4. 经皮穿刺导管植入法禁忌证:①严重的肺阻塞性疾病。②预穿刺部位曾经进行放射治疗。③预插管部位有血栓形成迹象或血管外科手术既往史。

二、静脉输液港植入技术穿刺操作规程

（一）评估

（1）评估患者病情、年龄、意识、同侧肢体活动能力、输液港周围皮肤情况及治疗目的、用药史、过敏史等。

（2）静脉用药的目的、药物的量、性质、作用及不良反应。

（3）患者对静脉输液港日常维护的认识、依从性及合作程度。

（二）用物

（1）治疗盘内备：治疗包1个，包内含镊子、无菌换药盘、无菌剪刀、孔巾、无菌透明敷贴、无菌棉球或棉块、无菌纱布。输液港专用无损伤针、充满无菌生理盐水的10 mL注射器、带有导管夹延长管、肝素帽、无菌（无粉）手套2副、肝素盐水、生理盐水、5%碘伏、75%乙醇。

（2）输液泵（必要时）、输液架。

（3）治疗车下层准备以下物品：污物桶3个，一个放置损伤性废弃物（用过的注射器针头），一个放置感染性废弃物（用过的注射器、棉签等），一个放置生活垃圾（用过的注射器、棉签等外包装）。

（三）环境准备

整洁、安静、光线充足或有足够的照明，按需要遮挡。

（四）操作步骤

（1）同密闭式输液法。

（2）协助患者取舒适卧位，暴露穿刺部位，评估穿刺部位皮肤情况，必要时使用表面麻醉剂。

（3）戴手套，应用无菌技术。

（4）将无损伤针接好延长管，用10 mL注射器中的无菌生理盐水排气，然后夹闭延长管。

（5）用75%乙醇棉球清洁、脱脂，以输液港为圆心，向外用螺旋方式擦拭，其半径为10~12 cm，75%乙醇待干后，再用5%碘伏棉球消毒3次待干。

（6）更换无菌手套，铺孔巾。

（7）用一手找到输液港注射座的位置，此手的拇指与食指、中指做成三角形，将输液港固定，确定此三指的中点。

（8）将输液港拱起，轻柔地从输液港中心处垂直刺入穿刺隔（不要过度绷紧皮肤），直达储液槽基座底部。

（9）依实际情况确定纱布垫的厚度，将剪裁好的无菌纱布垫在无损伤针尾下方，用无菌透明敷贴固定无损伤针，并注明时间。

（10）打开延长管夹子，抽回血，以确定针头位置无误。

（11）用生理盐水脉冲方式冲洗输液港，夹住延长管并分离注射器，连接输液器，放开夹子输液，调节流速。

（12）边接输液泵压力要小于 25psi*。

（13）观察注射部位有无渗血、渗液等渗漏现象。

（14）输液完毕，拔除针头后，皮肤穿刺点按压止血，用无菌敷料覆盖。

（15）脱手套，洗手并记录，按医疗垃圾分类处理废弃物。

（16）向患者及家属解释日常护理要点并确认。

（五）注意事项

（1）严格执行查对制度和无菌技术操作规范。

（2）必须选择输液港专用的无损伤针头穿刺。

（3）输注两种有配伍禁忌的药物之间或输液结束后进行冲管，可将输入的药物从导管腔内清除，防止药物间发生配伍禁忌或药物残留。每次输液结束后必须先进行冲管，然后封管。治疗间歇期进行输液港的维护，可防止血流回流，减少血管通路堵塞的危险。

（4）根据患者的情况正确选用冲、封管液体，常用的封管液有：①0.9% 氯化钠溶液。每次 10～2 0 mL，输液期间每隔 6～8 小时冲管 1 次。治疗间歇期每隔 4 周冲管 1 次。②肝素稀释液。浓度为 100 IU/mL，每次用 2～5 mL，冲管后使用。

（5）使用脉冲式冲管，正压封管法。冲管过程中发现推注不畅顺时，不能强行冲管，以免将血栓推进循环系统中，应查找原因，是否与体位有关、堵管等其他问题。

（6）冲、封管过程中注意观察输液港座周围皮肤有无肿胀、疼痛，患者是否有寒战、发热等不适症状出现。

（王健　倪艳　王惠新）

---

*　1 psi = 6. 895 kPa。

第八章　胃造口管饲技术

一、胃造口管饲技术操作规程

（一）评估

（1）评估患者病情、年龄、意识、生命体征、医疗诊断、置管目的、营养状态、饮食习惯等。

（2）评估患者造瘘管是否通畅、有无脱出，周围皮肤是否感染等。

（3）评估患者对营养液的耐受性，血糖值，营养液的性质、浓度、温度，胃残液量，患者的消化能力等。

（4）患者的心理状态、合作程度、知识水平等。

（二）用物准备

（1）治疗盘内：治疗巾、注射器、治疗碗、无菌纱布、胶布、管饲的营养液（38～40℃）、温开水适量（也可取患者饮水壶内的水）、水温计。按需准备造瘘口换药用物。

（2）治疗车下层准备以下物品：污物桶2个，一个放置感染性废弃物（用过的注射器、纱布等），一个放置生活垃圾（用过的注射器、纱布等的外包装）。

（三）环境准备

环境清洁、无异味、安静、光线适宜。

（四）操作步骤

（1）洗手、戴口罩，必要时做好职业防护。

（2）将备齐用物携至患者床旁，核对患者床号、姓名，对神志清醒的患者，向患者或家属解释操作目的、方法、注意事项及配合要点，以取得合作。

（3）患者取平卧位，抬高床头30°～45°，治疗巾平铺在造瘘口的下方。

（4）管饲前用温开水20 mL冲洗管道。

（5）管饲方法：①分次灌注法：用注射器分次灌注，抽取适宜温度的营养液缓缓注入造瘘管，每2～3小时1次，每次200～250 mL，每日总量1 500～2 000 mL或遵医嘱，营养液温度为41～42℃。管饲后予30℃温开水10～20mL冲洗管道，以防食物在管中腐败发酵或堵塞，于2次之间补充水分或果汁。②缓慢滴注法：是用输液管插入瓶中，间断分次或连续不断滴注。每日总量1 500～2 000 mL，滴注过程中用加温器保温。夏天连续滴注过程中应注意流质密封，防止污染。

（6）协助患者清洁造瘘口，维持原卧位20～30分钟，整理床单位。

（7）洗净管饲用的注射器，放于治疗盘内，用纱布盖好备用。

（8）洗手，并做好记录。

（五）注意事项

（1）管饲时抬高床头30°～45°。

（2）各种食物应按照规定煮熟；胃、肠造瘘口营养液温度宜在41℃左右，喂食后应用温开水冲洗管道，避免食物堵塞；药物磨碎后用水稀释经管道注入，以免堵塞造瘘管。

（3）如需要高蛋白饮食，可加用奶粉、麦乳精、鱼粉、肉粉等；如果加用酸性饮料，要避免和奶一起注入，防止凝成小块。

（4）管饲的量适中、浓度由稀至浓、注入速度宜慢，避免因食物过冷、浓度过高、量过多、注入速度过快而引起腹泻,从而导致营养吸收障碍。

(5)气管切开的患者,注食前宜将气囊充气2~5 mL,喂食1小时内尽量少搬动患者,以免营养液反流引起误吸。

(6)注意清洁及消毒工作,所有用具要预先清洗消毒,食物原料要保证质量,配制好的营养液应放入专用冰箱内保存备用。

(7)管饲的方式有3种:分次注入(用注射器)、间歇滴注、连续滴注。

(8)密切观察及记录患者的反应,按病情随时调整饮食配方。

二、胃造口管饲技术操作并发症

常见并发症包括造口管堵塞、食物反流、感染。

(一)造口管堵塞

1. 发生原因

(1)经造口管输入的药物或食物未充分研碎,或食物纤维缠绕成团,堵塞管腔。

(2)输入的药物或食物黏稠度太大,沉淀附着在管壁上,造成管腔堵塞。

(3)输注完食物或药物后未及时用温水冲洗管道,日久造成管腔堵塞。

2. 临床表现

食物或药物流入不畅,用注射器推注有阻力,回抽无胃内容物或肠液流出。

3. 预防及处理

(1)所有输注药物和食物均应充分研碎,用纱网过滤后输注更佳,避免团块堵塞管腔。

(2)所输注药液和食物不能太黏稠,输注过程中经常摇晃输注容器,输注完毕后及时用温水冲洗管腔。

(3)如果发生造口管堵塞,可用干净的导尿管插到造口管内进行反复冲洗,避免用尖端锐利的金属丝捅插,防止将造口管穿破。

(二)食物反流

1. 发生原因

(1)营养液输注速度过快、量过多,导致胃、肠内容物潴留,随着胃蠕动,容易出现食物反流。

(2)营养液还未排空时,遇有腹压增高的情况,可引起食物反流。

(3)胃肠功能障碍者因其蠕动减慢、消化液分泌减少,此时如营养液输注过快,可出现食物反流。

2. 临床表现

输注的营养液从口、鼻或造口管内流出,有人工气道者,可从人工气道内吸出反流的营养液。

3. 预防及处理

(1)根据患者的具体情况给予适量的营养液;输注时循序渐进,速度不要过快,对年老体弱、婴幼儿和胃肠功能不良者,可少量多次输注,昏迷患者应从少量给起,以防食物反流。

（2）有人工气道者输注营养液之前，将气管插管的气囊适度充气，同时吸净气道内分泌物，防止输注营养液过程中吸痰，引起腹压增高，导致食物反流。其他诸如搬动患者、翻身等易引起腹压增高的动作尽量在输注营养液之前进行。

（3）输注营养液时和输注后，尽量取半卧位，以利食物排空；每次输注前均应观察胃排空情况，如有胃潴留，应减少输注量或延长间隔时间。

（4）出现反流时，应暂停输注营养液，同时尽快吸干净气道及口腔内反流物，保持有效通气，记录反流量并给予口腔护理。

（三）感染

1. 发生原因

（1）患者营养状况差，机体抵抗力低，易发生细菌感染。

（2）营养液配制、保存或应用过程中被细菌污染。

（3）操作过程中未严格执行无菌原则，造口部位换药不及时导致局部感染。

2. 临床表现

感染分局部感染和全身感染两种。局部感染表现为造口部位红、肿、热、痛，造口长期不愈合。全身感染有明显的全身中毒症状，表现为寒战、高热、腹泻等，血液中白细胞计数升高。

3. 预防及处理

（1）加强营养液配制、保存及应用过程中的管理，保持营养液新鲜、干净、卫生。

（2）严格遵守操作规程，加强无菌操作观念，所用物品应每日彻底清洗，保持清洁卫生，每次输注完营养液后用无菌纱布将造口开口端反折包裹。

（3）保持造口局部清洁、定时换药，如有污染应随时更换敷料，每日用聚维酮碘消毒造口周围皮肤，防止感染发生。

（4）每日观察造口周围皮肤及体温的变化，以便早期发现感染迹象；一旦发生感染，应迅速查明感染的原因，给予局部或全身抗感染治疗。

（武静）

第九章 胃肠减压与肛管排气技术

一、胃肠减压技术

（一）适应证

1. 用于单纯性及麻痹性肠梗阻时，解除肠内压力。

2. 在有发生肠梗阻倾向时，可先应用双腔管，以预防其发生。

（二）操作步骤

1. 术前准备

（1）向患者说明胃肠减压的目的及注意事项，取得患者的合作。

（2）备胃肠减压装置（手提式或翻转式重力吸引器、三瓶重力吸引器、气箱式吸引器均可），现多采用一次性负压吸引器。治疗盘内放治疗碗、胃管、血管钳、弯盘、纱布、棉棒、胶布、注射器、液状石蜡。

2. 操作方法

（1）应先试验该管是否畅通无阻，双腔管之气囊有无漏气，气囊容量及管上刻度是否正确。

（2）患者取平卧位或半卧位，头略后仰，清洁鼻腔。管外涂以滑润剂，将管徐徐送入。管到咽腔后（约 15 cm），即嘱患者开始饮水，随其咽下动作，徐徐推送管子，可顺利进入胃中。应常用注射器吸引，并注意勿误入气管，在得到酸性液体时，可知该管已进入胃中。或管内注入 20 mL 空气，同时作腹部听诊，可听到气泡音，从音响最大部位，估计胃管之位置。

（3）用胶布将胃管固定于鼻翼处，连接胃肠减压器。

（4）如胃管保留时间长，应随时检查鼻咽腔有无黏膜刺激现象，并及时处理。拔管前先让患者喝点液状石蜡，尤其是三腔管拔除时，更为重要，然后缓慢拔出。

（三）注意事项

1. 术前认真检查胃管或减压吸引管是否通畅，检查减压装置安装是否正确，有无漏气和阻塞。

2. 每 4 小时用少量温水冲洗一次胃管或减压吸引管，以免发生阻塞。

3. 注意观察吸出物，进行口腔护理。及时清洗收集瓶及更换瓶内液体。

4. 拔管时应先停止减压 6 小时，患者如无腹胀再拔管。拔管后擦净鼻腔及口腔周围，然后将胃管及胃肠减压器刷洗干净，消毒后备用。

二、肛管排气术

（一）目的

排除肠腔积气，减轻腹胀，解除患者痛苦。

（二）物品准备

治疗盘内盛：肛管、玻璃瓶内盛 1/2 水、玻璃接管及长橡皮管、滑润剂、棉签、弯盘、胶布、卫生纸、别针。

（三）操作方法

1. 备齐用物，携至患者床旁，向患者解释有关知识，取得合作。围屏风，帮助患者仰卧或侧卧。

2. 将盛水玻璃瓶系于床旁,橡胶管一端插入水瓶中,接管连接肛管,润滑肛管前端后插入直肠内,深度 15~18cm,以胶布固定,橡胶管须留出足够翻身的长度。

3. 观察和记录排气情况,如排气不畅,可在腹部按结肠的解剖位置离心按摩或帮助患者转换体位,以助气体排出。

4. 保留肛管约 20 分钟,拔出肛管,清洁肛门,整理用物,消毒洗净后归还原处。

（四）注意事项及术后护理

1. 橡皮管勿扭曲、折压。

2. 排气不畅按摩时,应以结肠部位按摩为主。亦可热敷,或针刺足三里、上巨虚穴,以促进排气。

（五）胃肠减压技术操作并发症

1. 引流不畅

1）发生原因

（1）置入胃管时患者的吞咽动作与操作人员送管动作配合不当、送管太急,胃管进入胃内太多造成胃管在胃内盘曲、打结。

（2）昏迷患者吞咽反射减弱或消失,对咽部的刺激不敏感,插管时不能配合吞咽,胃管不容易进入食管上口,或进入食管后缺少吞咽动作而盘旋在咽部或食管上段。

（3）胃管置入过深,多见于胃肠吻合术时,胃管置入吻合口下的肠腔内,致使引流不畅。

（4）胃内容物消化不彻底,食物残渣或胃液黏稠、血凝块阻塞胃管。

（5）使用时间过长使胃管老化、变脆,管腔内粘连。

（6）胃管的前端紧贴胃壁,持续负压吸引时可能发生吸钳现象。

（7）减压器故障如胃肠减压装置漏气,失去负压等。

（8）患者烦躁不安,胶布固定胃管不牢,使胃管向外滑出脱离胃腔。

2）临床表现:腹胀无缓解或加剧,检查负压引流装置,无引流物引出,或引流物突然减少;引出的胃液量明显低于正常胃液分泌量(正常人 24 小时分泌的胃液量为 1 200~1 500 mL);注射器回抽时阻力增大;注气时胃部听诊无气过水音;冲洗胃管,引流量明显小于冲洗量。

3）预防及处理

（1）对于清醒的患者在插管过程中,耐心向其说明插管的目的和步骤,告知插管过程中配合的注意事项(如吞咽的速度、呕吐时的处理办法等),医护人员的插管速度尽量与患者的吞咽速度相吻合,以免胃管在患者的口腔内盘曲;工作中加强责任感,定时检查胃管,及时发现和纠正滑出的胃管。

（2）为昏迷患者插胃管时,插管前先撤去患者的枕头,头向后仰,以免胃管误入气管;当胃管插入 15 cm 时,将患者头部托起,使下颌靠近胸骨柄,以增大咽喉部通道的弧度,便于胃管顺利通过会厌部,可防止胃管在咽部或食管上段盘旋。

（3）定时更换胃管,以防止胃酸长时间腐蚀胃管,使其变质从而发生粘连,造成胃管不通畅。

（4）对于昏迷、烦躁的患者进行适当的约束，以防止胃管被拔除，减少胃管滑脱。如因胶布固定不牢引起，可采用一种有效的粘贴胃管的方法。

（5）医护人员熟悉操作技术，确定胃管进入胃腔方可行负压引流，并注意插入的长度要适中（发际到剑突的长度再插进 4~5 cm）。

（6）禁止多渣黏稠的食物、药物注入胃管内。

（7）如从胃管内注入药物，需要定时用生理盐水冲洗胃管。

（8）如发现胃管阻塞可先将胃管送入少许，如仍无液体引出，再缓缓地将胃管退出，并边退边回抽胃液；每天定时转动胃管，并轻轻将胃管变动位置以减少胃管在胃内的粘连。

（9）如确定为食物残渣或血凝块阻塞胃管，可用 α - 糜蛋白酶加碳酸氢钠注射液从胃管注入以稀释和溶解黏稠的胃液、食物残渣或血凝块。

（10）如上述处理均无效，则拔除胃管，更管重新插入。

（11）若因胃液过少而不能引出时，可更换体位进行抽吸，对于此类的患者应结合腹部的症状来判断胃肠减压的效果。

（12）胃肠减压器的位置应低于胃部，以利于引流。胃肠减压装置使用前认真仔细检查，如发现质量不合格而引起漏气，则更换胃肠减压器。

2. 插管困难

在插管的过程中不能顺利进行，连续 3 次插管不成功者，称为插管困难。

1）发生原因

（1）多见于急性肠梗阻患者，因其在无任何刺激的情况下已经频繁地呕吐，当胃管刺激咽部黏膜，导致呕吐反射加剧，胃管随着呕吐冲力冲出口腔。

（2）患者精神紧张，在插管中出现过度换气、头后仰等自卫动作，胃管进入咽喉部不能顺利进入食道，使插管失败。

（3）合并慢性支气管炎的老年患者，当胃管进入咽部，即产生剧烈的咳嗽反射，迫使操作停止。

（4）昏迷患者吞咽反射消失或减弱，对咽部刺激不敏感，插管时不能配合吞咽，胃管不容易进入食管上口。

（5）胃管反复使用、硅胶老化，缺乏韧性和弹性，导致插管中途盘旋。

（6）医护人员对上消化道解剖与生理欠熟悉，操作技术欠熟练，导致插管困难。

2）临床表现：插管困难可导致鼻黏膜和咽部黏膜的水肿、损伤，甚至出血；反复插管引起剧烈的咳嗽，严重者出现呼吸困难。

3）预防及处理

（1）插管前做好患者心理护理，介绍插管经过、配合的要求，指导患者做有节律的吞咽动作，使护患配合默契，保证胃管的顺利插入；同时插管的动作要轻柔。

（2）对呕吐剧烈者，操作者可以双手拇指按压患者双侧内关穴 3~5 分钟，由重到轻，然后插入胃管；另可嘱其张口呼吸，暂停插管让患者休息；或选用适当的镇静剂或阿托品肌内注射，10 分钟后再试行插管。

（3）对合并有慢性支气管炎的患者，插管前应用镇静剂或阿托品肌内注射，再进行插管。

（4）昏迷患者可采用昏迷患者插胃管法。

（5）选用质地优良的硅胶胃管，切忌同一胃管反复使用。

（6）培训医护人员熟练掌握专业知识及专科操作技能。

（7）对咽反射消失或减弱者，可在气管镜或胃镜的配合下进行插管。反复插管困难者，可在胃管内置导丝辅助插管。

3. 上消化道出血

此类并发症并不多见，但一旦发生后果较为严重。

1）发生原因：发生原因多是由于插管动作粗暴或患者剧烈恶心、呕吐时强行插管，损伤食道胃黏膜；胃管附着在胃黏膜上，负压吸引致使胃黏膜缺血、坏死形成溃疡所致。

2）临床表现：负压引流液由墨绿色变成咖啡色、暗红色甚至鲜红色；伴或不伴有呕血；出血量较大时，患者排柏油样便，严重者有晕厥、出汗和口渴等失血过多的表现。胃液潜血和大便潜血检查呈阳性，出血量较多时血液常规化验红细胞和血红蛋白水平下降。胃镜检查可提示食道、胃黏膜损伤。

3）预防及处理

（1）插管操作动作熟练、轻柔，必要时使用专业导丝，以防引起机械性损伤；患者出现剧烈恶心、呕吐时，暂停插管，让患者休息片刻，待恶心、呕吐缓解后再缓缓将胃管送入，切勿强行插管。

（2）负压引流无液体引出时，要检查胃管是否通畅，如不通畅可向胃管内注入少许的生理盐水再回抽，不可盲目回抽。

（3）如发现引流液有鲜红色血液，应停止吸引，及时报告医生，遵医嘱给予补充血容量及制酸、止血治疗。同时加强口腔护理。

（4）早期可行急诊胃镜检查，及早确定出血部位。根据引起出血的原因，采取不同的胃镜下介入治疗方法，如给予冰盐水加去甲肾上腺素，冲洗胃腔以促进止血；钛夹止血；生物蛋白胶喷洒止血；注射止血合剂止血等。

（5）如上述措施无效，出血不止者可考虑选择性血管造影，采用吸收性明胶海绵栓塞出血血管；内科治疗无效者，行外科手术治疗。

4. 声音嘶哑

1）发生原因

（1）由于胃管过粗、留置胃管时间过长或反复插管使声带损伤，充血、水肿、闭合不全。

（2）胃管质地较硬，在往下插管的过程中损伤喉返神经。

（3）胃肠减压过程中由于患者剧烈咳嗽、呕吐等原因致使胃管移动引起局部的摩擦或胃管的机械刺激导致喉头组织水肿，压迫喉返神经，造成声带麻痹。

2）临床表现：主要表现为声带闭合不全和发音困难。根据嘶哑程度和性质的不同可分为：①毛，极轻微的嘶哑，一般在讲话时并不察觉，仅在发某一高音时出现；②沙，是在发某一字时出现嘶哑；③轻，只能发较低的声音；④粗，指在发声时有强烈的气流冲击的声音；⑤哑，由于不同程度的声门闭合不全所致；⑥失声，近似耳语的声音；⑦全哑，不能发出任何声音。

3）预防及处理

（1）选择粗细合适、质地较柔软、表面光滑的胃管以减轻局部的刺激。勿强行插管，不宜来回抽插胃管及反复插管。

（2）胃肠减压过程中，嘱患者少说话或噤声，使声带得到充分的休息。遇剧烈咳嗽、呕吐时，先用手固定胃管，以防胃管上下移动，必要时使用止咳、止吐药物，以减轻咳嗽、呕吐症状。

（3）病情允许情况下，尽早拔除胃管。

（4）出现声音嘶哑者，注意嗓音保健，加强口腔护理，保持局部的湿润。避免刺激性的食物（如辣椒、烟酒等），不宜迎风发声，避免受凉，拔除胃管后的发音应由闭口音练到张口音。

（5）物理治疗：长时间插管引起的声带慢性炎症和黏膜的肥厚可用超声波理疗和碘离子透入法，促使局部组织的血液循环以软化肥厚的组织。药物疗法：可用 B 族维生素或类固醇激素（如地塞米松）及抗生素雾化吸入，以减轻水肿，营养神经。

5. 呼吸困难

1）发生原因

（1）插管过程中由于患者不配合，当胃管从鼻腔进入时，患者突然产生头后仰、后伸的自卫动作，导致胃管顺着头后仰所形成的弧度较小的声门口进入气道。

（2）昏迷患者，吞咽反射消失或减弱，对咽部刺激不敏感，胃管误入气管。

（3）胃管脱出盘旋在口咽部。

（4）反复插管或长时间胃肠减压留置胃管而引起喉头水肿。

2）临床表现：患者感呼吸困难，呼吸的节律、频率变快及幅度加深，呼吸困难加重后呼吸变浅、发绀、频繁咳嗽、血氧饱和度下降；呼吸困难刺激心脏使心率加快；出现焦虑、恐惧等心理反应。

3）预防及处理

（1）插管前耐心向患者做好解释，讲解插管的目的及配合方法，以取得其理解和配合。插管过程中，严密观察病情变化，如患者出现呛咳、呼吸困难等症状，立即停止插管。检查胃管有无盘旋在口腔内或误入气管，一旦证实立即拔出胃管，让患者休息片刻再重新插管。

（2）对于昏迷患者可按昏迷患者胃管插入法进行插管，如插管困难，可在胃管内置导丝或请医生在胃镜配合下插管。

（3）插管后用 3 种方法：①抽取胃液法；②听气过水音法；③观察有无气泡法，观察并确定胃管是否在胃腔内。

（4）病情允许情况下，尽早拔除胃管。

（5）反复多次插管或长时间胃肠减压留置胃管的患者可给予糜蛋白酶或地塞米松雾化以消除喉头水肿。

（6）根据引起呼吸困难原因，采取相应的处理措施，必要时给予氧气吸入。

6. 吸入性肺炎

1）发生原因

（1）胃肠减压过程中由于咽喉部分泌物增加而患者又不敢咳嗽易致吸入性肺炎。

（2）胃肠减压患者长期卧床引起胃肠道蠕动功能减弱或逆蠕动，或胃肠减压引流不畅导致胃食管反流，造成吸入性肺炎。

（3）胃肠减压期间患者禁食、禁水致使细菌在口腔内大量繁殖，口腔护理清洗欠彻底，细菌向呼吸道蔓延引起肺部感染。

2）临床表现：高热，体温可高达 40.5℃，面颊绯红，皮肤干燥，同时伴有寒战，胸部疼痛、咳嗽、痰黏稠，呼吸增快或呼吸困难。肺部听诊可闻及湿啰音及支气管呼吸音；胸部 X 线检查可见肺部有斑点状或云片状的阴影；痰中可以找到致病菌，血常规检查可见白细胞增高；严重者血气分析可有呼吸衰竭的表现。

3）预防及处理

（1）如患者咽喉部有分泌物聚积时，鼓励患者咳嗽、排痰，咳嗽前先固定好胃管及胃肠减压装置。不能自行咳痰的患者加强翻身、拍背，促进排痰。

（2）保证胃肠减压引流通畅，疑引流不畅时及时予以处理，以防止胃液反流。

（3）每日口腔护理 2 次，宜彻底清洗干净，以保持口腔清洁、湿润。

（4）病情允许情况下尽早拔除胃管。

（5）发生吸入性肺炎者，结合相应的对症处理。患者需要卧床休息，高热可用物理降温或用小量退热剂；气急、发绀可给氧气吸入；咳嗽、咳痰可用镇咳祛痰剂鼻饲；咳嗽或胸部剧痛时可酌用可待因；腹胀可给予腹部热敷和肛管排气。同时密切观察患者，尤其是老年体弱者的呼吸、心率、心律、体温、血压的情况，根据痰和血培养的结果选择敏感的抗生素进行治疗。

7. 低钾血症

1）发生原因：多见于持续胃肠减压的患者。胃肠减压持续时间过长，大量胃液引出，而患者禁食、钾盐补给不足，导致低钾血症。

2）临床表现：神经系统症状，早期烦躁，严重时神志淡漠或嗜睡，往往勉强叫醒后随即入睡。同时肌肉软弱无力、腱反射减弱或消失，严重时出现软瘫。消化道症状：可有口苦、恶心、呕吐和腹胀症状，肠鸣音减弱或消失。循环系统症状：心动过速、心悸、心律不齐、血压下降，严重时可发生心室纤颤而停搏。心电图出现 U 波，T 波降低、变宽、双向或倒置，随后出现 ST 段降低、QT 间期延长。血液化验血钾在 3.5 mmol/L 以下。

3）预防及处理

（1）病情允许情况下，尽早拔除胃管以减少从胃液中丢失钾。

（2）持续胃肠减压患者，经常检测血钾的浓度，发现不足及时静脉补充氯化钾，常用 10% 氯化钾溶液，静脉滴注含钾浓度一般不超过 0.3%，因浓度过高可抑制心肌，且对静脉刺激甚大，患者不能忍受，并有引起血栓性静脉炎的危险。禁止直接静脉推注。成人静脉滴入速度每分钟不超过 60 滴。

（武静）

第十章　危重患者营养支持的护理技术

第一节 危重患者营养状态的评估

营养状态的评定是营养支持的第一步,也是营养支持效果的监测方法。以往作为营养不良的临床指标如体重下降、肢体浮肿、肌肉消瘦、腹水、舟状腹等只是粗略的估计,缺乏较细致的参数和统一的评定标准。因此,需要有客观的临床指标与实验室检测以判断患者总的营养状况。

一、体重测定

体重变化可反映营养状态,但应排除脱水或水肿等影响因素。标准体重与性别、身高及体型有关,可查表获得或用公式推算:

身高 > 165 cm 者,标准体重(kg) = (身高 − 100) × 0.9;

身高 < 165 cm 者,男性标准体重(kg) = (身高 − 105) × 0.9;

女性标准体重(kg) = (身高 − 100) × 0.9。

如果没有水肿或脱水的影响,患者体重较标准低 15% 提示有营养不良。

二、三头肌皮皱厚度

这是测定体脂贮备的指标。测量方法:患者坐位,臂自然下垂;也可平卧,臂在胸前交叉。用特制夹子以一定夹力(10 g/mm^2)捏住肩峰与尺骨鹰嘴连线中点处的上臂伸侧皮肤,测定其厚度。

三、上臂中部肌周长

可反映全身肌肉及脂肪的状况。可通过公式推算,即上臂中部肌周长(cm) = 上臂中部周长(cm) − 0.314 × 三头肌皮皱厚度(mm)。上臂中部周长按上述姿势测量上臂中点的周长。

四、肌酐/身高指数

从肾排出的肌酐量和体内肌肉量直接相关,本指数可判定体内肌肉量。

$$肌酐/身高指数 = \frac{24\ 小时实际排出的尿肌酐量\ mmol}{标准的\ 24\ 小时尿肌酐排出量\ mmol} × 100。$$

五、内脏蛋白测定

内脏蛋白测定包括血清清蛋白、转铁蛋白浓度测定,是营养评定的重要指标。营养不良时该测定值均有不同程度下降。清蛋白的半寿期较长(20 天),转铁蛋白及前清蛋白的半寿期均较短,分别为 8 天及 2 天,后者常能反映短期内的营养状态变化。

六、淋巴细胞计数

周围血淋巴细胞计数可反映机体免疫状态。淋巴细胞计数 < 1 500 则提示免疫功能不良。

七、氮平衡

蛋白质是生命的基础。因为体内任何蛋白质都执行一定的功能,不存在贮备的蛋白质。所以,机体在丢失蛋白质的同时也丧失了其相应功能。通过氮平衡测定蛋白质分解和合成状态,虽然不够精确,但至今仍被视为营养治疗中观察营养摄入是否足够和了解分解代谢的演变的最好方法。它的变化基本上与营养状态呈平行关系。

测定 24 小时尿中尿素氮,可基本反映体内蛋白质分解量。此外,经皮肤、呼吸、粪便也丢失少量的氮。摄入氮量可按 6.25g 蛋白质 = 1g 氮来进行计算:

氮平衡 = 24 小时摄入氮量 − 24 小时总氮丧失量

= 蛋白质摄入量/6.25 − [24 小时尿中尿素氮(g) + 3 g]。

上述公式中,数值 3 g 代表从呼吸、皮肤等丧失的非尿素氮的氮量。另外,患者每排粪便一次,应在公式的丧失量中加 1 g 氮,以代表从粪便中丧失的氮量。

(武静)

第二节　肠内营养技术

肠内营养(EN)支持系患者经口服或管饲不需消化或只需要化学性消化的营养制剂,从而获得机体所需能量和营养素营养的支持方法。

随着对胃肠道结构和功能研究的不断深入,人们逐步认识到胃肠道在免疫防御中的重要地位。较之肠外营养,肠内营养支持应用范围广,易于操作,费用低廉,并发症少,易于管理,且营养素的吸收、利用更符合生理要求,能保持对消化道的适当负荷,维持消化道功能,避免肠黏膜萎缩对机体免疫功能及营养素代谢产生的不良影响。

一、营养制剂分类

胃肠内营养所含的各种营养素齐全,能基本满足患者的生理需要。根据蛋白质消化与否可分为:

(一)多聚体膳

一般由牛奶、豆浆、鸡蛋和蔗糖配制而成的液体。可持续滴入或间断注入,其内还可加入食盐和水,每日总量可达 2 000 ~ 3 000 mL。也可将天然食物捣碎后制成匀浆。

(二)要素膳

是以氨基酸混合物或蛋白质水解物为氮源,以不需消化或很易消化的糖类为能源,混以矿物质、维生素及少量提供必需脂肪酸的脂肪的完全膳食。亦有以脂肪提供热量20%~30%的高脂肪要素膳。

（三）特殊用途要素膳

如不能耐受蛋白的婴儿可用 Nutramigen、Pregestimil，用于对双糖不能耐受或胃肠道疾病的婴幼儿，尚有专为肝功能、肾功能衰竭与糖尿病等应用的特殊要素膳。

（四）协调膳

仅提供一种或几种微量营养物或常量营养物，为含营养成分不完全的营养膳，适用于能耐受某些营养物的患者。

二、适应证

（一）不能或不愿经口摄食的患者

如口腔、咽喉或食管手术，肿瘤，炎症或损害时；大面积烧伤、创伤、脓毒症、癌症及化疗、放疗时；中枢神经系统紊乱、知觉丧失、脑血管意外以及咽反射丧失而不能吞咽时。

（二）胃肠道疾病

主要应用于短肠综合征、胃肠道瘘、溃疡性结肠炎、局限性回肠炎、胰腺功能不全、结肠手术前准备及术后处理、憩室炎、胆盐腹泻、吸收不良综合征及顽固性腹泻。

（三）其他

如术前或术后营养补充，肝、肾功能衰竭，先天性氨基酸代谢缺陷病。

三、禁忌证

对伴有腹泻、消化道活动性出血及肠梗阻患者应禁用肠内营养。

四、输入途径

胃肠内营养的输入途径主要靠管饲。置管的方法很多，最简单的是鼻—胃管。可用内径为 3 mm 的硅胶管经鼻或在手术时插入胃、十二指肠或空肠上段，也可从瘘口向近侧或远侧插入。

五、并发症

（一）与插管有关的并发症

长期经鼻插管可引起口、咽、鼻腔黏膜糜烂，压迫十二指肠或空肠导致穿孔，尤其多见于婴儿。因鼻饲管较细，在意识不清患者易误入气管。经胃或肠插管可能引起导管周围瘘或感染，长期插管可引起原因不明的低热。

（二）误吸

这是较常见与较严重的并发症，多见于胃内营养，常由于胃潴留，经食管反流而误吸。胃营养时，注入营养膳后数小时内宜头高位，当胃潴留液超过 150 mL 时不宜胃内营养，十二指肠或空肠内营养可避免其发生。

（三）腹泻和便秘

腹泻的原因及防治：①脂肪吸收不良，可采用供脂肪要素膳；②高渗溶液，肠腔内渗透负荷过重,改用等渗或稀释高渗溶液;③滴速太快,减慢速度或改用连续滴注;④乳糖不耐症,改用无乳糖膳;⑤抗生素治疗,服用乳酸菌制剂;⑥溶液被细菌或真菌污染,导致细菌性或真菌性肠炎,注意无菌配制及运送,悬挂时间不超过 8 小时;⑦低白蛋白血症,输入血浆或白蛋白。

便秘的原因为水分摄入不足及膳食纤维不足。应补充足够水分、补加膳食纤维每天 2 ~5g。

(四)肠道功能紊乱

包括肠痉挛、腹胀、恶心和呕吐。系由于输入速度太快、膳食浓度高、量大或气味不佳、溶液温度和胃排空延缓引起。应根据患者具体情况,减慢输入速度或降低浓度,加入调味剂等。

(五)水、电解质平衡失调

脱水、高钠、高氮、高磷和氮质血症的原因主要是水的供给不足,高钠高钾、高磷膳食而肾排泄功能不全引起。高渗营养液引起腹泻后会加重脱水、高血钠,严重者可发热、昏迷、甚至死亡。多数患者的高血钠症系缺水而非过多引起,防治方法为供给无溶质水,加强患者的监护,观察血电解质变化及尿素氮水平,严格记录患者出入量。肾功能不全者要改用低钾、低磷膳食。高血钾症时要行血透析。

(六)血糖紊乱包括高血糖症和低血糖症

高血糖症是因患者应激状态、用高糖膳及糖尿病所致。防治方法为监测尿糖与酮体,给予胰岛素,减慢灌注速度,改用高脂肪膳,增加水分。

六、肠内营养的并发症及护理措施

1. 保证营养液及输注用具清洁无菌

营养液要在无菌环境下配制,放置于4℃以下的冰箱内暂存,并于 24 小时内用完,调制容器、输注用具保持清洁无菌。

2. 从低浓度开始

一般由 12% 开始逐渐增至 25%,输注速度从 20 mL/h 开始,逐日增加到 120 mL/h,液量从少量开始,初始量为 250 ~500 mL/d,1 周内逐渐达到全量。一般温度控制在 38℃左右。

3. 喂养管护理

妥善固定;防止扭曲、折叠、受压;保持清洁无菌;定时冲洗。

4. 心理护理

护士应向患者及家属介绍肠内营养的有关知识和肠内营养的必要性,取得患者及家属的理解、支持、配合治疗。

5. 健康指导

告知患者肠内营养对维护肠道功能的意义,在病情允许的情况下,尽早口服。告知患者营养不良的危害。

(武静)

第三节　肠外营养技术

肠外营养(PN)是通过肠道外通路(即静脉途径)输注足够的能量和各种营养素,以纠正或预防营养不良,维持营养平衡的营养治疗方法。适用于暂时或永久不能经消化道进食、进食后不能吸收或胃肠道需充分休息时,又称为全胃肠外营养(TPN)。

一、适应证

当外科患者出现胃肠道功能障碍或衰竭的患者均可考虑提供肠外营养支持。其适应证为:①胃肠需要充分休息或消化吸收障碍,如消化道瘘,炎症性肠病,短肠综合征,中、重度急性胰腺炎,胃肠道梗阻,严重营养不良伴胃肠功能障碍者等;②大面积烧伤患者;③严重感染或败血症;④营养不良且进行较大手术患者的手术前准备;⑤急性肾衰竭;⑥妊娠剧吐与神经性厌食;⑦其他不能由肠内获得营养的患者。

二、禁忌证

肠外营养的禁忌证有:严重循环、呼吸功能衰竭,严重水、电解质平衡紊乱,肝、肾功能衰竭等。对以下患者不宜选择肠外营养:①胃肠道功能正常或有肠内营养适应证者;②患者一般情况良好、预计需要肠外营养时间少于5天者;③原发病需立即进行急诊手术者;④预计发生肠外营养并发症的危险性大于其可能带来的益处者;⑤无明确治疗目的或已确定为不可治愈而盲目延长治疗者,如广泛转移的晚期恶性肿瘤伴恶病质的患者。

三、肠外营养制剂

(一)葡萄糖

葡萄糖是肠外营养的主要能源物质,具有利用率高、价格低廉、易得等优点,对于有糖尿病或糖耐量较差的患者,可以给予果糖或山梨醇。

葡萄糖输入的浓度为20%~25%,但在急性肾功能不全患者,可用40%~50%的浓度输入。葡萄糖的用量一般应从每日200~300 g开始,以后每天增加50~100 g,一般每日剂量为600 g,于24小时内恒速输入。当有创伤、手术后休克、感染时,葡萄糖的利用率减少;当有隐性尿糖、合并胰腺疾病时,葡萄糖的利用率也降低。因而开始输入葡萄糖剂量不易过高,应逐渐增加至需要剂量。高渗性葡萄糖的剂量速度调节不当,可发生高渗性利尿、非酮性高渗性昏迷、反应性低血糖。严重创伤、复杂手术后、严重感染、肝功能不全、老年人,易发生非酮性高渗性昏迷,应特别注意。

应用高渗性葡萄糖时,一般需用胰岛素,胰岛素的用量开始为6~8 g糖加一个单位胰岛素。其后因内源性胰岛素分泌增加,可逐渐减少胰岛素的用量,并注意不能突然中断葡萄糖的补给,以防止发生低血糖症。

（二）脂肪乳剂

脂肪乳剂除了提供热量外,另一个问题是能预防必需脂肪酸缺乏症。亚油酸有18个碳原子和2个不饱和键的脂肪酸。这些脂肪酸只能从食物得到,所以称为必需脂肪酸。亚油酸是细胞膜的重要成分。亚油酸可以延长到20个碳原子和4个双键,为花生四烯酸,即前列腺素的前驱。有人认为每周给500 mL脂肪乳剂一次,可以预防必需脂肪酸缺乏。这个剂量可以抑制异常脂肪酸生成。另一研究说明,长期TPN支持的患者每日用500 mL 10%脂肪乳剂时,仍不能使红细胞磷脂中的必需脂肪酸完全正常。所以,每日500 mL脂肪乳剂可能是最低的需要量。脂肪乳剂安全无毒,但需注意使用方法。单独输注时速度要慢,先以1 mL/min开始,500 mL的输注需用5～6小时。输注太快可致胸闷、心悸或发热等反应。脂肪乳剂可按其脂肪酸碳链长度分为长链甘油三酯(LCT)及中链甘油三酯(MCT)2种。LCT内包含人体的必需脂肪酸(EFA)——亚油酸、亚麻酸及花生四烯酸,临床上应用很普遍。MCT的主要脂肪酸是辛酸及癸酸。MCT在体内代谢比LCT快,代谢过程不依赖卡尼汀,且极少沉积在器官、组织内。但MCT内不含EFA,且大量输入后可致毒性反应。临床上对于特殊患者(例如肝功能不良)常选用兼含LCT及MCT的脂肪乳剂(两者重量比为1∶1)。

（三）复方氨基酸溶液

复方氨基酸溶液是由人工合成的结晶左旋氨基酸配置的复方溶液。这种溶液纯度高、不含肽类、含氨低,可被充分用于蛋白质合成,不良反应少,是TPN的最佳供氮物质。复方氨基酸的配制模式按临床不同需要而定,可分为支持用的平衡氨基酸液及适用于创伤、肝衰竭、肾衰竭患者的特殊氨基酸液。平衡氨基酸液是按人乳、鸡蛋清内的氨基酸组成模式配制而成。在溶液中所含的氨基酸除含有必需氨基酸(占40%～50%)外,还有非必需氨基酸(占50%～60%)。较多地提供非必需氨基酸有利于机体合成蛋白质,谷氨酰胺还具有促进氮平衡的作用。

用于急性肾衰竭的营养液,其氨基酸系含有8种必需氨基酸和精氨酸、组氨酸组成的溶液;肝衰竭的氨基酸溶液含较高浓度支链氨基酸。支链氨基酸可与芳香族氨基酸竞争通过血—脑脊液屏障,具有治疗肝性脑病的作用。

（四）电解质

肠外营养时需补充的电解质主要是钾、钠、氯、钙、镁和磷6种。相应的溶液有10%氯化钾、10%氯化钠、10%葡萄糖酸钙、25%硫酸镁和13.6%磷酸二氢钾。

（五）维生素及微量元素

较长期使用TPN的患者,可能有维生素及微量元素缺乏。但其缺乏症的表现往往没有特异性,不易被察觉。临床上则以预防性使用为原则。用于TPN的维生素和微量元素均分别制成复合液,每支含量恰为正常人的日推荐量。维生素制剂含水溶性和脂溶性维生素共12种。常用的微量元素复合液有锌、铜、锰、铬4种元素。

（六）生长激素

基因重组的人生长激素具有明显的促合成代谢作用。对于特殊患者(高分解代谢状态、肠瘘等)同时应用生长激素能增强肠外营养的效果。但应严格掌握指征及疗程。

四、全营养混合液

将脂肪乳剂、氨基酸、碳水化合物、电解质、微量元素及维生素混合于一个口袋中,称为全营养混合液(TNA)。这种配制技术又称"AIO",是"TIO"的发展。这种 TNA 营养液既可经中心静脉又可经周围静脉输注,是目前医院内和家庭中进行 TPN 治疗的一种非常成功的方法。全营养混合液是在无菌环境下配制,使用过程中无须排气及更换输液瓶。全封闭的输注系统大大减少了污染的机会。全营养混合液的配制过程要符合规定的程序,由专人负责,以保证混合液中的指防乳剂的理化性质仍保持在正常状态。以 60 kg 体重为例,全营养混合液中的基本组成。

在基本溶液中,根据病情及血生化检查,酌情添加各种电解质溶液。由于机体无水溶性维生素的贮备,因此肠外营养液中均应补充复方水溶性维生素注射液。短期禁食患者不会产生脂溶性维生素或微量元素缺乏,因此只需在禁食时间超过 3 周者才予以补充。溶液中可加胰岛素适量(胰岛素∶葡萄糖=1 U∶8~10 g)。

五、输入途径

(一)周围静脉

因周围静脉血流缓慢,如长时期或高浓度溶液输入易损伤静脉内膜,导致静脉炎,所以主要用于以中浓度(10%)葡萄糖组成 TPN 输入。但也不能长期输注,一般少于 2 周。

(二)中心静脉插管

常经锁骨下静脉和颈内静脉置管。因深静脉直径大、血液流速快,输入的液体能被快速稀释而不易损伤静脉内膜,故可输入以高浓度(25%~50%)葡萄糖作为主要能源的 TPN,可 24 小时连续滴注,并可较长期使用。

1. 保持导管输液通畅

要将插入深静脉的导管妥善固定,不得随意推进或拔出,严防打折、扭曲受压,防止脱出,不应由此管抽血、输血等,以免阻塞管腔。

2. 防止感染

感染是深静脉插管一种严重并发症。感染多因导管逆行感染或由输入液体不洁引起,故应严格无菌操作。加强预防措施为:①插管处皮肤用无菌纱布包扎固定,每日更换一次;②接头处用乙醇消毒,每日 2 次;③液体应现配现用;④严格无菌技术。

3. 输液速度均匀

以糖为标准,每小时每千克体重输入不应超过 1.2 g。过快可引起高渗性非糖性昏迷,过慢则高营养的优越性不能发挥。故应根据每日的总液体量,计算每分钟的滴数,保持均匀稳定的滴速。

4. 预防代谢性并发症发生

①观察患者的神志改变,有无水、钠潴留或脱水,有无低钾、低钙的表现,有无发热。准确记录 24 小时出入液量。②应力求均匀输入营养液,以防高血糖的发生;对需限制入水量者宜用输液泵,便于调节速度。当需要停止含高渗葡萄糖的营养液时,应缓慢减速或由外周静脉输入等渗葡萄糖营养液作为过渡,以防止发生延迟性低血糖。③测定氮平衡、

血糖及电解质浓度,为 TPN 的配方提供依据。定期了解肝肾功能、做血气分析。

5. 指导患者进行家庭胃肠外营养

随着 TPN 应用的日趋成熟,对于一些需长期胃肠外营养,病情允许的患者(如短肠综合征、肠道炎性疾病等),可以不必住院而在家庭内进行胃肠外营养。对这些患者应首先评估其自理能力,以便采取不同的护理系统满足其治疗性护理需要。帮助患者及家属理解 TPN 的程序,辅导和训练他们掌握最基本的无菌技术,自行完成营养液配制和导管护理等。

六、肠外营养的护理措施

1. 穿刺置管

临床最常见的并发症是气胸、血胸、血管神经损伤,多在术后 24 小时内发生,因此要严密观察患者的生命体征与局部情况,注意有无胸闷、呼吸困难、肢体运动障碍等,及时发现及时处理。

2. 观察与导管有关的常见并发症,如相关感染、空气栓塞、静脉炎、静脉栓塞等。

3. 导管入口处的敷料更换应每日 1 次或每周 3 次,如气温高、出汗多、敷料潮湿,应及时更换。更换敷料时应注意局部有无发红、肿胀或分泌物等。每周用棉拭子擦拭入口处局部 2 次,有条件者送细菌培养。

4. 输液管道要每日更换 1 次。更换时静脉导管与输液管连接处应用碘酊、乙醇消毒,换输液管时静脉导管要注意卡紧,严防空气进入,更换后头处要旋紧,用浸有碘伏的小纱布包裹后胶布固定。

5. 气栓的预防

保持输注系统的密封状态,应用 3 L 袋输液,可最大限度地预防气体进入输注系统。采用重力滴注时可应用较长的输液管,使部分管道垂于床边,管道最低点比患者心脏平面低 10 cm 以上,这样当输液瓶中无液体时管道内有一定高度的水柱,胸腔产生的负压不至于将水柱完全吸入,可避免空气栓塞的发生。

6. 静脉导管常见故障的处理

滴速减慢,常因进气针不畅、导管扭曲、体位改变所致,也可因导管内曾有血液反流在针头内有血凝块形成引起。导管堵塞、停输液体的时间较长或患者有咳嗽或憋气等胸膜腔内压增高的动作,致血液反流至导管内,导管内可有纤维蛋白或血凝块附着而发生堵塞。因此,静脉导管一般不作抽血、输血、临时给药、测量中心静脉压等其他作用。如果发生堵塞,可试用链激酶或尿激酶 2 万 U/2 mL,用注射器轻轻推注抽吸,使血块溶解,但不能加压推注,以免血栓发生。待导管内血凝块溶化抽出后,再用生理盐水推注至通畅。如不能恢复要及时拔除,尽量避免反复冲注,造成由导管进入的感染。

7. 当 TPN 治疗完成后或因导管堵塞、疑有导管感染时应及时拔管,并剪下导管尖端部作细菌培养,拔管后穿刺口局部要按压 1~2 分钟,以免空气沿导管入口窦道进入而产生气栓。

8. 输注营养液时应根据治疗计划合理调节输液速度,采用持续输注时营养液应匀速输注,以避免速度过快引起高糖高渗性非酮性昏迷、高渗性利尿及由氨基酸等制剂快速输入导致的恶心、呕吐等并发症。输注中要注意观察患者的反应,如患者出现口渴、多尿、神志淡漠、昏迷等高血糖的表现或皮疹、面色潮红等过敏反应的现象,应及时对症处理。

（武静）

第十一章　心肺复苏技术

第一节　心脏复苏术

一、胸外心脏挤压术

胸外心脏按压可刺激心脏收缩,恢复冠状动脉循环,以复苏心搏,提高血压,维持有效血液循环,恢复中枢神经系统及内脏的基本功能。其作用机制:胸廓具有一定弹性,胸骨可因受压而下陷。按压胸骨时,对位于胸骨和脊柱之间的心脏产生直接压力,引起心室内压力的增加,瓣膜的关闭,促使血液流向肺动脉和主动脉;放松时,心室内压降低,血流回流,另外,按压胸骨使胸廓缩小,胸膜腔内压增高,促使动脉血由胸腔内向周围流动;放松时,胸内压力下降,静脉血回流至心脏。如此反复,建立有效的人工循环。

(一)适应证

任何原因所致的心跳呼吸骤停。

(二)操作步骤

1. 与人工呼吸同时进行。使患者仰卧于硬板床或地上,睡在软床上的患者,则用心脏按压板垫于其肩背下。头后仰10°左右,解开上衣。

2. 操作者紧贴患者身体左侧,为确保按压力垂直作用于患者胸骨,救护者应根据个人身高及患者位置高低,采用脚踏凳式、跪式等不同体位。

3. 确定按压部位的方法是:救护者靠近患者足侧的手的食指和中指沿着患者肋弓下缘上移至胸骨下切迹,将另一手的食指靠在胸骨下切迹处,中指紧靠食指,靠近患者足侧的手的掌根紧靠另一手的中指放在患者胸骨上,该处为胸骨中、下1/3交界处,即正确的按压部位。

4. 操作时,将靠近患者头侧的手平行重叠在已置于患者胸骨按压处的另一手之背上,手指并拢或互相握持,只以掌根部接触患者胸骨,操作者两臂位于患者胸骨正上方,双肘关节伸直,利用上身重量垂直下压,对中等体重的成人下压深度3~4 cm,而后迅速放松,解除压力,让胸廓自行恢复。如此有节奏的反复进行,按压与放松时间大致相等,频率每分钟80~100次。

有效的按压可扪到大动脉如颈、股动脉的搏动,动脉血压可升至6.7~11 kPa,瞳孔缩小,发绀减轻;皮温回升,有尿液排出,昏迷浅或意识恢复,出现自主呼吸,心电图好转。按压时过轻、过重,下压与放松比例不当;两臂倾斜下压,类似揉面状;一轻一重,或拍打式按压等都是不正确的。

(三)注意事项

1. 按压部位要准确

如部位太低,可能损伤腹部脏器或引起胃内容物反流;部位过高,可伤及大血管;若部位不在中线,则可能引起胸骨骨折。

2. 按压力要适度

过轻达不到效果,过重易造成损伤。

3. 按压姿势要正确

注意肘关节伸直,双肩位于双手的正上方,手指不应加压于患者胸部,放松时掌根不离开胸腔。

4. 注意患者体位

为避免按压时呕吐物反流至气管,患者头部应适当放低。

5. 心脏按压必须同时配合人工呼吸

一人单独操作时,可先行口对口人工呼吸2次,再做胸外心脏按压30次。如系两人操作,则一人先做口对口人工呼吸1次,另一人做胸外心脏按压5次,如此反复进行。

6. 注意复苏的连续性

操作过程中,救护人员替换,可在完成一组按压,通气后的间隙中进行,不得使复苏抢救中断时间超过7秒。

7. 密切观察复苏效果

按压期间,密切观察病情,判断效果。胸外心脏按压有效的指标是按压时可触及动脉搏动及肱动脉收缩压≥8 kPa。

8. 婴幼儿按压法

婴幼儿按压部位是两乳头连线与胸骨正中线交界点下一横指处,按压多采用环抱法(又称后托法),双拇指重叠下压。

新生儿也可用单手法。按压效率应>100次/分,其比例是5:1。

二、心内注射术

在现代救护中,自胸外向心内注药不宜作为常规首选途径,因其有许多缺点,如用药过程中中断心肺复苏,操作不当可发生气胸、血胸、心肌或冠状动脉撕裂、心包积血等。且注入心腔内的准确性不到50%。若将肾上腺素等药物注入心肌内,还可造成顽固性室颤。必须自胸外向心内注药时,应选择合适的注射部位及方法。

(一)操作步骤

1. 心前区注射法

于第4肋间胸骨左缘旁开2 cm处,常规消毒皮肤。右手持注射器,必要时以消毒的左手拇、食指扶持长针头头端1~2 cm处,用力将针垂直刺入皮肤并不断深入,注意边进针边拭抽回血。达一定深度(成人4~5 cm,小儿超过3 cm),可见大量回血,然后迅速注药。如进针较深仍无回血,可将针缓慢后退,同时持续抽吸回血,若仍无回血,可改变方向重行穿刺。

2. 剑突下注射法

于剑突与左肋弓连接处下1 cm处常规消毒皮肤,将穿刺针刺入皮下,使针头与腹壁成15°~30°角,向心底部直接刺入,边进针边回抽,抽得大量回血后注药。

3. 直接心内注射法

对于开胸者,则在无菌条件下,用7号注射针头避开冠状血管直接向左或右心室穿刺、注药。

（二）注意事项

1. 在胸外行心内注射时，必须选择合适的心内注射针头，否则针头长度达不到心室腔可导致穿刺失败。

2. 穿刺最好选择右心室，该处心室壁较薄，血管较少，穿刺时不易损伤血管。

3. 注射部位要准确。操作时应停做人工呼吸，以防刺破肺组织形成气胸。

4. 进针后必须抽得大量回血后，方可将药液注入。切忌把药液注入心肌内，以免引起心肌坏死或心律失常。

5. 操作要迅速，尽量缩短心脏按压中断时间。

三、胸内心脏按压术

一般罕需应用胸内心脏按压法。遇有下列情况时才有进行胸内心脏按压的指征：①胸外按压 3 分钟以上无效；②肋骨骨折；③胸外伤；④心包填塞；⑤胸内手术；⑥患者异常肥胖、桶状胸或其他胸廓畸形，胸外心脏按压无效者。

（一）操作步骤

1. 患者平卧或稍向右侧卧，做好气管内插管及人工控制呼吸。

2. 施术者沿左侧第 4 肋间隙，前起胸骨旁 1 cm，后达腋中线肋间做一弧形切口进入胸腔，切断上、下二肋软骨，撑开切口，用右手将心脏握在手中，以每分 70～80 次的速度持续而有力地挤压心脏，也可将手放于心脏之后，将心脏向前压向胸骨。开胸的时间愈短愈好，从心搏骤停至开始按压，最好不要超过 4 分钟。每次按压后应有足够的舒张，以利回心血流。按摩强度以能扪到颈、股动脉搏动为宜。以后心肌颜色逐渐由发绀转为红润，心肌张力逐渐增加。为促进心脏复跳，提高按压效果，按压的同时可由静脉或向左心室内注射肾上腺素 0.5～1 mg，异丙肾上腺素 1 mg 等。

3. 循环恢复后，应仔细止血，待血压稳定缝合切口，并置胸腔引流管。

（二）注意事项

1. 开胸应在 4 分钟内完成，不强求正规消毒。

2. 挤压方法要正确，严禁用手指尖挤压心脏，切不可按压心房或使心脏扭转，以免妨碍静脉血回流。挤压时左右心室血液应同时排空。

3. 挤压时用力要均匀，切忌粗暴。按压接触面要常更换位置，不要固定压迫一处，以免损伤心肌。当心脏恢复自主搏动，并估计有适当的心排血量时，可停止挤压。

4. 医生行挤压时，护理人员可按医嘱备好心内注射药物，如 0.1% 肾上腺素 0.5～1 mL、异丙肾上腺素 0.5～1 mL 为主的心内注射用药，反复心内注射时，要注意避开心脏血管及更换注射位置。

5. 医生行挤压心脏时，护理人员须专人守护，严密观察病情，5～10 分钟测量一次血压和颈动脉或股动脉脉搏，并观察呼吸、瞳孔、意识等情况，随时报告医生。

6. 医生关闭胸腔时，护理人员应准备无菌胸腔封闭引流导管与封闭瓶一套，为排出胸腔内的血液与气体之用；根据医嘱备好适量的抗生素，如青霉素等，放入胸腔内，防止感染。

四、心外除颤器的应用

利用高能量而短时限的脉冲电流通过心肌,使心肌纤维同时除极,以造成瞬间心脏停搏,消除异位兴奋灶,恢复窦性心律。电击除颤按电源可分为交流除颤和直流除颤;按除颤方式可分为同步除颤和非同步除颤;按电极安放部位可分为胸外除颤和胸内除颤。

(一)操作步骤

1. 在准备电击除颤同时,做好心电监护以确诊室颤。

2. 有交流电源时,接上电源线和地线,并将电源开关转至"交流"位置,若无交流电源则用机内镍铬电池,将电源开关转至"直流"位置。近年来以直流电击除颤为常用。

3. 按下胸外除颤按钮和非同步按钮,准备除颤。

4. 按下充电按钮,注视电功率数的增值,为增加至所需数值时,即松开按钮,停止充电。

5. 电功率的选择,成人首次电击,可选用 200 J,若失败,可重复电击,并可提高电击能量,但最大不超过 360 J。

6. 将电击板涂好导电膏或包上浇有生理盐水的纱布。将一电极板放于左乳头下(腋前线、心尖部),另一电极板放于胸骨右缘第 2 肋间(心底部)。或者将一电极板放于胸骨右缘第 2 肋间,另一电极放在背部左肩胛下。电极板需全部与皮肤紧贴。

7. 嘱其他人离开患者床边,操作者臂伸直固定电极板,使自己的身体离开床缘,然后双手同时按下放电按钮,进行除颤。

8. 放电后立即观察心电示波,了解除颤效果。如除颤未成功,可加大能量(J)数值,再次除颤同时寻找失败原因并采取相应措施。

(二)注意事项

1. 除颤前应详细检查器械和设备,做好一切抢救准备。

2. 电极板放的位置要准确,并应与患者皮肤密切接触,保证导电良好。

3. 电击时,任何人不得接触患者及病床,以免触电。

4. 对于细颤型室颤者,应先进行心脏按压、氧疗及药物等处理后,使之变为粗颤,再进行电击,以提高成功率。

5. 电击部位皮肤可有轻度红斑、疼痛,也可出现肌肉痛,3~5 天后可自行缓解。

6. 开胸除颤时,电极直接放在心脏前后壁,除颤能量一般为 5~10 J。

(武静)

第二节　呼吸复苏术

一、人工呼吸术

（一）操作步骤

1. 口对口人工呼吸法

口对口人工呼吸是为患者供应所需氧气的快速而有效的方法。借助术者用力呼气的力量,把气体吹入患者肺泡,使肺间歇性膨胀,以维持肺泡通气和氧合作用,减轻机体缺氧及二氧化碳潴留。方法是:

（1）患者仰卧,松开衣领、裤带。

（2）术者用仰面抬颈手法保持患者气道通畅,同时用压前额的那只手的拇、食指捏紧患者的鼻孔,防止吹气时气体从鼻孔逸出。

（3）术者深吸一口气后,双唇紧贴患者口部,然后用力吹气,使胸廓扩张。

（4）吹气毕,术者头稍抬起并侧转换气,松开捏鼻孔的手,让患者的胸廓及肺依靠其弹性自动回缩,排出肺内的二氧化碳。

（5）按以上步骤反复进行。吹气频率,成人14~16次/分,儿童18~20次/分,婴幼儿30~40次/分。

2. 举臂压胸法

（1）患者仰卧,头偏向一侧,肩下垫一枕头。术者立或跪在患者头前,双手握住患者的两臂近肘关节处,将上臂拉直过头,患者的胸廓被动扩大形成吸气。

（2）待2秒后,再屈其两臂,将其肘放回胸廓下半部,并压迫其前侧方两肋弓部约2秒,此时胸廓缩小,形成呼气。以此反复施行。每分钟14~16次为宜,节律应均匀。

3. 双手压胸法

（1）患者仰卧（或俯卧）,将头偏向一侧,术者骑跪在患者大腿两侧,两手平放在患者的胸肋部（或背部）,拇指向内靠近胸骨（或脊柱）,使身体慢慢向前倾,借身体重力压挤胸部（或背部）,将肺内空气驱出。

（2）放松压力,使患者胸廓自然恢复原状,空气随之吸入。如此反复进行,每分钟14~16次为宜。

（3）俯卧者两臂伸向头,将一前臂屈曲,使头侧枕于其上,以防口鼻着地。此法多用于弱水者。

4. 简易呼吸器法

（1）清除上呼吸道分泌物或呕吐物,使患者头向后仰,托起下颌,扣紧面罩,挤压呼吸囊,空气由气囊进入肺部。

（2）放松时,肺部气体经活瓣排出。一次挤压可有500~1 000 mL的空气入肺。每分钟 14 ~ 16 次。必要时接上氧气加压给氧。

5. 加压人工呼吸法

气管插管后,利用充满氧气成空气的呼吸囊,有节律地挤压(吸气)、放松(呼气),达到人工呼吸的目的。其操作:

(1)患者仰卧,使用咽喉镜为患者行气管插管术。

(2)气管导管的外端和呼吸气囊的前端出口处分别与活瓣相连,呼吸囊的尾端侧管与氧气管相接。

(3)放开氧气,充满呼吸气囊,然后用手捏之,将氧气挤入患者肺脏,每分钟捏 16 ~ 20 次。

(二)注意事项

1. 口对口人工呼吸法

(1)吹气应有足够的气量,以使胸廓抬起,但一般不超过 1 200 mL。吹气过猛过大可造成咽部压超过食道开放压从而使气体吹入胃内引起胃胀气。

(2)吹气时间宜短,以约占 1 次呼吸周期的 1/3 为宜。

(3)若患者口腔及咽喉部有分泌物或堵塞物如痰液、血块、泥土等,应在操作前清除,以免影响人工呼吸效果或将分泌物吹入呼吸道深处。

(4)如有义齿者应取下义齿。遇舌后坠的患者,应用舌钳将舌拉出口腔外,或用通气管吹气。

(5)如遇牙关紧闭者,可行口对鼻人工呼吸。操作方法大体同上,只是对着鼻孔吹气。吹气时应将患者口唇闭紧。为克服鼻腔阻力,吹气时用劲要大,吹气时间要长。

(6)对婴幼儿,则对口鼻同时吹气更易施行。

(7)若患者尚有微弱呼吸,人工呼吸应与患者的自主呼吸同步进行,即与患者吸气时,术者用力吹气以辅助进气,患者呼气时,松开口鼻,便于排出气体。

(8)为防止交叉感染,操作时可取一块纱布单层覆盖在患者口或鼻上,有条件时用面罩及通气管则更理想。

(9)通气适当的指征是看到患者胸部起伏并于呼气听到及感到有气体逸出。

2. 举臂压胸法

(1)患者应置于空气流通的平地上或木板上,注意保暖和保证呼吸通畅。

(2)应察看患者的一般情况,如胸背部有无严重损伤等,并结合患者年龄、病情、现场条件,以便确定选用何种人工呼吸法。

(3)进行操作时,姿势要正确,力量要适当,节律要均匀。给小儿和瘦弱患者进行操作时,用力不可过大、过猛,以免压伤患者。

(4)必须连续进行,不可中断。如时间过长,可医、护轮流进行。同时可按医嘱使用兴奋剂。

(5)当患者出现自动呼吸时,人工呼吸应与自动呼吸节律相一致,不可相反。待患者呼吸恢复正常后,方可停止人工呼吸,并使患者静卧,继续观察呼吸情况,防止呼吸再度停止。

(6)电击和溺水患者,呼吸心跳停止后,仍需持续进行人工呼吸,直至证明患者确已死亡。

3. 加压人工呼吸法

（1）在做气管插管时,应配合施行手法人工呼吸,不可中断。

（2）挤压呼吸气囊时,压力不可过大,约捏呼吸囊的1/3,亦不可时大时快时慢,以免损伤肺脏,造成呼吸中枢紊乱,影响呼吸功能恢复。

（3）发现患者有自主呼吸时,应按患者的呼吸动作加以辅助,以免影响患者的自动呼吸。

（4）氧气筒内的氧气将要用尽前,就应及时更换,以免人工呼吸中断。

（5）当气管内有分泌物时,应立即向气管导管内吸出,口腔与鼻腔内部应注意保持清洁。

二、自动呼吸机的应用

（一）操作步骤

自动呼吸器可以通过面罩、气管插管、气管切开等方法与患者相连接。气管插管连接囊可以缩小呼吸道无效腔,保证预期气量送入肺泡,但一般只维持72小时,时间太长易引起喉头水肿。呼吸频率一般成人每分钟16次,小儿例外,呼吸的比例以1:1.5为宜。潮气量一般500~700 mL。

（二）注意事项

1. 使用自动呼吸器应随时观察器械的效果,随时调节,以期达到生理的气体交换,并保持呼吸道的清洁通畅,应定期测定二氧化碳分压。

2. 注意观察呼吸平稳,呼吸与呼吸器合拍则表明病情好转。如患者烦躁不安,挣扎抗拒呼吸器,则表明病情恶化,此时必须检查呼吸器通气量是否充足。有无分泌物堵塞呼吸道,肺内病变是否加重恶化。同时应注意肺部检查如两侧胸部活动一致,扩张良好,听诊时两侧呼吸音清晰,则表明病情好转。

3. 观察循环情况,如患者血压上升、脉搏减慢,心律不齐减少或消失,则为病情好转。相反,则病情恶化。如面部潮红、脉搏快、呼吸深而慢、血压偏高,则为呼吸性酸中毒表现,二氧化碳潴留。这时可以调节呼吸的比例,使呼气适当的延长,潮气量加大,有利于二氧化碳排除。如通气过度,则产生呼吸性碱中毒。

4. 观察患者意识,如从昏迷状态逐渐清醒,或表现出对周围事物感兴趣,则表示脑的供氧较前好转。

5. 注意不使人工呼吸中断,抢救呼吸骤停或呼吸衰竭的患者,在没有得到自动呼吸器之前,必须先做口对口人工呼吸或仰卧压胸人工呼吸。

6. 注意防止出现并发症,如吸入气体压力过高,会导致肺泡破裂,成为气胸、纵隔气肿,过度换气后,可能发生痉挛、呼吸性碱中毒、低血压,还可能并发肺部感染、肺不张、腹胀、消化道出血等,应注意防止。

（武静）

第十二章　环甲膜穿刺、气管内插管护理技术

第一节　环甲膜穿刺术

当遇到紧急喉腔阻塞的患者,没有条件立即做气管切开时,可行紧急环甲膜穿刺或切开,以达呼吸道通畅、抢救患者生命之目的。

一、适应证

环甲膜穿刺术或切开术适用于气道异物、吸入性损伤、喉头水肿等各种原因导致的急性气道梗阻。因院前急救条件的限制,凡须做气管切开者,均以环甲膜穿刺或切开替代,往往可使患者解除窒息,转危为安;环甲膜穿刺亦可作为心肺复苏时的给药途径。

二、禁忌证

有明显出血倾向者及不能合作的患者。

三、物品准备

备常规消毒用治疗盘、环甲膜穿刺包,包内有细硅胶管(长 15 ～ 20 cm)、血管钳、5 mL 和 10 mL 注射器、7 ～ 9 号针头(解除喉梗阻时用粗套针)、16 ～ 18 号针头(留置导管用)、纱布、棉球、无菌手套、2% 普鲁卡因、1% 丁卡因。

四、操作方法

1. 患者取仰卧位,撤掉枕头,将肩部垫起,使头部后仰;亦可取半卧位,头部后仰。

2. 常规局部皮肤消毒后,以 1% 普鲁卡因 1 mL 局部麻醉。情况特别紧急时,可不必消毒;如患者已意识丧失,可不必麻醉,以免浪费时间而延误抢救。

3. 环甲膜位于环状软骨与甲状软骨之间正中凹陷处。术者以左手示、中指分别固定环甲膜两侧,右手持注射器,针头斜面向下,从环甲膜正中处垂直刺入,刺穿时可感觉到阻力突然消失,并可抽出空气,患者可出现咳嗽反射。

4. 注射器固定于垂直位置,可注入丁卡因等少量表面麻醉剂,然后再换 15 ～ 18 号大针头刺入,以解除气道梗阻导致的通气障碍。

5. 做环甲膜切开时,可在环甲膜皮肤处做一长约 1.5 cm 的横向切口,然后用刀尖将环甲膜切开,根据情况可再用止血钳将切口稍行扩大,再插入气管套管或钢笔杆、塑料管等,必须注意插入深浅适度,以防过深,插到气管后壁而无法通气,或过浅容易脱落。

6. 如发生皮下气肿或少量出血,可对症处理。

五、护理要点

1. 穿刺时进针不要过深,以免损伤喉后壁黏膜。

2. 必须回抽有空气,确定针尖在喉腔内才可注射药物。

3. 注射药物时嘱患者勿吞咽及咳嗽,注射速度要快,注射完毕后迅速拔出注射器及针头。

4. 用消毒干棉球压迫穿刺点片刻。针头拔出以前应防止喉部上下运动,否则容易损伤喉部的黏膜。

5. 注入药物以等渗盐水配制,pH 要适宜,以减少对气管黏膜的刺激。

6. 在初期复苏成功后应改做正规气管切开或立即做消除病因(如异物的摘除等)的处理。

7. 环甲膜穿刺通气用的针头及 T 形管应作为急救常规装备则消毒备用。接口必须紧密不漏气。

8. 个别情况下穿刺部位有较明显的出血时应注意止血,以免血液反流入气管内。

(胡翼南)

第二节　气管内插管术

一、适应证

1. 呼吸循环骤停。
2. 呼吸衰竭、呼吸肌麻痹或呼吸抑制者。
3. 为保护呼吸道通畅,便于清除气管、支气管内分泌物,如全身麻醉前。
4. 各种原因引起的通气障碍,如昏迷、多发性肋骨骨折、气管内肿瘤等。

二、禁忌证

1. 主动脉瘤压迫气管者。
2. 咽喉部脓肿。
3. 颈椎骨折脱位者。
4. 下呼吸道分泌物潴留所致呼吸困难,难以从插管内清除者,应做气管切开。
5. 喉头水肿、急性喉炎、喉头黏膜下血肿、插管创伤引起的严重出血等。此类患者在面罩给氧下行气管切开较安全。

三、操作步骤

1. 患者取仰卧位,撤掉枕头。术者站或跪在患者头顶端。
2. 清除口咽部分泌物、呕吐物、血块、义齿等异物;双手固定两侧下颌,使头部充分后仰,使耳垂与下颌角的连线和患者身体长轴一致,口、咽、喉三点在一直线。
3. 左手持喉镜,右手将患者上、下齿分开,将喉镜叶片沿口腔右颊侧伸入,将舌体推向左侧,即可见到悬雍垂。在继续深入,即可见到会厌,将喉镜向上提起,不得以牙齿当支点,并挑起会厌,充分暴露声门。

4. 右手持气管导管,对准声门,插入 8~9 cm(气囊越过声门 1~2 cm 即可)。如有管芯,随即拔出。然后用注射器向气囊内注入空气 5~7 mL。

5. 气管导管与球囊连接后,挤压球囊,同时用听诊器听取两肺呼吸音,如听到呼吸音,立即退出喉镜,用胶布将气管导管与牙垫固定牢固。气管导管亦可与呼吸机或氧气连接。

四、注意事项

1. 对呼吸困难或呼吸停止者,插管前应先行人工呼吸、吸氧等,以免因插管费时而增加患者缺氧时间。

2. 插管前检查工具是否齐全适用,喉镜灯泡是否明亮,套囊有无漏气等。

3. 根据患者年龄、性别、身体大小选择粗细适当的气管导管进行插管,男性选用 F36~40 号,女性可用 F32~36 号。

4. 插管动作要轻巧、准确、迅速。

5. 导管插入气管后应检查两肺呼吸音是否对称,防止误入一侧支气管导致对侧肺不张。

6. 插管后随时检查导管是否通畅,有无扭曲。吸痰时尽量注意无菌操作,并且每次吸痰时间不应大于 15 秒。必要时,先予吸氧片刻后再吸引,以免加重缺氧。

7. 插管时间一般不超过 48 小时。

8. 向上提拉喉镜手柄,使着力点在镜片前端,切忌以门齿为支点,以免造成门齿脱落损伤。

9. 患者必须恢复了自主呼吸,并且咳嗽反射、吞咽反射恢复,方可拔管。并注意观察患者对拔管的反应,保持呼吸道通畅。重症患者拔管后 1 小时复查动脉血气变化。

五、气管插管术后操作并发症

气管插管术分经口和经鼻插管两种。前者借喉镜直视下经声门将导管插入气管,容易成功,较为安全。后者分盲插或借喉镜、纤维支气管镜等的帮助,经鼻沿后鼻道插入气管。气管插管术是一种侵入性操作,术后由于操作不当或护理不当可发生一系列并发症,如呼吸道梗阻、感染、呼吸道出血、气管食管瘘、皮下气肿、声门损伤、气管插管脱出、插管移位等。其中前五项与气管切开术后护理操作并发症基本相同,本节不予重复叙述。

(一)声门损伤

1. 发生原因

经喉插管保留数天以上的患者,容易发生不同程度的黏膜损伤;多数患者可以恢复,仅极少数遗留永久性狭窄。

2. 临床表现

症状通常于拔管后 1~6 周出现,这种滞后现象取决于气道受损部位的恢复过程及瘢痕组织形成的情况。80% 在拔管后 3 个月内出现症状。拔管后立即出现症状者较少见,而迟至数年以后才出现者更罕见。

吸气时呼吸困难是所有严重气道阻塞患者的主要症状。根据阻塞程度的不同,呼吸困难可表现为重体力活动时的轻微呼吸受限或轻体力活动和讲话时感到气短。对于多数患者来说,气道狭窄到小于正常气管横径的 50% 时,才有重体力活动时的呼吸困难。狭窄到小于正常管径的 25% 时,通常会导致静息时呼吸困难和喘鸣。这种患者存在不能清除呼吸道分泌物而窒息的危险。

声门病变会引起声音改变。插管后喉损伤和狭窄的患者会有不同程度的嘶哑和失声。

3. 预防及处理

(1)插管时不宜盲目粗暴操作,避免损伤,如病情允许,宜及早拔除导管,有条件者,尽量选用经鼻气管插管。

(2)无论声带有无出血,治疗急性声嘶,噤声是必需的首要措施。患者在 2~3 天内不宜说话,更不能说不出话也要勉强地说。声带休息是康复的重要条件。

(3)声带周围药物注射。抗生素(如林可霉素 600 mg)、激素(如地塞米松 2~5 mg)注射于双侧声带旁,每日 1 次,连续 3~5 次。地塞米松可加于 5% 葡萄糖溶液或生理盐水 500 mL 内,静脉滴注,每日 1 次,连续 2~3 日。控制上呼吸道感染,消除声带等上呼吸道炎性病变。激素具有抗炎作用,可消除声带充血等炎性病变;具有免疫抑制作用,可减少组胺、5-羟色胺及其他活性物质的形成和释放,从而减轻过敏反应,降低血管渗透性,减少炎性浸润和渗出,消除声带水肿和肿胀。激素还可提高中枢神经系统的兴奋性以及增强声带肌的收缩功能,故激素为必不可少的治疗药物。

(4)药物超声雾化吸入。药物通过超声雾化成微粒,吸入雾化微粒,使之均匀分布于声带、喉腔及声门下呼吸道黏膜,起到治疗作用。常用雾化吸入药物,除抗生素和激素外,选用一些酶。通常所用的 α-糜蛋白酶是一种肽链内切酶,有分解肽链作用,能清除声带、喉气管黏膜分泌物(先稀释而后消除),从而起到消除声带及喉气管炎症的作用。

(5)应用神经营养药。呋喃硫胺为维生素 B_1 新衍生物中一种长效化合物,对组织亲和力强,脏器内浓度高,血中浓度增加快,作用迅速而持久,作用于神经系统,疗效显著。每日肌内注射 20~40 mg(每次 20 mg),连续 5~10 天。注射治疗后,支配声带肌及声带内收肌和外展肌的功能,常能获得康复。此药亦可做局部注射,通过喉上神经孔进入喉内注于声带旁。

(6)重度狭窄可威胁患者生命而需要急诊处理。应立即吸入湿化氧气,使用可减轻炎症及水肿的药物,包括肾上腺素雾化吸入,静脉应用类固醇类药物(甲泼尼龙 500 mg 冲击)或类固醇药物吸入如二丙酸倍氯米松等。如上述措施无效或有很严重的气道梗阻时,应重新建立人工气道。

(7)声门下或气管狭窄可择期处理,包括定期扩张,激光切除,内置扩张支架,分期成形气管重建,环形切除一期吻合术或永久性气管造口术。

(二)气管插管脱出

气管插管脱出是气管插管护理的严重并发症,如发生于严重呼吸衰竭患者而又未能及时采取适当措施,常导致病情加重,严重者可因缺氧导致心搏骤停。

1. 发生原因

(1)由于患者对气管插管不耐受,或因疾病的因素使患者烦躁不安,头部活动幅度过大,加之缺乏有效的肢体约束,镇痛、镇静效果不佳,气管插管又和呼吸机紧密连接而不能随之移动,导致气管插管脱出气道或患者自己拔管。

(2)气管插管固定不牢。初次固定气管插管时,扁带过松或患者头部活动使扁带变松,患者可将导管自行吐出;油性皮肤、出汗多、口腔和鼻腔分泌物多使固定的胶布变湿,失去黏性而易发生脱管。

(3)护理人员经验不足。为患者做口腔护理或更换气管插管的固定胶布时,没有采取确实可靠的措施防止气管插管脱出;为患者翻身或抬高、放低床头时,幅度过大,而又没有同时相应移动呼吸机管道,导致导管脱出。

2. 临床表现

(1)气管插管全部从口腔或鼻腔脱出,或部分脱出,但其远端已到达声门上。

(2)出现程度不同的呼吸困难和缺氧表现。轻则呼吸急促、发绀;重则呼吸浅慢或极度急促,血氧饱和度迅速下降,心率逐渐减慢直至心搏骤停。

3. 预防与处理

(1)采用恰当的固定方法。短时间镇静的患者,可使用胶布固定,气管插管常规用牙垫支撑,扁带采用8字固定法,必要时加用丝绸胶布;上述方法仍然固定不佳时,可使用丝线打外科结,然后固定于扁带上。经口气管插管的患者可采用新型口导管固定器、多功能口咽通气道固定,能有效地预防气管插管脱出。对烦躁、谵妄者给予充分镇静,必要时使用约束带固定双上肢。当固定气管插管的扁带或胶布被口腔分泌物污染时,应及时更换。

(2)加强护理人员相关专业知识供训,工作繁忙时及时增派护理人员。口腔护理、更换气管插管的固定胶布时,必须用手固定气管插管,防止脱出;为患者翻身及其他涉及变动患者体位的操作时,必须使呼吸机管道与患者同步移动,必要时短时间断开呼吸机,待患者翻身后,重新调节支架并连接呼吸机管道。

(3)注意观察呼吸机参数的变化,如分钟通气量、潮气量数值较低,说明通气不足,患者存在缺氧或二氧化碳潴留,易引起呼吸困难与躁动不安。气道压力高,可能有管路积水、打折、气道分泌物过多、哮喘、气胸等情况。护理人员应掌握呼吸机相关知识,不能自行解决的问题,及时报告医生处理。

(4)一旦气管插管脱出,必须马上通知医生重新插入。如医生不在场或不熟悉气管插管技术,患者出现严重缺氧症状时,可用面罩连接呼吸机双手托起患者下颌角进行经面罩呼吸机通气,根据病情调整给氧浓度,增加潮气量。处理得当可保证足够的氧供。

(三)插管移位

1. 发生原因

(1)插管过深,气管导管进入一侧支气管或食管。

(2)抢救或护理时气管导管下移引起。

2. 临床表现

血氧饱和度下降。两侧胸廓起伏不一致。双肺听诊呼吸音不对称,一侧肺呼吸音降低甚至消失。

3. 预防及处理

(1)气管插管后,要妥善固定牢固,记录导管深度,密切观察患者神志、血氧饱和度变化。

(2)移动患者、翻身,吸痰时要保持导管正常位置,操作完毕要仔细检查导管长度,有异常时,要检查原因。

(3)听诊双侧肺部呼吸音是否对称。如患者神志异常、血氧饱和度下降,听诊双肺部呼吸音不对称,怀疑单肺通气。

(4)行急诊 X 线胸片检查,因 X 线胸片是较可靠的辅助诊断方法。

(5)确诊后,应迅速清理呼吸道、协助医生调整气管导管位置,排除肺通气危害。

(四)误吸、肺部感染

1. 发生原因

(1)床头没有按要求抬高,尤其是鼻饲患者。

(2)未定时抽取胃内容物,患者胃潴留导致胃内容物反流。

(3)没有定时检查气管插管的气囊压力。气囊压力过低时不能有效封闭气囊与气管间的间隙,不能有效地防止呼吸道分泌物或胃反流物流入气道。

(4)气管插管导致口咽部分泌物(含定植菌)误吸至下呼吸道,发生肺部感染。

(5)经口插管限制了充分彻底的口腔清洁工作,如口腔护理不到位,易发生肺部感染。

2. 临床表现

气管插管内吸出与鼻饲液颜色相同的痰液。患者体温突然升高、呼吸急促,听诊肺内有湿啰音。

3. 预防及处理

(1)气管插管患者保持床头抬高30°,鼻饲患者鼻饲时头部抬高 30°~40°,并至少保留 1 小时。

(2)定时抽吸胃内容物,每 4~6 小时检查胃潴留情况,如果胃潴留量大于鼻饲量的 50% 要暂停鼻饲。

(3)目前人工气道气囊多为高容低压型,不需定时放气,但要求常规监测压力。临床上气囊压力监测方法有指感法、最小封闭压力法和气囊测压表法。应用气囊测压表可将气囊的压力控制在理想水平。每天监测气囊压力 3 次,将人工气道套囊压力保持在25~30 cmH$_2$O *。

(4)做好经口气管插管患者的口腔护理,可采用冲洗法口腔护理,气道雾化气管插管疏通气道护理方法,可有效降低 VAP(指在气管插管、机械通气 48 小时后发生的院内肺实质感染)的发生率。也可使用软毛牙刷刷牙。条件许可者,可采用泡沫海绵作为口腔擦洗工具或旋转振动型电动牙刷刷牙。

(5)拔管后,要及时吸痰,并应待会厌及声门功能恢复后,方可经口进食,以防误吸。

$*$ 1 cmH$_2$O = 0.1 kPa。

（五）喉溃疡

1. 发生原因

（1）口腔、咽喉所在的血运丰富,黏膜脆性容易引起创伤。

（2）经口气管插管患者无法进食,机体抵抗力下降,口腔自洁作用减弱,加上分泌物堆积于口腔,容易产生硫氨基和氨类物质等,从而引起口臭、喉溃疡。

2. 临床表现

（1）咽痛为主要症状,常为一侧性,并有吞咽困难和口臭。

（2）全身症状较轻微,有头痛、周身不适、关节疼痛,可有发热,但体温一般不超过38.5℃。

（3）扁桃体红肿,上附灰白或灰黄色腐肉状伪膜,味臭,易拭脱,其下为溃疡,并有小出血点。重症者假膜可蔓延到咽部及口腔。

（4）颌淋巴结肿大。

3. 预防及处理

（1）经口气管插管后加强气道护理、湿化、吸痰。

（2）冲洗法进行口腔护理,有条件者可使用口腔冲洗器。

（胡翼南）

第十三章 机械通气技术

人体正常呼吸动作的产生,有赖于呼吸中枢调节下的呼吸肌、胸廓、气管、支气管树、肺和肺泡等器官和组织的共同协调运动。呼吸机则可完全脱离呼吸中枢的调节和控制,人为地产生呼吸动作,满足人体呼吸功能的需要。机械通气是指用人工方法或机械装置的通气代替、控制或辅助患者呼吸,以达到增加通气量、改善气体交换、减轻呼吸功消耗、维持呼吸功能等为目的的一系列措施。

一、适应证与禁忌证

（一）适应证

（1）急性呼吸衰竭（简称呼衰）,自主呼吸消失或微弱需抢救的患者,如电击、窒息、颅脑外伤等。

（2）慢性呼吸衰竭出现严重缺氧和二氧化碳潴留或急性发作发生肺性脑病者。

（3）胸部和心脏外科手术后和严重胸廓创伤。

（二）禁忌证

严格地说,用呼吸机治疗没有绝对禁忌证。但对于一些特殊疾患,应采取一些必要的处理才能进行呼吸机机械通气或者采取特殊的通气方式,否则将给患者带来不利。

1. 大咯血或严重误吸引起的窒息性呼衰

大咯血或严重误吸引起的窒息,不宜立即用呼吸机进行正压通气。因为被血块或误吸物堵塞,正压通气可能把血块、误吸物压入小支气管而发生阻塞性肺不张,给以后的治疗及患者的康复带来不利的影响。

2. 伴有肺大疱的呼衰

伴有肺大疱的呼衰患者,机械正压通气可使大疱内压增加引起破裂而发生自发性张力性气胸。

3. 张力性气胸患者

已有肺破裂张力性气胸的患者,一定要先采取闭式胸腔引流后再进行呼吸机机械通气,否则将加重气胸的程度。若为胸壁外伤所致的张力性气胸,可以先行正压通气,同时行闭式胸腔引流。

4. 心肌梗死继发的呼衰

过去认为,心肌梗死患者忌用呼吸机,因能加重心脏负担。近年认为,心肌梗死若伴有肺水肿、呼衰,在积极治疗原发病的同时,应积极给予呼吸机治疗。但要选择适当的通气方式,可用低压或高频通气,将机械通气对循环的影响降到最低程度,并且严密观察病情变化,最好持续监测血流动力学的变化。

二、呼吸机类型

呼吸机的类型较多,根据其吸气、呼气两期相互转换所需的条件不同,加压原理的区别,呼吸机的基本类型有定压型、定容型、定时型,最多用的为定压型和定容型。

（一）定压型

呼吸机产生的气流进入呼吸道使肺泡扩张,当肺泡内压达到预定压力时气流即终止,肺泡和胸廓弹性回缩将肺泡气排出,待呼吸道内压力降到预定呼吸机参数再次供气。特点:气压伤小,同步性能较好。潮气量的大小取决于预定压力值、肺部病变情况、吸气时间,若调节不变,当气道阻力增加时(如气道痉挛或分泌物增多),达到预定压力时间短,则送气时间也短,潮气量将减少,造成通气不足。

（二）定容型

呼吸机将预订量的气体压入呼吸道,又依赖于肺泡、胸廓弹性回缩将肺泡内气体排出体外。特点:通气量较稳定,不因气道阻力变化而使潮气量减少。其呼吸频率、呼/吸时间比均可直接调节。输气压力不能调节,其大小取决于潮气量的大小、气道阻力或肺顺应性。因输送气量固定,气道阻力增加时,气道内压随之增加,易发生气压伤。配有安全阀者当压力过高时可自动排气,可避免发生气压伤。压力的变化反映了肺部病变的情况。

（三）定时型

按预设呼吸时间送气。特点:潮气量较稳定,输气压力随呼吸道阻力变化而变化。

（四）高频通气型

高频喷射(100～200次/分)、振荡(200～900次/分)、正压(60～100次/分)短促喷气,改善缺氧快,有二氧化碳潴留之虞,长期应用宜谨慎。

三、常用的通气模式

（一）控制通气（CMV）

呼吸做功完全由呼吸机来承担,不允许患者进行自主呼吸,主要参数由呼吸机控制。

（二）辅助/控制呼吸（A/CMV）

通过患者的自主呼吸的力量触发呼吸机产生同步正压通气。当患者自主呼吸的频率达到或超过预置的呼吸频率时,呼吸机起辅助通气作用;若自主呼吸频率低于预置值时,呼吸机则转为控制通气。

（三）间歇指令通气（IMV）

在两次正压通气之间患者可进行自主呼吸,而同步间歇指令通气（synchronized IMV, SIMV）的正压通气是在患者吸气力的触发下发生的,以避免自主呼吸与正压通气对抗现象。

（四）压力支持通气（PSV）

利用患者自主呼吸的力量触发呼吸机送气,并使气道压力迅速上升到预置值,当吸气流速降低到一定程度时,吸气则转为呼气,此种通气模式可明显降低自主呼吸时的呼吸做功。

（五）呼气末正压（PEEP）

这种呼吸的主要特点是通过呼气末正压,使呼气末气道及肺泡内压维持高于大气压的水平,可使小的开放肺泡膨大,萎陷肺泡再膨胀,最终降低肺内分流量,纠正低氧血症。用于治疗急性呼吸窘迫综合征、严重肺不张、肺水肿。呼气末正压一般保持在 3～10 cmH$_2$O。

（六）双相间隙正压气道通气（BIPAP）

BIPAP 为一种双水平 CPAP 的通气模式,高水平 CPAP 和低水平 CPAP 按一定频率进行切换,二者所占时间比例可调。在高压相和低压相,吸气和呼气都可以存在,做到"自主呼吸"。这种模式突破了传统控制通气与自主呼吸不能并存的难题,能实现从 PCV 到 CPAP 的逐渐过渡,具有较广的临床应用范围和较好的人机协调。

四、呼吸机对机体的影响

正常吸气时,由于是主动吸气,胸膜腔和肺内呈负压,而在应用呼吸机时,吸气相的通气为肺内被动充气,胸内、肺内压力增高,呈正压。这种吸气相的正压状态,是呼吸机对机体正常生理过程产生影响的基本原因。

(一)对心脏循环的影响

胸内正压使胸泵作用丧失,静脉回心血流量减少;肺内压增加使肺血管阻力增加,肺动脉压增高,右心室后负荷增加;右心室腔压力增高,室间隔左移引起左心室舒张期末容量降低,心排出量减少。在血容量不足、心功能不全和周围循环衰竭的患者,吸气相的正压易导致血压下降。但心功能正常者,则对体循环影响不大,并且由于通气和换气功能提高,缺氧和二氧化碳潴留状态解除,心功能还会有所改善。

(二)对呼吸的影响

正压吸气使通气量增加,肺泡内正压,吸入气分布均匀,可减少毛细血管的渗透,减轻肺泡和肺间质水肿,改善气体的弥散功能,有利于气体交换。若压力过高,肺泡扩张的同时,肺血流因受压而减少,则可加重通气—血流比例失调。同时,过度通气可影响肺表面活性物质的生成与活性。

(三)对脑血流的影响

急性缺氧和二氧化碳潴留可引起脑血管强烈的扩张,而呼吸机造成过度通气后,氧分压升高、二氧化碳分压下降可引起脑血管收缩,脑血流减少,从而减轻脑水肿,降低颅内压。

五、呼吸机的调节

(一)呼吸频率和通气量

通常呼吸频率 16~24 次/分,潮气量 500~8 000 mL,阻塞性通气障碍宜用较大潮气量和较慢呼吸频率,限制性通气障碍宜用较小潮气量和较快呼吸频率。

(二)吸/呼时间比

阻塞性通气障碍吸/呼时间比为 1∶2 或更多,配合慢频率;限制性通气障碍为 1∶1.5,配合快频率。心功能不全者为 1∶(1.5~2),配合较快频率。

(三)吸气压力

吸气压一般为 15~25 cmH_2O。如系肺水肿、呼吸窘迫综合征和广泛肺纤维化等,可提高压力至 60 cmH_2O 或更高。严重支气管痉挛有时需用 30~40 cmH_2O 吸气压。

六、呼吸机的使用方法

临床使用的呼吸机种类较多,现以纽邦 E-2000 型呼吸机为便说明其使用。

(一)组成

呼吸机由空气压缩机、呼吸机、呼吸回路、加温湿化器、雾化器等组成。

（二）使用前的准备

（1）接通万能电源。

（2）按气体流动方向正确连接呼吸回路。

（3）呼吸回路漏气检查。

（4）湿化器的准备。

（5）呼吸方式选择。

（三）各种功能检查与参数设置

1. 高/低压力报警及设置

（1）高压报警设置：一般在高于吸气峰压 10 cmH$_2$O 之内，40～45 cmH$_2$O。高压报警可监测呼吸管道有无阻塞和患者咳嗽时气道压力增高，若气道压力高达 120 cmH$_2$O，自动高压报警便自动启动。控制通气时，若出现高压报警状态，呼吸机立即自动转变为呼气动作。若气道压力降到高于基线压 5 cmH$_2$O 不再继续下降时，下次控制通气不能进行；若降到低于基线压 5 cmH$_2$O，全部呼吸动作正常启动，但报警持续到下次控制通气未达报警状态为止。

（2）低压报警设置：一般设在低于吸气峰压 2～3 cmH$_2$O 处，25～30 cmH$_2$O。低压报警可监视回路内是否有漏气和脱开。

高低压设置时，不可过高或过低，否则不能发现异常情况（如阻塞或漏气）。

2. 分钟通气量报警及设置

（1）高分钟通气量设置：一般比设定需要高 25%，分钟通气量上限除监测分钟通气量以外，还能间接监测呼吸回路脱开和漏气情况。

（2）低分钟通气量报警及设置：下限一般比设定窒息低 25%。低分钟通气量报警可间接监测气道阻塞情况，同时有窒息报警功能（自主呼吸与无呼吸报警），当患者无呼吸时间大于 15 秒时，便发出窒息报警，同时呼吸机自动开始窒息抢救。在设置时常需设置窒息抢救，即按旋钮左下方黄色灯键，当黄灯亮时，无窒息抢救功能，黄灯灭时方有窒息抢救功能。注意：分钟通气量设置范围不能过宽，否则就失去了报警意义；分钟通气量有成人和婴儿两种形式，两者转换时须按压旋钮右下方的绿色灯键，当绿灯亮时，说明已转为小儿。设置范围：高分钟通气量为 7.5～10，约 8.5 L/min；低分钟通气量为 4.5～6，约 5 L/min。

3. 吸气时间报警及设定

一般设置吸气时间 1 秒，使 I/E 成正向即吸气时间，呼∶吸 = 1∶1.5。特殊情况下，可使用反向 I/E 通气，具有一定的风险性。

4. 事故报警及解除

查找各种原因，解除故障。

5. 吸入氧气浓度

通常 30%～40%，不大于 60%。

6. 流量

根据潮气量和呼吸频率换算。

7. 吸气时间

8. 呼吸频率

16～20 次/分。

9. 特殊连续气流

协助患者自主呼吸,减少患者吸气初期活动,在选择 SIMV 和自主呼吸方式时使用。选择 A/C 方式不需打开,在选择基线压为 0 时无用,通常在绿区内 20L/min,即在整个呼吸过程中保持一定气流。

10. 敏感度(触发水平)

即当患者呼吸道压力(即吸气负压)达到一定值时,就可诱发呼吸机产生一次辅助呼吸,各种方式对敏感度的选择可不同。一般设置范围:成人, $-2 \sim -1$ cmH$_2$O;小儿, -0.5 cmH$_2$O。

11. 压力支持通气

在自主呼吸时,吸气负压达到触发水平时,在患者吸气期间维持一定的气道压力,也就是当每达到一个触发水平时,有自主呼吸有一定压力支持,适用于 SIMV 和自主呼吸时,对 A/C 无用。

12. 压力控制通气

此种呼吸保持呼吸道压力恒定,压力控制通气时,潮气量设定为 0,屏幕显示潮气量为"……"此种呼吸可避免肺泡损伤,但临床应用较少,需随时监测血氧分压。

13. 呼气末正压/持续气道正压

基线压设定气道内永远保持在一定正压值。

14. 深吸气

容量控制通气时,每 100 次呼吸,发生一次深吸气,该次通气量是设置潮气量的 1.5 倍,吸气时间为设定时间的 1.5 倍。

15. 手控通气

按压此键可额外增加一次呼吸,输送一次设定的潮气量,必须在 3.8 秒内完成,松开后再按压,可开始下一次动作。

16. 呼吸方式的选择

(1)患者完全无自主呼吸时,选用 A/C。

(2)患者神志渐恢复后,选择 SIMV 进行自主呼吸功能锻炼,逐渐减少呼吸次数,逐步进入自主呼吸。

(3)经过 SIMV 锻炼后,若患者呼吸情况良好,则使用 SPONT;若使用 SIMV 后,患者自主呼吸不好,发出窒息报警,此时,呼吸机自动开始窒息抢救,则说明 SPONT 不能使用,仍需 SIMV,直到 SIMV 无异常情况才可转入 SPONT。

(4)转入 SPONT 无异常后便于停机。

17. 监测部分

18. 雾化器

按压雾化器开关时,经过雾化的气体以 6 L/min 的流速进入气道,此时机器自动使通气量减少 6 L/min,故保持不变。

19. 消音器

按压此键可停止报警60秒,60秒以后再次报警。此键并且有预先消音功能,可预消10秒后发生的报警,可用于吸氧之前。

20. 线控消音器(遥感消音键)

可用于在床对侧操作时。

七、呼吸机应用的注意事项

机械通气中任何一个细小的环节都关系到整个治疗的成败。故细致的观察、周密的安排、及时的调整是治疗成功的保证。

(一)漏气

存在漏气时,不能保证足够的通气量。检查机器各连接处密闭情况和气管插管气囊充气程度,常可发现有无漏气,气囊充气至送气时口腔内无气流声为止。

(二)自主呼吸与呼吸机协调的观察与处理

呼吸机的主要作用是维持有效通气量,自主呼吸消失或微弱的患者,采用控制呼吸多无困难,呼吸急促,躁动不安或呼吸节律不规则之危重患者,常出现自主呼吸困难与呼吸机协调甚至对抗,导致通气量不足,加重缺氧及二氧化碳潴留。自发呼吸与呼吸机不协调时应及时查找原因。常见原因有:①痰液阻塞或连接管道漏气;②频繁咳嗽、咳痰、疼痛或恶心呕吐;③神志不清、烦躁不安;④呼吸机参数调整不当,通气量不足。如无上述原因,为使二者协调,一方面说明治疗意义争取患者合作,另一方面对躁动不合作者,可用简易呼吸机作适应性诱导或使用镇静剂和肌肉松弛剂。

(三)通气量大小的观察与调整

机械呼吸主要目的在于维持有效通气量,因此,治疗时及时观察调整通气量是决定治疗效果的关键。

1. 通气量大小合适时的表现

①呼吸平稳,与呼吸机协调合拍;血压、脉搏趋于平稳;神志清楚者表现为安静,不清楚者逐步转为清醒。②胸腹部随呼吸起伏,两肺呼吸音适中。③血气分析:急性呼吸衰竭者逐渐恢复正常水平;慢性呼吸衰竭者逐渐达到急性发作前之水平。④现代呼吸机可检测呼出潮气量及通气量,并合理调整通气量提供可靠依据。

2. 通气量过大、过小应及时寻找原因并予以相应处理

(1)通气量不足常见原因:①通气量选择过小;②没有随病情变化及时调整通气量;③呼吸机管路漏气;④呼吸道阻塞。

(2)通气量过大原因:①通气量选择过大;②气道阻塞时或病情需要较大通气量,缓解后未能及时减少通气量。

(四)保持呼吸道通畅

呼吸机的工作原理是借人工或机械装置产生通气。呼吸道通畅才能实现通气效果。注意呼吸道湿化,有效地排出痰液。吸痰前可用5mL生理盐水先稀释痰液再抽,同时配合翻身拍背、体位引流。采用滴入法湿化时,吸痰与湿化最好同时进行。

（五）给氧

单纯肺外原因所致呼吸衰竭（通气障碍）者，氧浓度一般用30%～40%。应根据肺部疾病和给氧后面色、脉搏的改变决定给氧浓度。一般氧浓度不应超过60%，目前认为长期吸入40%～50%氧不致发生氧中毒。

（六）临床效应观察

在呼吸机应用过程中，随时了解通气情况很重要，胸部望诊和听诊可对通气量做出大致估计，如胸部稍有起伏和听到适度呼吸音为适合，患者神态安详，面色良好，也为通气适当的表现，明显的呼吸起伏常是过度通气的征象。此外，还要注意观察体温、脉搏、呼吸、血压、神志、心肺情况、原发病病情及变化，值班人员要及时填写机械呼吸治疗记录单。血气分析更能明确通气效果，应每日1～2次，吸氧中PaO_2在8 kPa以上，$PaCO_2$随治疗时间延长逐渐下降，最后达到正常水平。

（七）呼吸机撤离的指标

（1）FiO_2下降至<0.30（30%）。

（2）血气分析正常，自主呼吸强。

（3）若呼吸机SIMV或PSV时可降低呼吸频率，使呼吸肌活动得到锻炼，当呼吸频率降至6～10次/分时，患者呼吸平衡、通气及氧合指标均为正常时可停用呼吸机。

（4）若无SIMV装置，则从每小时脱离呼吸机5分钟开始，逐渐延长，在自发呼吸达1小时以上没有呼吸困难征象，通气和氧合指标均正常时可停用。

（5）撤离时间一般选择在上午，以便于观察，最初的1～2天夜间仍可以呼吸机辅助，经过至少2天，患者自发呼吸良好时才能完全停机。

八、机械通气的并发症与处理

呼吸机应用不当可产生一系列并发症，多与气管插管、气管切开、通气量不当、通气压力过高及护理不善有关。

（一）喉及气管损伤

气管插管持续使用超过72小时，充气套囊长时间压迫等可导致喉及气管损伤。应注意尽量缩短气管插管的保留时间，充气套囊应定时放气。

（二）气道阻塞

气管套管位置不当，气管外套囊脱落，坏死黏膜组织、黏痰、呕吐物及异物等掉入气道内可导致气道阻塞。发生阻塞时应及时查明原因并作相应处理，否则必将产生严重后果。

（三）继发感染

继发感染是机械呼吸常见而严重的并发症，常因此而导致抢救的失败。其原因主要是无菌操作不够，呼吸机消毒不严，气管切开创口未能及时消毒换药，气道湿化排痰不利，未能有效使用全身及局部抗生素等。因此，在加强全身抗生素使用同时还应注意昏迷患者的护理；气管切开的护理；眼、口腔的护理；呼吸机的定时消毒；病室及床边用具的定时消毒；尽量减少陪客及探视人员等。

（四）氧中毒

长时间高浓度供氧可导致氧中毒。应注意机械呼吸时供氧浓度，一般应小于60%。

已发生者应进行 PEEP 机械呼吸及相应治疗措施。

（五）气胸及纵隔气肿

原有肺大疱、肺囊肿或心内注射药物的患者,进气压力过大时可以发生气胸及纵隔气肿。应及时行闭式引流术并减少进气量。

（六）碱中毒

由于通气量过大,二氧化碳快速排出,肾脏来不及代偿而导致呼吸性碱中毒。慢性呼吸衰竭呼吸性酸中毒部分代偿的患者,由于二氧化碳快速排出,可造成呼酸合并代碱或呼碱合并代碱的恶果。因此,使用呼吸机时应给予适合的通气量,一般不宜过大。

（七）胃肠道并发症

胃肠道充气、膨胀及胃扩张等较易发生,影响消化吸收功能,产生原因不明。可能与吞咽反射及反射性抑制胃肠蠕动有关,一般几天内可自行缓解。

九、呼吸机治疗中的处理

（一）妥善固定气管插管

妥善固定气管插管,深度适宜,防止不慎滑出或插入过深造成单侧肺通气,同时防止气管插管扭曲;气管插管气囊每隔 6~8 小时放气一次,每次 15 分钟。

（二）气道感染及交叉感染的预防

关键在于吸痰及管道的无菌操作和消毒,应尽可能使用一次性(或用后即送消毒)的手套、吸管、润滑剂、涮洗液等,每日更换呼吸机回路。

（三）做好病情观察

为了解机械通气的效果,及时发现并发症,应密切观察病情。

1. 意识状态

注意观察患者有无烦躁不安,意识障碍的程度是否随着通气状况的改善逐渐减轻,是否存在自主呼吸与呼吸机不同步,有无兴奋、多语、抽搐等呼吸性碱中毒表现。

2. 生命体征监测

注意监测体温、脉搏、呼吸、血压、心率的变化。观察有无自主呼吸,自主呼吸是否与呼吸机同步,观察呼吸的频率、幅度、类型,双侧呼吸运动是否对称,有无啰音。

3. 观察皮肤黏膜及周围循环情况

如皮肤黏膜有无苍白、四肢是否湿冷等低血压、休克表现,有无皮肤潮红、多汗和体表静脉充盈等 CO_2 潴留的表现。

4. 其他

注意检查患者有无腹胀,肠鸣音有无减弱;注意观察大、小便的变化,准确记录出入量。

（四）做好实验室及特殊检查的监测

（1）应严密监测血气变化。机械通气患者应在上呼吸机后 20~30 分钟查血气,理想的指标是Ⅰ型呼衰患者二氧化碳分压降至正常范围,Ⅱ型呼衰患者的二氧化碳分压逐渐下降;pH 值达到正常范围;氧分压维持在 10.6~13.3 kPa。

（2）床旁进行胸部 X 线检查可及时了解气管插管的位置,及时发现肺部的并发症,如感染、气胸。

（3）密切观察呼吸机及各种监测仪器的工作情况，是否正常运转，记录重要参数值有无过高或过低，发现变化应及时通知医生。

（4）遵医嘱按时完成补液计划，准确记录出入量，以维持患者的水、电解质平衡，并保证患者的营养需求。

（五）做好患者的气道护理

气道要保持湿化，可通过蒸汽加湿和气道内直接滴入生理盐水和蒸馏水的方法来保证气道的湿化。应及时吸痰，保持呼吸道通畅，可根据分泌物的量，每半小时至两小时吸痰一次，每次吸痰不超过 15 秒，两次抽吸间隔在 3 分钟以上，吸痰前应增加氧流量和通气量，痰液黏稠者可向气道内滴入生理盐水 3～5 mL，操作时注意无菌操作，在上提吸痰管时应注意左右旋转，防止因操作不当造成气道黏膜损伤。

（六）预防并发症的发生

定时给患者翻身，防止压疮发生。每 2～3 小时给患者拍背，促进痰液引流，鼓励清醒患者深呼吸、咳嗽，保持呼吸道通畅，以预防肺部感染。留置导管的患者要注意保持尿管通畅，每天清洁尿道口，定期进行膀胱冲洗，以防止泌尿系感染。

（七）做好生活护理

帮助患者定时翻身，经常拍背，以防止因呼吸道分泌物排出不畅引起阻塞性肺不张和长时间压迫导致压疮。昏迷患者注意防治眼球干燥、污染或角膜溃疡，用凡士林纱布覆盖眼部，每日滴抗生素眼液 2～3 次。加强口腔护理，预防口腔炎发生。

（八）心理护理

向患者说明呼吸机治疗的目的、需要配合的方法等。询问患者的感受，可用手势、点头或摇头、睁眼或闭眼等方法进行交流。经常和患者握手、说话，操作轻柔，增加患者的舒适感。可做一些卡片和患者交流，增加视觉信息传递。鼓励有书写能力的患者把自己的感受和要求写出来，以供医务人员参考。长期应用呼吸机的患者可产生依赖，要教育患者加强自主呼吸的锻炼，争取早日脱机，在脱机前做必要的解释。

（九）脱机前后的处理

脱机前应向患者讲解脱机的步骤及其安全性，与患者解释其已具备自己呼吸的能力，帮助患者消除顾虑，树立信心，积极配合医护人员。应密切观察患者的生命体征，维持患者的循环稳定，脱机前吸净气管和气管导管内的分泌物，停机后仍要密切观察患者的生命体征，包括呼吸的频率、节律、深浅度，血压和心率的变化。指导患者有效咳嗽、咳痰，当痰液黏稠不易咳出时，可进行超声雾化吸入。

（肖静）

第十四章　清洁、消毒、灭菌和无菌操作技术

第一节 清洁、消毒和灭菌技术

一、概念

医院清洁、消毒、灭菌是预防与控制医院感染的重要措施之一。

清洁是指用清水、清洁剂及机械洗刷等物理方法清除物体表面的污垢、尘埃和有机物,其作用是去除和减少微生物,并非杀灭微生物。适用于医院地面、墙壁、家具、医疗护理用品等物体表面的处理,也是物品消毒、灭菌的前期步骤。

消毒是指用物理或化学方法清除或杀灭传播媒介上除芽孢以外的所有病原微生物,使其达到无害化的处理。

灭菌是指用物理或化学方法清除或杀灭传播媒介上全部微生物的处理。包括致病微生物和非致病微生物,也包括细菌芽孢和真菌孢子。

二、消毒与灭菌方法

(一)物理消毒灭菌法

1. 煮沸消毒灭菌法

煮沸消毒适用于耐热耐湿物品的消毒处理。一般用于餐具、食物、棉织物、金属和玻璃、陶瓷器皿的消毒处理。它是使用最早的消毒方法,简便易行,效果可靠。在水温达100℃时,细菌繁殖体几乎立即死亡,通常水沸腾后,再煮5～15分钟,可达消毒目的。细菌芽孢耐热能力较强,有些芽孢需要煮沸数小时才能够杀灭。大气压对水的沸点影响较大,不同海拔地区,水的沸点有差异。高原地区水的沸点较低,因此煮沸消毒时间相应延长。在水中加入1%～2%的碳酸氢钠,可以提高沸点。对于不耐100℃的物品,在水中加入少量增效剂,如0.2%甲醛或0.01‰升汞,经80℃处理60分钟,也可达到消毒灭菌作用。消毒锋利性器械,如手术刀及缝合针时,可使之锋利性受损,故应采用浸泡消毒方法。

(1)方法

1)煮沸前将物品彻底刷洗干净。不应留有血污、痰迹、脓液、分泌物与排泄物等。

2)玻璃类器材用纱布包好,首先放入冷水或温水中,然后加热,待水沸后开始计时,煮沸15～30分钟。

3)橡胶类物品用纱布包裹,待水沸后放入,煮沸5～10分钟。

4)金属及搪瓷类待水沸后放入,煮沸10～15分钟。如加入碳酸氢钠配成1%～2%的浓度时,可提高沸点达105℃,可促进芽孢死亡,增强杀菌作用,且能防锈。

5)锐利器材,如刀、剪等,在急需情况下,可用棉花将刀面包裹后放入沸水中煮沸3～5分钟即可。接触肝炎的刀剪等器械,应煮沸30分钟。

6)煮沸消毒达到预定时间后,用无菌持物钳将物品取出,放置无菌容器内,并保持无菌状态。

（2）注意事项

1）煮沸时物品应完全浸没在水中,消毒物品的放置,一般不应超过消毒容器的3/4。有轴节的器械及带盖的容器应打开,使其内面完全与水接触。相同大小的碗、盆不能重叠,必须隔开。

2）煮沸消毒时间从水沸后开始计算。在煮沸消毒过程中如再加入物品,则应在第二次水沸后开始计时。

3）一般的细菌在100℃沸水中保持5～10分钟即可死亡,如疑有芽孢菌污染的器械物品则应煮沸1～3小时方能达灭菌目的。

4）在消毒过程中,不能重新加入新的污染物。最好是一次放好被消毒的物品,并计算时间。如需在消毒中途加入新的污染物品,那么时间就应重新开始算起。

5）消毒完毕应注意防止再污染消毒物品。最好是放掉煮沸消毒器中的废水,利用其余热自动将消毒物品烘干。

2. 燃烧灭菌法

利用高热,使菌体蛋白凝固变性而死亡,以达到灭菌目的。多用于耐高热、不怕燃烧的物品,如消毒急用的搪瓷容器、手术器械;或已带致病菌而又无保留价值的物品如污染的纸张,某些特殊感染的敷料(破伤风、气性坏疽等)。

（1）先将容器擦干,再倒入少量95%乙醇,点燃后慢慢转动容器,使其内面遍布火焰;急用金属器械时,可将器械放在乙醇灯火焰上烧灼1～2分钟;但锐利及贵重器械禁用燃烧或烧灼灭菌法。

（2）此法应注意安全,需远离易燃、易爆物品,如氧气、乙醚、汽油等。燃烧过程中不可加乙醇,以免引起烧伤或火灾。

3. 高压蒸汽灭菌法

高压蒸汽灭菌法是利用高温和高压而灭菌的,其压力可达103.43kPa,温度达121.3℃,经15～30分钟可达灭菌目的。凡属耐高温、不怕潮湿的物品均可采用此法灭菌,如各种布类、敷料、金属器械、玻璃器械、搪瓷用品等,均可采用此法灭菌。

1）方法

（1）手提式高压蒸汽灭菌器:加水2 000 mL至隔层器内,放入需灭菌物品,将盖旋紧,锅下加热,开排气门排尽冷空气。继续加热,待压力表升至103.4kPa,温度121.3℃时,调节热源,维持衡压15～30分钟后,进行排气,待压力降至"0"时,将盖慢慢打开,蒸汽散尽后取出已灭菌物品。

（2）大型高压蒸汽灭菌器:关闭所有开关,将需灭菌的物品放入锅腔内,开启蒸汽。当压力表指针上升至6.9kPa时,打开放气开关,排尽锅内冷空气,当压力表指针返回"0"时,关闭放气开关,继续加热,使压力上升至103.4 kPa,温度达121.3℃时,即可开始计算灭菌时间。15～30分钟后停止供热,并打开放气开关。待压力表指针回指"0"处后,再慢慢开启锅门,蒸汽散尽后,取出无菌物品。

2）注意事项

（1）详细检查高压灭菌器各部件性能是否完好;灭菌时不得随意离开,应注意防止事故。

（2）物品不宜包装过紧、过大，以免妨碍蒸汽流通；但过松易被污染。

（3）装锅不宜过满，要留有空隙，否则达不到灭菌目的。

（4）贵重仪器、绝缘塑料类，不能高压灭菌。一般尖刃器械不宜加热灭菌，以免损坏刃部。

（5）瓶内液体灭菌，应把瓶口扎紧，瓶内液体不可装满，应留有一定空隙。

（6）橡皮类物品应涂擦少量滑石粉，装锅时不使受压，以防发生粘连。

4. 干烤烤箱灭菌法

多用于耐高热而不宜湿热处理的物品，如玻璃器皿、医疗器材、油脂、粉剂等。

（1）使用烤箱前先接通电源，调节好所需灭菌的温度。将灭菌物品依次放于烤箱内，关闭箱门。打开排气孔，使箱内余湿排出，当温度上升至105℃，关闭气孔。当达到要求的温度时，保持其恒温至灭菌时间，切断电源。

（2）灭菌时间应由烤箱达到要求的温度算起，箱门应关紧，避免漏气。

5. 光照消毒法

1）方法

（1）日光暴晒法：日光由于其热、干燥和紫外线的作用，而具有一定的杀菌力。多用于一般被褥、床垫、毛毯、衣服等的消毒。暴晒时把物品直接放在日光下暴晒，每隔2小时翻动1次，使各面均同日光接触，一般日光直接暴晒6小时可达消毒目的。

（2）紫外线灯管消毒法：用于空气消毒，有效距离不超过2 m，照射时间30~60分钟；消毒物品时，在25~60 cm距离下，照射20~30分钟。从灯亮5~7分钟后开始计时（灯管需要预热，使空气的氧电离产生臭氧，需一定时间）。

2）注意事项

（1）注意眼睛及皮肤的保护，卧床患者要戴黑眼镜或用纱布遮盖，叮嘱患者不要直视紫外线灯源，身体用被单遮盖，以免引起眼炎及皮肤红斑。

（2）由于紫外线的穿透性差，故被消毒的物品不可有任何遮蔽，应摊开或挂起，经常翻动，使之在直光下照射。

（3）照射前，病室应先做清洁卫生工作，因紫外线易被灰尘微粒吸收，停止走动，减少尘埃飞扬。

（4）紫外线灯管要保持清洁透亮，灯管要轻拿轻放，关灯后不应立即再开，需冷却3~4分钟后再开，可以连续使用4小时，但通气散热要好，以保护灯管寿命。

（5）灯管使用期限不能超过4 000小时，应建立使用时间登记卡，达到规定时间的3/4即应更换新管。

（6）对紫外线效果要经常进行鉴定，定期进行空气培养，以检查杀菌效果。

（二）化学消毒灭菌法

利用液体或气体的化学药物渗透细胞内，使菌体蛋白凝固、变性或使细胞膜通透性改变，破坏其生理功能，从而抑制微生物生长、繁殖或杀灭微生物的方法。

1. 化学消毒剂的作用原理

（1）与菌体蛋白质的氨基结合，使蛋白质变性、酶活性消失，如甲醛、碘酊。

（2）与菌体蛋白质的巯基、氨基结合,使蛋白质变性,如戊二醛。

（3）通过对菌体蛋白质分子的烷基化作用,干扰酶的正常代谢而杀灭微生物,如环氧乙烷。

（4）抑制细菌酶活性,破坏细胞代谢导致菌体死亡,如含氯杀菌剂漂白粉、优氯净。

（5）使菌体蛋白凝固变性,如70%~75%的乙醇。

（6）破坏细胞膜的酶活性,使胞浆膜破裂,如氯己定。

2. 化学消毒灭菌的使用方法

1）浸泡法:将消毒物品浸泡于消毒液内。浸泡时间的长短根据物品和消毒液性质、浓度来决定。

2）喷雾法:借助喷雾器将化学消毒剂均匀喷洒,使消毒剂产生微粒气雾弥散进行空气、物体表面的消毒。

3）熏蒸法:利用消毒剂产生气体进行消毒。

4）擦拭法:选用对人体无毒性或毒性低、杀菌广谱、易溶于水、穿透力强的化学消毒剂来擦拭墙壁、桌椅等。

5）环氧乙烷气体密闭消毒法:利用灭菌剂气体,在密闭容器内进行消毒的方法,适用于不耐热、不耐潮的物品消毒。特别对不能耐受高湿热灭菌法的贵重医疗器械(呼吸器、雾化器、血压计、听诊器等)、化纤织物、书报、票证等,均无损耗和腐蚀等不良反应。

（1）投药量为 $0.4~0.8~kg/m^3$,消毒效果和密闭时间、药物浓度以及温湿度有密切关系,灭菌所需时间8~24小时(随浓度而异),浓度越高,时间越短。湿度在30%~50%时效果最佳。

（2）操作方法:①将装有环氧乙烷的钢瓶放入40~50℃温水中,使其迅速气化。②用特制的丁基橡胶袋,袋壁有进气口,将备消毒物装入袋内,物品数量根据袋的大小决定,(一般不超过袋的1/2),要留有空隙,折叠袋口,挤出袋中空气,扎紧袋口,将环氧乙烷钢瓶的玻璃管接于橡胶袋进气口,使气体迅速进入,并充满整个消毒袋(投药量应根据体积来计算)。将橡胶袋通气口关闭,于20~30℃室温中放置8~24小时。

（3）注意事项:①环氧乙烷是一种化学性质活跃的环氧化合物,易燃烧、爆炸,应储存在阴凉通风无火源处,严禁放入电冰箱内(如瓶口漏气、气体逸出,遇马达的火花即可引起冰箱爆炸),也不可放在日光下暴晒,以防液体受热急骤气化,膨胀增压,引起爆炸,必须注意安全。②消毒时,应注意环境的温度与相对湿度。在低温季节,如用温水加热环氧乙烷钢瓶时,必须先开钢瓶开关,加温热水不可超过70℃。③每次消毒必须鉴定灭菌效果,可将毒性小、抗力强的枯草杆菌芽孢悬液接种于普通琼脂试管斜面上,随同需要消毒的物品一起置于消毒容器中,并做内外对照培养,结果阴性时,方能使用。④检测有无漏气,可用浸有硫代硫酸钠指示剂(取饱和硫代硫酸钠溶液9份加1%酚酞乙醇指示剂1份摇匀)的滤纸片,贴于可疑部位,如有漏气,滤纸片即由白色变为粉红色。⑤环氧乙烷有一定的吸附作用,因此消毒后的物品,应放置在通风环境中,待气体散发后再使用,一般需要3~7天。⑥在环氧乙烷消毒的操作过程中,如有头昏、头痛等中毒症状时,应离开现场,至通风良好处休息。

（孟丽华　张艳艳　倪艳）

第二节 无菌操作技术

无菌操作是指在医疗、护理操作过程中,不使已灭菌的物品或区域受污染,避免病原微生物侵入或传播给患者的一项重要的基本操作。无菌技术及操作规程是根据科学原则制定的,每个医护人员必须遵守,以保证患者的安全。

一、基本概念

(一)无菌物品

经过物理或化学方法灭菌后,未被污染的物品。

(二)无菌区

经过物理或化学方法灭菌处理而未被污染的区域。

(三)非无菌区

未经灭菌处理或经灭菌处理后被污染的区域。

二、无菌技术操作原则

1. 环境要宽敞并定期消毒,操作前半小时须停止扫地、更换床单等工作,减少走动,避免不必要的人群流动,防止尘埃飞扬。

2. 无菌操作前,工作人员要衣帽整洁、洗手、戴口罩,口罩须盖住口鼻,最好用一次性口罩,一般情况下,口罩应每 4~8 小时更换一次,一经潮湿细菌易于穿透,应及时更换。

3. 在无菌技术操作时首先应明确无菌区和非无菌区。无菌物品与非无菌物品应分开放置,并定期检查。无菌物品不可暴露在空气中,必须存放于无菌包或无菌容器内。如果无菌物品被非无菌物品接触过,或放置在视觉看不到的地方,或在护士的腰部以下时,则成为非无菌物品。

4. 取无菌物品时,必须核对灭菌日期,使用无菌持物钳夹取,无菌物取出后虽未使用,亦不能再放回原处。进行无菌操作时,如疑有污染或已被污染,则不可使用。

5. 凡未经消毒的手和物品,不可触及或跨越无菌区。

6. 无菌容器及包外应注明物品名称、消毒灭菌日期,放在固定处,并保持清洁干燥。

7. 执行无菌操作的地方要宽阔、平坦、干燥,以防无菌物品被污染。

8. 一套无菌物品,只供一名患者或一处伤口使用,以免发生交叉感染。

9. 手术室内需保持窗户遮蔽或关闭,不要向无菌区打喷嚏或咳嗽,尽量少讲话。

10. 流动的空气能携带微生物,在进行无菌操作的过程中,要保证关好门尽量减少人员流动。

三、无菌操作的基本方法

（一）目的

保持无菌物品及无菌区域不被污染,防止病原微生物侵入或传播给他人。

（二）评估

1. 操作项目及目的

如进行护理操作及各种诊疗技术等。

2. 操作环境

操作区域是否整洁、宽敞、安全;操作台是否清洁、干燥、平坦。

3. 无菌物品

无菌物品存放是否合理,无菌包或容器外标签是否清楚、有无失效。

（三）计划

1. 目标/评价标准

（1）患者明确无菌操作重要性,有安全感,愿意配合。

（2）无菌物品和无菌区域未被污染。

（3）患者和工作人员得到保护,未见交叉感染。

2. 用物准备

（1）无菌持物钳:常用无菌持物钳有三叉钳、卵圆钳和长镊子、短镊子4种。

无菌持物钳浸泡在大口有盖容器内,容器深度与钳长度比例适合,消毒液面浸没轴节以上2~3 cm或镊子长度的1/2,每个容器只能放置一把无菌持物钳。另有干燥法保存,4~8小时更换一次。

（2）无菌容器:常用的无菌容器有无菌盒、罐、盘及储槽等。无菌容器内盛治疗碗、棉球、纱布等。

（3）无菌包:内包无菌治疗巾、敷料、器械等。

（4）无菌溶液、启瓶器、弯盘。

（5）无菌橡胶手套。

（6）治疗盘、小手巾、小纸条、签字笔。

（四）实施

1. 无菌持物钳的使用

无菌持物钳是用于夹取和传递无菌物品的器械。常用的无菌持物钳有卵圆钳、三叉钳、长镊子、短镊子等。

无菌持物钳的使用方法及注意事项。

（1）无菌持物钳应打开关节浸泡在盛有消毒液的大口容器内,容器的底部垫以无菌纱布,消毒液浸过钳的2/3(关节上1 cm),每个容器只能放置一把无菌钳,容器应加盖。

（2）无菌持物钳只能夹取无菌物品,不能触碰未经消毒的物品,也不能用以消毒或换药。如有污染或疑有污染时,应重新消毒。

（3）放取持物钳时,应将钳端闭合,不可触碰容器口及边缘。

（4）使用无菌持物钳时,钳端向下,不能倒转向上,以免消毒液倒流,污染物钳的无菌部分。

（5）如到远处夹取物品，应将容器一同搬移，用完后立即放回容器中，不可在空气中暴露过久。

（6）无菌持物钳与浸泡容器每周清洁消毒一次，并更换消毒液。

（7）不可用持物钳夹取油纱布，以免油污染其他无菌物品及消毒液。

2. 无菌容器使用法

无菌容器用于存放无菌物品，应保持其无菌。

（1）打开无菌容器盖时，盖的内面（无菌面）朝上，置于稳妥处，用后须随时将容器盖放回、盖严，避免无菌物品在空气中暴露过久。

（2）从容器中夹取物品时，无菌持物钳不可触碰容器边缘。手持无菌容器时，应托住底部，不可将手碰到容器的内面和口缘。

（3）浸泡消毒器械时，应在容器盖上注明器械名称和浸泡时间，达无菌时间后，方可使用。

（4）无菌容器应每周消毒1次。

3. 取用无菌溶液法

取用无菌溶液时，应注意下列事项。

（1）操作前洗手、戴帽子、口罩。

（2）取用无菌溶液时，先将瓶外擦净，核对标签，检查瓶盖有无松动，药液有无变质、沉淀及有效期。

（3）除去铝盖，用双手拇指将瓶塞边缘向上翻起，再用拇指和食指把瓶塞拉出，用食指和中指套住瓶塞，注意手不可触及瓶口和瓶塞内面。

（4）倒溶液时标签向上，先倒出少许溶液于弯盘内，以冲净瓶口，再由原处按所需量倒入容器内。如液瓶中尚余溶液，倒后即将橡胶塞对准塞紧。已打开的溶液瓶，保存24小时。

（5）如打开烧瓶装的无菌溶液时，先解开系带，手持杯口盖布外面，不可触及盖布内面及瓶口，倾倒溶液瓶方法同密封瓶。

（6）不可将敷料或器械直接放入无菌溶液瓶内蘸取，以免污染；已倒出溶液不可再倒回瓶中。

4. 无菌包的使用

无菌包应选用质厚、致密、未脱脂棉布制成的双层包布。包布内面为无菌面，外面为污染面。

1）包扎法：选用质厚、致密、未脱脂的棉布制成双层包布。将物品放置于双层包布中央，并把包布的一角盖在物品上并将角尖端反折；然后盖好左右两角，同法将角尖端反折；最后一角包好后扎紧。

2）打开方法

（1）取出无菌包时，先查看无菌包名称、消毒日期。

（2）将无菌包放在清洁、干燥、平坦处，解开系带卷放在包布下。

（3）用拇指和食指先揭开布外角，再揭开左右两角，最后用无菌持物钳揭开内角。

（4）用无菌持物钳取出所需物品，放在事先备好的无菌区域内，如包内物品一次用不完，则按原折痕包起扎好，注明开包时间，24 小时后仍未用完须重新消毒。

（5）如需要将小包内物品全部取出，可将包托在手上打开，另一手将包布四角抓住，稳妥地将包内物品放入无菌容器中或无菌区域内。

5. 无菌盘的铺法

将无菌治疗巾铺在清洁、干燥的治疗盘内，形成一个无菌区域，其中放置无菌物品，供短时间内存放无菌物品，以便无菌操作。

（1）一般用半铺半盖双折治疗巾铺法。先打开无菌治疗巾包，用无菌钳取出治疗巾，放在治疗盘内。

（2）双手握住治疗巾上层两角的外面，轻轻抖开，双折铺于治疗盘上（内面为无菌面，注意勿污染）。

（3）双手捏住上层两角的外面，四折到对边，使无菌面朝上。

（4）放置无菌物品后，边缘对齐盖好。将开口处向上翻折两次，两侧边缘向下翻折 1 次。

（5）无菌盘不宜放置过久，有效期不超过 4 小时。

6. 戴无菌手套法

（1）洗净擦干双手，核对无菌手套袋外的手套号码及灭菌日期。

（2）打开手套袋，取滑石粉擦干双手。

（3）以一手掀起手套袋处，另一手捏住手套反折部分（手套内面），取出手套，对准戴好；同法掀起手套袋另一侧开口处，已戴好手套的手指，插入另一只手套反折内，取手套以同法戴上。

（4）戴好手套后可用无菌纱布擦去滑石粉，并使手套和手贴合，不可强力拉扯，以免撕破，如有破损立即更换。

（5）再将手套翻转处套在工作衣袖外即可。

（6）脱手套前应将其上脓、血等冲净，再自手套口端向下翻转脱下，不可强拉手套边缘或手指部分，以免损坏。

（倪艳　孟丽华　武静）

第十五章　隔离技术

隔离是将传染病患者、高度易感人群安置在指定的地方,暂时避免和周围人群接触,借以达到控制传染源,切断传染途径,同时保护易感人群免受感染。隔离是防止医院感染的重要措施之一,其目的是切断传染链中的传染途径,防止感染扩散并最终消灭或控制感染源。为了达到隔离目的而实行的一系列设施和操作统称为隔离技术。

一、隔离基本知识和一般消毒原则

(一)隔离基本知识

1. 清洁区与污染区的划分

(1)清洁区:未被病原微生物污染的区域,如医护人员办公室、更衣室、治疗室、值班室、配膳室、库房等工作人员使用的场所;病区以外的地区,如食堂、药房、营养室等。患者及患者接触过的物体不得进入清洁区;工作人员接触患者后需消毒双手、脱去隔离衣及鞋后方可进入清洁区。

(2)半污染区:有可能被病原微生物污染的区域,如走廊、检验室、消毒室等。患者或穿了隔离衣的工作人员通过走廊时,不得接触墙壁、家具等物体;各类检验标本有一定的存放盘和架,检验完的标本及容器等应严格按要求处理。

(3)污染区:与患者直接或间接接触、被病原微生物污染的区域,如病房、患者盥洗间、污物处理间等。污染区的物品未经消毒处理,不得带到他处;工作人员进入污染区时,务必穿隔离衣,戴口罩、帽子,必要时换隔离鞋;离开前脱隔离衣、鞋,消毒双手。

2. 隔离单位的设置

医院内传染病区应与普通病区分开,相邻病楼房相隔大约 30 m,侧面防护距离为 10 m。分别设立门户,配置必要的卫生、消毒设备。

(1)以患者为隔离单位:每一患者有独立的环境与用具,与其他患者进行隔离即床边隔离。

(2)以病室为隔离单位:以病种为单位划分,同种传染病的患者,可住在同一病室。凡未确诊或发生混合感染及重、危患者有强烈传染性者,应住单间隔离室。

(二)一般消毒隔离原则

1. 根据不同病种,在病室门口挂隔离标志,门口设脚垫、泡手或刷手设备、隔离衣及架。

2. 出入隔离单位必须戴口罩、帽子,一般必须穿隔离衣。

3. 穿隔离衣后,只能在规定范围内活动,一切操作均须严格遵守隔离技术。

4. 穿隔离衣前须备齐所需用物,凡不易消毒的物品用布或纸等保护,以免污染,操作前应计划周详。

5. 患者单位的物品及患者接触过的用物,必须经严格消毒后方可递交。

6. 污染物品不得放清洁区,任何污染物必须先经过消毒,然后进行清洁处理,以防病原体播散。

7. 按病种使用医疗器械。

8. 每日晨间护理后,用 1% 氯胺溶液或其他消毒药液擦拭病床及床头柜、椅。

二、终末消毒处理

终末消毒处理是指对转科、出院或死亡的患者及其所住病室和用物进行消毒。具体措施如下：

（一）患者的终末处理

患者转科或出院前应洗澡，并换上清洁衣服。个人用物须经消毒处理后方能带出。患者死亡后，将其衣服脱去，用蘸1%氯胺溶液或其他消毒药液的棉花塞住口、鼻、耳、肛门等孔道，再用1%氯胺溶液浸泡过的尸单包裹尸体，送至太平间。

（二）床单位的终末处理

患者用过的物品须分别进行消毒。将病室门窗紧闭，打开床边桌，摊开棉被，床垫竖起，用乳酸、福尔马林等药物熏蒸，也可用0.5%过氧乙酸进行喷洒消毒。再用0.2%～0.5%过氧乙酸、1%氯胺溶液或其他消毒溶液擦拭病床、床旁桌、椅和地面。然后打开门窗通风换气。如为大病室，不便进行熏蒸、喷洒消毒，则可将被服、床褥等拿至烈日下暴晒6小时或拿至消毒室进行消毒。其他用具也需分别进行处理。

三、隔离种类和技术

（一）隔离的种类

隔离的种类按传播途径不同分以下几种，并按要求实行相应的隔离措施。

1. 呼吸道隔离

适用于经呼吸道分泌物引起感染的传染性疾病，如流行性感冒、百日咳、肺结核等，其隔离要求为：

（1）同种患者可同住一室或住单人病室。有条件尽量使隔离病室远离其他病室。挂呼吸道隔离标记。室内每日空气消毒一次。

（2）接触患者时应戴口罩、帽子，并保持口罩干燥，必要时穿隔离衣，护理患者后刷手。

（3）患者一般不外出，凡通往走廊和其他病室的门窗应关闭。

（4）患者口鼻分泌物及其分泌物接触的用具均应消毒。

2. 消化道隔离

为防止病原体由消化道进入体内，使疾病蔓延，而采取切断传播途径的措施为消化道隔离。措施如下：

（1）不同患者应分室收治。有条件时急性期与恢复期患者应分室收治，同种患者可住于同室，但一切生活用品应各人专用，禁止交换物品（书、报和食品等）或相互传递，以防交叉感染。

（2）护理此种患者时应穿隔离衣，护理患者后应消毒双手。洗手用的自来水开关最好采用脚踏式，否则需应用避污纸开关水门。

（3）患者的一切物品，如书报、信件、钱、票等须放入福尔马林消毒箱内消毒或放在微波炉内消毒后方可带出病房。给患者做检查用的器械如血压计、听诊器、体温表等用后必须消毒，否则不能给他人用。

（4）患者的呕吐物、排泄物须经消毒处理后方可倒掉。病室的家具可用0.2%过氧乙酸擦拭，抹布每个患者一块，用后浸泡消毒。

（5）患者在隔离期间，应限制活动范围，出院或死亡病室要进行终末消毒。

3. 接触隔离

由于接触某些病原菌而传播的疾病，通过一定形式，采取一定措施，而达到预防及杜绝这种病原菌的传播。

（1）患者应住单人房间隔离治疗，不接触他人。

（2）接触患者须穿隔离衣，换药时要先换干净伤口，再换污染口。换药后刷手2分钟，冲净后再在消毒液中泡手2分钟。工作人员如手有破损者，一般不宜护理此类患者，必要时戴橡胶手套。

（3）被污染的敷料应予焚烧，换药器械须单独灭菌后，再行清洁、灭菌。

（4）凡患者接触过的一切污染物品如被单、衣物、换药器械等，应严格灭菌后方可清洁处理。

4. 昆虫隔离

适用于由昆虫（蚊、虱、螨等）为媒介而传播的疾病，如流行性乙型脑炎、流行性出血热、疟疾、斑疹伤寒、回归热等。

（1）流行性乙型脑炎、疟疾由蚊传播，故患者入院后须防蚊、灭蚊，室内应设纱门、纱窗、蚊帐，并喷洒灭蚊药。

（2）流行性出血热，其传染源是野鼠，是通过螨叮咬而传播，故患者入院须沐浴更衣，并将其衣服煮沸或高压消毒灭螨。病室用杀虫剂喷洒，患者的被褥须勤晒，加强防鼠、灭鼠工作，在野外工作时，注意个人防护，不要在草丛中及稻草上坐卧，身体暴露部位应擦防虫剂（邻苯二甲酸二酯），以防螨虫叮咬。

（3）斑疹伤寒、回归热是由虱类所传播，此类患者须经灭虱处理、沐浴更衣后才能进入病室，患者的衣服也须经灭虱处理。

5. 严密隔离

适用于经飞沫、分泌物与排泄物直接或间接传染的烈性传染病如霍乱、鼠疫、炭疽等。隔离措施为：

（1）患者需住一室或同种患者同住一室，通向走廊的门窗须关闭。进出病室随手关门。门上挂"严密隔离"标记。

（2）病房内用品固定专用。须经严密消毒后方可拿出。

（3）工作人员接触患者时须戴口罩、帽子、穿隔离衣、换隔离鞋，离开时脱下，刷手消毒，有条件者下班前淋浴。

（4）病室每天空气消毒一次，地面、墙围、床、桌椅每日用消毒液擦拭一次。

（5）患者分泌物、排泄物均须经严格处理后方可排放。

（6）解除隔离时行终末消毒。

对实行严密隔离的患者要注意对其进行情感上的支持，以防患者产生恐惧及孤独感。并向患者及其家人解释限制或禁止探视的原因，以取得他们的信任与合作。特殊情况下，患者家属需探视时，应对其进行严格保护并做好相应解释工作。

(二)隔离技术

1. 目的

保护患者和工作人员,避免互相传播,减少感染和交叉感染的发生。

2. 评估

(1)患者病情、临床表现、治疗及护理情况。

(2)患者目前采取的隔离种类、隔离措施。

(3)患者心理状况及合作程度,如患者接受隔离措施后是否惧怕和感到自卑,能否遵照隔离原则并与护士合作。

(4)患者及家属对所患疾病有关防治知识、消毒隔离知识的了解程度及掌握情况。

3. 计划

1)目标/评价标准

(1)患者能理解隔离的目的,有安全感。

(2)患者及工作人员均能得到保护,未见交叉感染。

(3)患者及家属初步知道隔离原则,学会简易的隔离方法。

2)用物准备

(1)治疗盘内盛:已消毒的手刷、10%皂液、清洁干燥小毛巾、避污纸,盛放用过的刷子、小毛巾、避污纸的容器各1。无洗手池设备时,另备消毒液和清水各1盆。

(2)隔离衣1件。

4. 实施

1)手的消毒

为预防病原微生物传播,避免传染和交叉感染。需要进行手的消毒,其方法如下:

(1)浸泡法:常用的溶液为0.1%新洁尔灭、0.2%过氧乙酸、0.5%优安净、1%氯胺等。将双手完全浸泡于消毒溶液中2分钟,然后以清水冲净,清洁毛巾擦干。

(2)刷手法:用手刷蘸消毒液进行刷手,其顺序是前臂、腕部、手掌、手背、手指、指间、甲缝。每只手刷1分钟,再用清水洗净,用清洁毛巾擦干。

2)口罩的使用:口罩应用8~12层纱布缝制,使用时应遮住口、鼻,不可用已污染的手接触口罩。口罩潮湿时,应立即更换。口罩用完应即取下,将污染面向外折叠放入工作服口袋内,不应挂在胸前,每次接触严密隔离的传染患者后,应立即更换口罩。

3)避污纸的使用:在病室内准备避污纸及污物桶,用避污纸垫着拿取物品或简单操作,保持双手或用物不被污染,以省略消毒手续。例如用清洁的手拿取污染物品,开关电门、门、窗等,或用已污染的手拿取清洁物品及做简单操作。

取避污纸要从页面抓取,不可掀页撕取,以保持清洁。用后放入专用桶内,定时焚烧处理。

4)穿脱隔离衣法

(1)穿隔离衣法

①戴好帽子、口罩。手持衣领取下隔离衣。

②右手持衣领,穿上左臂;换左手持起衣领,穿上右臂。

③扣好领扣,系上袖带。

④双手对齐隔离衣背后边缘,左手压住,右手向左折叠多余部分,将腰带系好打一活结。

(2)脱隔离衣法。

①解开腰带和袖带,衣袖向上拉起,露出腕部。

②双手在消毒液中泡洗 2~3 分钟。

③解开领扣,抖下衣袖,或将手伸入衣袖拉下衣袖。

④里面向外将领边、衣边分别对齐卷好扎好领部,挂在规定位置,以备下次再用。

5)穿脱隔离衣的注意事项

(1)隔离衣长短要合适,必须遮过工作服。穿隔离衣前,应备好一切需用物品,以免反复穿脱隔离衣。

(2)隔离衣内面及领子为清洁部分,穿脱时应避免污染。

(3)穿隔离衣时,避免触及清洁物,系领时,勿使衣袖触及面部及帽子。

(4)穿隔离后,只限在规定区域内活动,不得进入清洁区。挂隔离衣时,不可使衣袖、带子露出,衣边要对齐。

(5)隔离衣应每日更换一次,如有潮湿或污染时,随时更换。更换时将清洁面向外折叠、卷好放入污衣袋内。

6)护理隔离患者的几种操作法

(1)测量体温、脉搏、呼吸:严密隔离的患者应每人固定一支体温计。护士须穿隔离衣,将手表装入小塑料袋内,以免污染手表。非严密隔离的患者,可以集体使用体温计,但每次用后应进行消毒。测量时,将准备好的体温计置塑料盒内,连同记录纸、笔等放在治疗车上,将治疗车推到病室门口外。护士注意保持一手清洁,以便记录,一手诊脉和取体温计。取出体温计后即放于盛 1% 过氧乙酸溶液盒中,消毒手后,再给另一病种的患者测量。如遇危重、婴幼儿患者,护士应协助扶持体温计。

(2)测量血压:严密隔离患者或须密切观察血压的患者,血压计及听诊器须固定使用,最后做终末消毒。一般神志清楚合作的患者,如血压计不能专用时,则备清洁特制袖套一个,将袖套套于患者臂部,其余部分铺在床上及患者身上,使成一清洁区,血压计放在清洁区内测量血压。测量完毕,取出血压计,将袖套清洁面反折在内,存放病室内备用。或用两块清洁治疗巾,一块放在血压计下面,一块包扎患者臂部,用过的治疗巾即被污染,须消毒后方能再用。听诊器接触患者的听头是污染的,测毕用 75% 乙醇消毒听头。

(3)服药:将备好的药及水壶放在治疗车上,车下层放盆,内盛消毒液。推车至病室门外,核对无误后,给患者服药,先给轻患者发药,用避污纸将药杯取回,放于消毒液内,然后帮助危重患者服药。协助同一病种的患者服完药,消毒双后,再给另一病种患者喂服。全病区发药完毕,按常规消毒药杯。

(倪艳　王红霞　孟丽华)

第十六章　常用外科急救技术

第一节 外伤止血、包扎技术

当患者受伤后失血量达到总血量的20%（800 mL）以上时，可出现明显的临床症状；如果为大出血且失血量达到总血量40%（1 600 mL）以上时，就会出现生命危险。因此，争取时间采取有效的止血措施，对抢救伤员的生命具有非常重要的意义。

一、止血法

（一）出血的表现

根据各种出血的不同表现进行分类。

1. 根据出血性质分类

（1）动脉出血：血液呈喷射状，速度快，受心搏速度的影响大，色鲜红，在短时间内可大量出血。

（2）静脉出血：血液呈暗红色，流出速度慢，危险性相对比动脉出血小。

（3）毛细血管出血：全部伤口均有渗血，呈整个创面外渗，不易找到出血点，危险性较小。

（4）实质脏器破裂出血：如肝、脾、肾等破裂，其出血情况与大血管出血相似，症状出现较迟，出血量大。

2. 根据出血部位分类

（1）外出血：从外伤的伤口流出，易察觉。

（2）内出血：只能根据临床表现及体征来诊断。

临床表现：出血可出现全身乏力、头昏、耳鸣、烦躁，甚至嗜睡、口渴、出汗、皮肤苍白、四肢厥冷、脉搏细速、血压下降、体温低于正常、尿量减少等一系列全身症状，如不及时止血，会导致休克。

（二）常用止血法

1. 加压包扎止血法

表浅伤口的出血用生理盐水冲洗局部；毛发部位出血，应剃去毛发再清洗，以1/1 000新洁尔灭溶液消毒后撒上云南白药或其他局部止血药，伤口周围用75%乙醇擦拭消毒。涂擦时，先从近伤口处向外周擦，然后盖上无菌纱布，用绷带或三角巾适当加压包扎。

2. 填塞止血法

用无菌敷料填入伤口内，外加大块敷料加压包扎。一般只用于大腿根部、腋窝、肩部等难以用一般加压包扎的较大出血部位。

3. 指压止血法

适应证：适用于动脉位置表浅，且靠近骨骼，常在这些部位用手指压迫出血血管的近心端，将血管压闭、阻止血流，达到止血的目的。

（1）颈总动脉：阻止头、面部的出血可压迫颈总动脉。颈总动脉经过第六颈椎横突前方上行，将颈总动脉在环状软骨外侧（胸锁乳突肌中点处）用力向后压可将其压在第六颈椎横突上使血流阻断。注意不能同时压迫双侧颈总动脉，以防阻断全部脑部供血。

（2）颞动脉：用拇指在耳前方对着下颌关节用力压可将颞动脉压住以阻止头部或额部出血。

（3）颌下动脉：在下颌角前下凹处压迫颌下动脉可阻止面部出血。

（4）锁骨下动脉：在锁骨上血管搏动处向后下方按压锁骨下动脉，可阻止上臂出血。

（5）腋动脉：压迫腋动脉可阻止上臂上部以下的出血。

（6）肱动脉：在上臂的中部或下部压迫肱动脉可阻止前臂和手部出血。

（7）桡动脉和尺动脉：在手腕两侧压迫桡动脉和尺动脉可阻止手部出血。

（8）腹主动脉：在下腹正中用力垂直向脊柱压迫腹主动脉可阻止整个下肢大出血。

（9）股动脉：用双手拇指重叠压迫腹股沟韧带中点的稍下方将股动脉压在耻骨上，可阻止大腿出血。

（10）腘动脉：在两腘窝中部压迫腘动脉可阻止小腿出血。

（11）胫前和胫后动脉：在踝关节的前后方压迫胫前和胫后动脉可阻止足部出血。

4. 止血带止血法

一般只适用于四肢大动脉出血或采用加压包扎后不能有效控制的大出血时才选用。使用不当会造成更严重的出血或肢体缺血坏死。

1）橡皮止血带止血法：抬高患肢，将软布料、棉花等软织物衬垫于止血部位皮肤上。取止血带中间一段，适当拉紧拉长，绕肢体 2～3 圈，使橡皮带末端压在紧缠的橡皮带下面即可。

2）勒紧止血法：在伤口上部用绷带或三角巾叠成带状或用布料等勒紧止血，第一道绕扎在伤口处皮肤的衬垫上，第二道压在第一道上面，并适当勒紧。

3）绞紧止血法：用三角巾叠成带状或用布条、手帕绕肢体一圈，打一活结，取一小木棒、笔杆、筷子等做绞棒，穿进活结下，绞紧，再将小木棒一端插入活结套内，拉紧固定木棒即可。

4）护理

（1）使用止血带部位要准确，应扎在伤口的近心端，并应尽量靠近伤口。

（2）前臂和小腿不适于扎止血带，因其动脉常走行于两骨之间，所以止血效果差。

（3）上臂扎止血带时，不可扎在下 1/3 处，以防损伤桡神经。

（4）使用止血带压力要适当，其压力以能阻断动脉血流为度，正确时肢端应为苍白色。

（5）止血带下加衬垫，捆扎时先抬高伤肢并垫以 4～5 层纱布或干净毛巾，切忌用绳索或铁丝直接加压。

（6）记录止血带的日期和时间要明显，使用止血带的时间不宜超过 3 小时，并应每 1 小时松止血带 2～3 次；松解止血带前，要先补充血容量，做好纠正休克和止血器材的准备。

二、包扎法

包扎是创伤后急救技术中最常用的方法之一。它有保护创面、压迫止血、固定敷料和夹板,托住受伤的肢体减轻伤员的痛苦等作用。最常用的包扎材料是绷带、三角巾和四头巾,也可就便用毛巾、手绢、被单、布块或衣服等物品。

（一）绷带包扎法

1. 环形法

此法是最基本的绷带包扎法,将绷带做环形重叠缠绕,但第一圈的环绕应稍作斜状,第2～3圈作环形,并将第一圈斜出的一角压于环形圈内,最后用胶布将绷带尾部固定,也可将绷带尾部剪成两头并打结。

2. 蛇形法

此法多用于夹板的固定。将绷带按环形法缠绕数圈后,以绷带的宽度做间隔斜向上缠或下缠。

3. 螺旋形法

先将绷带按环形法缠绕数圈,随后上缠的每圈均盖住其前一圈的 1/3 或 2/3,即是螺旋形上缠。

4. 螺旋反折包扎法

环形缠绕两周后做螺旋包扎,然后以一手握住绷带上面正中处,另一手将绷带自该点向下反折,盖过上周绷带的 1/3～1/2。每一反折须整齐排列成一直线,但反折处不宜在伤口或骨隆突处。此法主要用于周径不等的部位,如前臂、小腿、大腿等处,使绷带能更加贴合。

5. "8"字形包扎法

反复以"8"字形在关节上下做斜形旋转,每周遮盖上周的 1/3～1/2。主要用于关节处,如肘、肩、踝、膝等,或用于直径不等的部位。

6. 回返包扎法

用一系列的左右或前后回返绷扎,直至该端全部遮盖后再做环形绷扎两周固定。主要用于包扎顶端部位,如指端、头顶或残肢端等。

（二）三角巾包扎法

适用于急救包扎,优点较多,制作方便。用一块宽 90 cm 的白布,裁成正方形,再对角剪开就成了两条三角巾。底边长约 130 cm,顶角到底边中点约 65 cm。

1. 三角巾的包扎原则

（1）包扎前认真评估受伤情况。

（2）包扎时部位要准,动作要快、轻,不要触及伤口,以免加重疼痛、出血及污染。

（3）包扎的松紧度适宜,即要保证血运,又要注意牢靠,不松脱。打结时要避开伤口。

（4）注意患者舒适及保持功能位。

2. 用三角巾包扎人体各部位的方法

1）头面部包扎

（1）帽式包扎法:将三角巾的底边向上反折后与眉平齐,顶角拉向头后,两底角经两耳上方在枕后交叉,然后绕到前额打结固定。

(2)面具式包扎法:将三角巾顶角打一单结套住下颌,罩住头面,拉紧两底角交叉绕至前额打结。包好后,在相应的部位剪 4 个孔,露出眼、鼻、口,罩住面。

(3)单侧面部包扎法:将三角巾的底边中央至顶角叠成一小三角巾(或剪开),将底边斜盖于伤侧面部,用一底角与顶角在健侧颞部打结。然后拉紧另一底角,包绕下颌,在健侧耳前上方打结。

2)肩、背部包扎:两燕尾角等大,夹角朝上,燕尾披在双肩上,两燕尾角分别经左、右肩拉到腋下与燕尾底角打结。

3)三角巾包扎腹部:三角巾顶角朝下,底边横放于脐部,拉紧底角至腰部打结,顶角经会阴拉至臀上方,同底角余头打结。

4)三角巾包扎上肢:将三角巾一底角打结后套在伤侧手上,结之余头留长些备用,另一底角沿着手臂后侧拉到对侧肩上,顶角包裹伤肢,前臂屈至胸前,拉紧两底角打结。

5)三角巾包扎手、足:手指对着三角巾的顶角,将手平放于三角巾中央,底边位于腕部,将顶角提起放于手背上,然后拉两底角在手背部交叉,再绕回腕部,于掌侧或背侧打结。足的包扎与手相同。

6)三角巾包扎膝、肘关节:先将三角巾折成适当的宽度带,然后将其中部放在膝盖上,两端拉至膝后交叉,一端在上,一端在下,再由前向后绕至膝外侧打结。

3. 注意事项

(1)包扎伤口时,先简单清创并盖上消毒纱布,然后再用绷带。操作宜小心、谨慎,不要触及伤口,以免加重疼痛或导致伤口出血及污染。

(2)包扎时松紧要适宜,过紧会影响局部血液循环,过松易致敷料脱落或移动。

(3)包扎时要使患者的位置保持舒适。皮肤皱褶处如腋下、乳下、腹股沟等,应用棉垫或纱布衬隔,骨隆突处也用棉垫保护。需要抬高肢体时,应给适当的扶托物。包扎的肢体必须保持功能位置。

(4)根据包扎部位,选用宽度适宜的绷带和大小合适的三角巾。

(5)包扎方向为自下而上,由左向右,从远心端向近心端包扎,以助静脉血液的回流。绷带固定时的结应放在肢体的外侧面,忌在伤口上、骨隆突处或易于受压的部位打结。

(6)解除绷带时,先解开固定结或取下胶布,然后以两手互相传递松解。紧急时或绷带被伤口分泌物浸透干涸时,可用剪刀剪开。

(张艳艳)

第二节　骨折固定、搬运技术

一、固定

固定用于骨折或骨关节损伤,以减轻疼痛,避免骨折片损伤血管、神经等,并能防止休克,更便于伤员的转运。对开放性软组织损伤应先止血,再包扎。对疑有骨折的伤员,都应按骨折处理。

(一)适应证

所有的四肢骨折。

(二)固定的原则

(1)应认真评估伤情,如有伤口和出血,应先行止血,并包扎伤口,再固定骨折。如有休克应先进行抗休克处理。

(2)就地固定,固定前,不要无故移动伤员;暴露伤口,可剪开衣裤(不要脱),要尽量减少伤肢的移动,以免增加伤员的痛苦和伤情。

(3)固定的目的只是为了制动而不是整复,因此,任何试图整复的动作都应禁止。刺出伤口的骨折端也不应送回伤口内,以免增加污染和刺伤神经、血管。但如伤肢因过度畸形而影响固定时,可依伤肢长轴方向,稍加牵引后再行固定。

(4)夹板和皮肤之间要加垫棉、布或其他物品,尤其是夹板两端、骨突处和空隙部位,以防局部受压引起坏死。

(5)固定必须牢固可靠,夹板长度应超过骨折部的上下两个关节。除固定骨折上下两端外,必须把上下两个关节固定住,并应将患肢固定在功能位置。

(6)固定松紧应适宜,不可过松,但也不能过紧,以免影响血液循环。固定四肢时,要露出指(趾)尖,以便观察血循环。如发现指(趾)苍白、麻木、疼痛、肿胀和青紫色时,则应及时松解重新固定。

(7)固定后应做好标记,并注意保暖。

(三)用物

固定材料可采用合适的木制或金属夹板、可塑性或充气式夹板。紧急情况时可就地取材,如树枝、木棍等,也可将上肢与胸壁、下肢与对侧健肢固定在一起。

(四)固定方法

1. 锁骨骨折

一侧骨折用大悬臂带(整个三角巾)兜起即可;两侧锁骨骨折,可用丁字形夹板贴于背后,在两肩及腰部扎牢。

2. 上臂骨折

上臂骨折可用三角巾做无夹板固定或用夹板固定。

3. 前臂骨折

前臂骨折可用夹板和三角巾做夹板固定或用绷带和三角巾做无夹板固定。

4. 大腿骨折

大腿骨折固定时应上至腋下,下至足跟。

5. 小腿骨折

小腿骨折可用夹板固定或将伤肢靠在健肢固定。

6. 脊椎骨折

脊椎骨折的患者严禁坐起,未固定前不得轻易搬动,以免加重损伤。

（五）护理要点

（1）如有伤口和出血,应先止血、包扎,然后再固定骨折部位,如有休克,应先行抗休克处理。

（2）在处理开放性骨折时,不可把刺出的骨端送回伤口,以免造成感染。

（3）夹板的长度与宽度要与骨折的肢体相适应,其长度必须超过骨折的上、下两个关节。固定时除骨折部位上、下两端外,还要固定上、下两关节。

（4）夹板不可与皮肤直接接触,其间应垫棉花或其他物品,尤其在夹板两端,骨突出部位和悬空部位应加厚衬垫,防止受压或固定不妥。

（5）固定应松紧适度,以免影响血液循环。肢体骨折时,一定要将指（趾）端露出,以便随时观察末梢血液循环情况,如发现指（趾）端苍白、发冷、麻木、疼痛、浮肿或青紫说明血运不良,应松开重新固定。

（6）固定中避免不必要的搬动,不可强制伤员进行各种活动。

二、搬运

急、危、重伤（病）员在现场救护后,由于发病现场条件的限制和抢救的需要,特别是现场仍存在伤害因素时,往往要把伤（病）员转移到更适合的场所,这需要借助一定的工具或以人为方式安全地把患者搬运到运输工具上。

（一）担架搬运法

此法是最常用的搬运方法,因其结构简单、轻便耐用,无论是短距离转运还是较长路段的转送,不管是农村山区,还是海岛丛林、码头车站,均可应用。

1. 担架的种类

①帆布担架;②绳索担架;③被服担架;④四轮担架。

2. 体位

一般伤员在担架上取仰卧位。有恶心呕吐的伤员,应采取侧卧以利呕吐,防止仰卧时呕吐物吸入气管引起咳嗽或阻塞呼吸道造成窒息。对有颅脑损伤、昏迷等伤员,应将头转向一侧,以防舌根后缩或分泌物阻塞咽喉与气道,必要时将舌牵出用别针别在衣服上。胸、肺部损伤伤员常有呼吸困难,可用一支架或被褥将背部垫起或半卧位,这样可以使症状减轻。

3. 方法

（1）由3～4人合成一组,将伤员移上担架。

（2）伤员头部向后，足部向前，这样后面抬担架的人，可以随时观察伤员的变化。

（3）抬担架的人脚步、行动要一致，前面的开左脚，后面的开右脚，平稳前进。

（4）向高处抬时（如上台阶、上桥），前面的人要放低，后面的人要抬高，以使伤员保持在水平状态；下台阶时，相反。

（二）轮椅运送法

用于运送病情较轻、可以起坐但不能行走的伤患者。

1. 用物

轮椅，按季节备毛毯，需要时备外衣。

2. 方法

（1）将轮椅推至伤患者床旁，使椅背与床尾平齐，面向床头。

（2）扶伤患者坐起，穿好拖鞋，下地立于床边或坐在床缘等候。

（3）救护者站在轮椅背后，以双手扶压椅背，拉起两侧扶手旁的车闸，无车闸则一脚踏住椅背下面的横档，以固定轮椅，使伤患者坐下时不致前倾。

（4）嘱伤患者扶住轮椅扶手，尽量靠后坐，勿向前倾或自行下车，以避免跌倒。支起踏板，将伤患者双脚放在踏板上。如果伤患者身体虚弱则操作者可到前方扶助伤患者，或请另一位救护者协助患者坐在轮椅上。

（三）徒手搬运法

当现场找不到担架，而转运路程较近，病情又轻，可以采用徒手搬运法。此法对患者、搬运者都比较劳累，故病情重的患者，不宜采用此法搬运。

1. 单人搬运

（1）扶持法：对于病情较轻，能够站立行走的伤患者可采取此法，救护者站在伤患者一侧，使伤患者靠近他的一臂揽着自己的头颈，然后救护者用外侧的手牵着伤患者的手腕，另一手伸过伤患者背部扶持他的腰，使其身体略靠着救护者，扶着行走。

（2）抱持法：伤患者如能站立，救护者可站于患者一侧，一手托其背部，一手托其大腿，将其抱起，伤患者如有知觉，可让其一手抱住救护者的颈部。

（3）背负法：救护者站在伤患者前面，与之面向同一方向，微弯背部，将伤患者背起，胸部创伤伤患者不宜采用，如伤员卧于地上，不能站立，则救护人员可躺在伤患者一侧，一手紧握伤者后，另一手抱其腿，用力翻身，使其负于救护者背上，而后慢慢站起。

2. 双人搬运法

（1）椅托式：甲以右膝，乙以左膝跪地，各以一手伸入伤患者大腿之下而互相紧握，另一手彼此交替支持伤患者背部。

（2）拉车式：两位救护者，一位站在伤患者头部，两手插到腋前，将伤患者抱在怀内，一位站在其足部，跨在患者两腿中间，两人步调一致慢慢抬起，卧式前行。

（3）平抱或平抬法：两人平排将伤患者平抱，亦可一前一后，一左一右将伤患者平抬。

3. 三人搬运或多人搬运

可以三人平排，将伤患者抱起齐步一致前进。六人可面对站立将伤患者抱起。

搬运过程中，动作要轻巧，敏捷，协调一致，避免震动，减少伤患者痛苦，对路途较远者，则应寻找合适的交通工具进行转送。

（四）特殊伤员搬运方法

1. 腹部内脏脱出的伤员

（1）伤员双腿屈曲，腹肌放松，防止内脏继续脱出。

（2）脱出的内脏严禁送回腹腔，防止加重感染。可用大小适当的碗扣住内脏或取伤员的腰带做成略大于脱出内脏的环。围住脱出的脏器，然后用三角巾包扎固定。

（3）包扎后取仰卧位，屈曲下肢，并注意腹部保温，防止肠管过度胀气。

2. 昏迷伤员

使患者侧卧或俯卧于担架上，头偏向一侧，以利于呼吸道分泌物引流。

3. 骨盆损伤的伤员

骨盆损伤应将骨盆用三角巾或大块包伤材料做环形包扎，后送时让伤员仰卧于门板或硬质担架上，膝微曲，下部加垫。

4. 脊柱损伤的伤员

搬运时，应严防颈部和躯干前屈或扭转，应使脊柱保持伸直。颈椎伤的伤员，应有3~4人一起搬运，1人专管头部的牵引固定，保持头部与躯干部成直线，其余3人蹲在伤员同一侧，2人托躯干，1人托住下肢，一齐起立，将伤员放在硬质担架上，然后将伤员的头部两侧用沙袋固定。搬运胸、腰椎伤伤员时，3人同在伤员右侧，1人托住肩背部，1人托住腰臀部，1人抱持住伤员的两下肢，同时起立将伤员放到硬质担架上。

（五）搬运伤员的注意事项

（1）搬运前应尽可能做好伤员的初步急救处理，如情况允许，一般应先止血、包扎、固定，后搬运。

（2）对各种外伤患者，应注意伤处的保护，在疑有脊柱骨折时，要使背部保持平稳；不能屈曲躯干，以免造成脊髓损伤。颅脑外伤时，要有人专门固定头部，避免晃动。

（3）抬担架上、下楼梯时，应尽量保持水平位置。

（4）搬动中对于危重患者应严密观察，注意其呼吸、脉搏并保证呼吸道通畅。搬运中若不便听诊检查时，可在患者鼻孔旁贴上两片小棉花，随其呼吸，棉花有规律地被吹动，可借以观察患者呼吸情况。

（张艳艳）

第十七章　康复护理技术

第一节 康复护理的特点、内容和管理

一、康复护理的定义

康复护理是康复医学的重要组成部分,是重建健康的护理。针对护理对象进行躯体的、精神的和社会的(包括职业的)全面护理。与医生和康复专业人员合作完成康复计划,帮助患者或残疾人达到康复或减轻残疾,预防继发性残疾或并发症的目的。

二、康复护理的特点

康复护理具有本身的特点,与一般护理的主要区别如下。

(一)护理对象

康复护理的工作对象主要是由于损伤以及急、慢性疾病和老龄带来的功能障碍者,先天发育障碍的残疾者。

1. 残疾者

残疾是指由于身体的结构或功能不同程度的丧失而造成生理上或心理上的缺陷,从而不同程度地丧失生活自理、工作和社会活动的能力。由疾病、先天缺陷和发育障碍引起的残疾称为病残,由外伤引起的残疾称为伤残。主要表现为肢体缺陷的称肢残,主要表现为智力缺陷的称为智残。世界卫生组织按照残疾的性质、程度和影响,分类如下:①损伤,身体结构和功能有一定缺损,未影响生活自理能力;②残疾,损伤程度较重,造成身体、精神、智力的明显障碍,影响生活自理能力;③残障,残疾发展严重,不仅影响生活自理能力,而且不能履行社会职责和参加社会生活。

2. 患慢性病有功能障碍者

如心血管病变引起心脏功能障碍者、慢性肺气肿、肺源性心脏病引起呼吸和(或)心脏功能障碍者,肝硬化引起肝功能障碍者等。

3. 老年人

随着医学的进步,人均寿命延长,人口"老化"问题越来越受到人们的关注,老年康复医学日趋重要。

4. 急性病患者

某些急性病在急性期即开始康复治疗,诸如急性心肌梗死、脑血栓形成等疾病,均贯彻早下床、早活动、早训练原则,结果缩短了住院日期、提高了治愈率、减少病残程度。

5. 先天发育障碍的残疾者

他们生来就没有正常功能,谈不上康复,通过学习使他掌握能力或发展其活动能力,利用其能力,更好地生活和工作。

（二）护理目的

康复护理的目的是使残疾者或患者的残存功能和能力得到恢复，重新建立起患者的身心平衡，最大限度地恢复其生活能力，使他们以平等的资格重返社会。

（三）护理的原则

1. 以"自我护理"方法为重点。

2. 功能训练贯穿于康复护理的始终。

3. 注意心理护理。

三、康复护理的基本内容

对残疾者或患者除要特别护理外，必须做好下列五方面常规工作。

（一）观察患者的残疾情况

包括患者失去的功能、残存的功能、可补偿的功能能力，已发生或可能发生的各种心理障碍和异常行为，以及康复训练过程中残疾程度的变化和功能恢复情况。认真做好记录，及时向有关人员沟通信息。

（二）预防继发性残疾和并发症

1. 变换体位和姿势

最常用的是交替更换仰卧位、侧卧位和俯卧位，护理人员在翻身操作时动作要轻柔，也可使用倾斜床或电动环形床等。通过改变体位，促进血液循环，预防血栓性静脉炎、压疮和肢体水肿；促进肺部活动，有利于呼吸道分泌物排出；预防挛缩，避免身体某一部位长期受压。

2. 预防压疮

该措施是重要的康复护理内容之一。护理人员注意保持患者床单位整洁干燥，定时更换体位，每日擦身 1 次，用掌心紧贴患者受压皮肤做局部按摩，或者局部用 30% ~ 50% 红花乙醇涂擦，以促进血液循环。对已有皮肤湿疹或早期压疮，可用红外线局部照射，每次 15 分钟，每日 3 次，促进皮肤干燥收敛。

3. 预防关节挛缩变形

保持患者的主要关节的功能位置，可使用各种矫形支架和夹板加以固定纠正。同时可加强进行被动运动，如伸直髋关节，在大腿外侧放置枕头或沙袋，预防髋外展外旋畸形；伸直膝关节，预防屈曲畸形；保持足与小腿呈垂直角，预防足下垂等。通过有的放矢的措施，防止肢体挛缩畸形，延缓和减轻肌萎缩的发生。

4. 体疗运动

协助体疗师对残疾者或患者进行体疗运动，加强各大小关节活动锻炼，疏导患者克服恐惧心理和疼痛顾虑，例如被动运动、主动运动、主动—阻力运动、抗阻力运动等，并且向家属做好宣传，协助患者进行肢体功能锻炼，恢复肢体的正常功能。

（三）促进日常生活行动能力的恢复

1. 日常生活活动能力训练

训练程序：①训练卧位到坐位、坐位到平衡面，再训练指导穿衣、裤、袜、鞋等。②训练下床、梳洗、上厕所、整理床铺。③户外活动，在搀扶下步行走出室外及上下楼梯，逐步过渡到在监视下缓慢步行。④学会入浴及洗澡,使用辅助器擦背。根据患者不同情况,为患者制定有关动作,加强肌力和肌耐力的锻炼,提出每次训练的注意事项,鼓励患者尽最大可能完成每次动作,达到训练效果。

2. 肠道护理

指导残疾者或患者合理饮食,增加粗纤维食物,多饮水。指导患者养成良好的排便习惯,可在晨起空腹时饮用热饮料,促进肠蠕动以协助排便。必要时给予缓泻剂,或戴肛指套帮助患者被动清除粪块。对腹泻者及时清洁肛部,涂以油膏,以保护肛周皮肤。对结肠造口术的患者,教会他们自己进行冲洗处理,正确清洁造口和使用假肛袋等。

3. 膀胱护理

对尿潴留或尿失禁的瘫痪患者常采用 3～4 小时按压下腹部一次的办法协助排尿,或用流水冲洗会阴部诱导排尿。需要导尿时,应严格执行无菌操作。留置导尿管者,导尿管应定期更换,每日清洗尿道口,防止感染。

(四)心理护理

残疾者和慢性病患者有其特殊的、复杂的心理活动,甚至产生心理障碍和行为异常。在护理中要加强心理护理,做到躯体康复与心理康复并重。

(五)出院后康复护理

残疾者或患者经治疗出院后,可进行必要的自我生活护理和有关疾病康复知识的卫生宣教,也可采用家访护理方式进行,由此提高和巩固患者日常生活行动能力。

四、康复病房管理

(一)各种设施应适合残疾人的需要

如以坡道取代台阶,各种开关、按钮、门把手、洗漱设备等均应低于一般高度,以适合坐轮椅者的需要。厕所内应设置保护装置、扶手等。增加以盲文标写的路标、指示牌等,以适应盲人辨认。

(二)病房安静、舒适

光线以自然光为宜,环境幽静素雅。针对不同类型的残疾者应有不同的需求。重症患者安排在单间,以利抢救治疗。

(三)适当放宽陪伴和探视条件

可有利于家属参加康复计划的实施,让家属也掌握必要的功能训练技术,出院后可继续按计划进行各种训练。

(王红霞 张艳艳 武静)

第二节　康复护理的基本技术

一、体位处理和平衡训练

为防止压疮与肢体挛缩,保持关节良好的功能位置,须注意正确的姿势及体位变换。患者入院后,根据病情需要,按医嘱定出体位放置与翻身次数的安排计划。

（一）仰卧位

1. 下肢

将双足底紧蹬住足蹬板,以防足下垂。已发生下垂者,可用足部夹板矫治。足跟悬空放在足蹬板与垫子间的空隙处,以防止压疮。两小腿置于中位,足趾向上。在股骨大粗隆下置一小枕,以防髋外旋畸形。两膝及两髋关节置于伸位,以防髋与膝关节屈曲性挛缩,并为站立、步行训练创造条件。

2. 上肢

根据病情可选用如下四种功能位置,亦可轮换放置。

（1）肩外展 90°,稍内旋,屈肘 90°,前臂稍旋前。

（2）肩外展 90° 或以上,外旋到无不适感的最大角度,屈肘 90°,前臂旋前。

（3）肩稍外展,肘伸直,前臂旋后,掌心向上,患侧上肢下垫一小枕使其高于心脏水平,以防局部水肿。

（4）将整个上肢放在一个枕头上,肘稍屈曲,腕背屈 30°,手指轻度弯曲,可握一个乒乓球等圆形物体。

3. 腕及手

（1）腕中立位伸直,指间及掌指关节半屈,拇指外展,对掌,指间关节微屈如手握小布卷状,可用小夹板保持手和掌的正常姿势。

（2）保持患者腕关节从中立位到充分伸展位的活动和掌指关节全范围的活动,其次是掌指关节的屈曲及拇指对掌等运动。手指挛缩的患者,可用掌面夹板,使指间关节伸直。

（二）侧卧位

偏瘫者以向健侧卧为宜,截瘫者和四肢瘫患者,应两侧轮流侧卧,上面一侧的下肢呈髋、膝屈位,用枕头将两下肢隔开,接触床的上肢外旋及部分伸展,上面的上肢向胸前伸出。

（三）俯卧位

如患者心、肺、骨骼情况允许,可采用俯卧位,以使髋关节充分伸展,并减轻身体后部骨突起处易损伤组织的压力,臀部、背部有压疮者尤为适用,但不易为一般患者接受。

（四）翻身频度

常规处理,每2小时翻身一次。在对患者的皮肤敏感性与体位的耐受性具体了解后,可能发现某些体位需减少持续时间,某些则可延长至2.5～3小时,一般日间翻身次数可多,夜间为保证睡眠可适当减少,仍应以病情允许为度。

（五）坐位

长期卧床者坐起时可能有倾倒现象,需要经过训练,才能保持躯体平衡。可先用靠背架支持或端坐在靠背椅上,待其基本坐稳后,向左右、前后轻推患者,以训练其平衡力。截瘫者如上肢肌力尚存,可以进行坐起训练。偏瘫者可行健手抓床栏坐起训练。步骤为:①仰卧位,将患手放在腹部,健腿放在患腿下,并推移至床边,健手抓住床栏翻向健侧。②手抓床栏坐起,将双脚移到床沿下。由坐位至卧位,程度与上相反。患者不能独立完成起坐时,亦可在床上系带,练习用健手拉带坐起。

（六）立位

当患者能够自行坐稳,两侧或一侧下肢肌力允许时,可进行立位平衡训练。起立后要注意扶持,以免发生意外。偏瘫患者站立时,首先将身体重心放在健肢上,两侧下肢分开3cm左右,站稳后试着将身体重心移向患肢。待较平衡后,再将两足分开距离,做轮流负重训练。转换方向时,将患侧下肢抬起,以健侧脚跟为轴,向外旋转,或以健侧足尖为轴,向内旋转,然后将两腿并齐。立位平衡训练时,应特别注意安全,尤其对高龄者、肥胖者以及下肢肌力较弱的患者,要辅助。视病情可予单拐或双拐辅助。谨防患者摔倒造成骨折或关节脱位等事故发生。

二、移动动作训练

移动动作是指患者移动时所做的各种动作。残疾者因某种障碍,往往不能很好地完成这些动作,而必须借助手杖、拐杖、轮椅等,严重者要靠他人协助。移动动作训练的目的,是使患者学会独立完成日常活动。移动训练时机宜早不宜晚,当病情稳定后,基本上能掌握坐起、站立动作时即应开始。安全、有效的转移活动不但需要体力,也需要患者精神方面的配合,专用设备和适当的技术指导。

（一）卧位变换

卧位交替可改变血管内压,促进血液循环,防止发生压疮、关节挛缩及静脉血栓形成,并可改善呼吸功能,有利于呼吸道分泌物的排出。瘫痪患者翻身的频率一般为日间每2小时一次,夜间每3小时一次,依病情和患者的耐受度而适当调整。训练翻身的方法:患者用健手抓住患手从胸前移过,健腿置于患腿下面,然后用健手抓住床沿或床栏,将肩部和上部躯干移动,同时移动臀部和腿向健侧。下肢瘫痪患者翻身时,必须首先进行抬起臀部的训练,以两肘部为支点,用两手托起臀部,同时收缩腰、腹肌肉。翻身时把臀部抬起并移向一侧,然后向对侧转动上身,同时带动下身翻转,或用手帮助膝关节屈曲,转动下肢。

（二）坐起

有良好坐位平衡能力及臀力较强者,可进行坐起训练。偏瘫患者取仰卧位,把患手放腹部上,健腿放患腿之下,推移出床边,同时健手抓住床栏翻向健侧。然后手抓床栏坐起,将双脚移至床沿下。由坐位到卧位,按上述相反程序进行。

（三）床上移动

下肢麻痹患者的基本训练动作是撑起动作。患者取伸膝坐位，身体前倾，手掌贴在床上，肘伸直，用力撑起，尽量使臀离床，并向后抬起。继而做前后或左右移动。

（四）轮椅训练

轮椅有多种类型，有一般轮椅、电动式轮椅和专门用于某种残疾人的轮椅等。轮椅是残疾人生活、工作的重要运行工具，因此必须反复训练，循序渐进，熟练地掌握其性能和操作技术，如操作轮的作用，自由轮掌握方向，刹车杆使轮椅停止和稳定等。乘坐轮椅的训练包括上下轮椅、操纵轮椅、乘坐轮椅的耐力。

1. 从床转移到轮椅

偏瘫患者：把轮椅置于患者健侧，与床成30°～45°角，轮椅面向床尾，关好刹掣，患者取床边坐位，躯干向前倾，同时健手撑起身体，将身体大部分重量放在健腿上站立，健手放在轮椅的远侧扶手上，以健腿为轴心旋转身体坐在轮椅上。松开刹掣，用健侧足抬起病侧足，轮椅后退，离床；用健手将患下肢抬起，将足放到脚踏板上。

双下肢瘫痪患者：轮椅直角对床，关好刹掣。患者背向轮椅，用双手掌在床上撑起，臀部移向床边，紧靠轮椅，双手握住扶手中央，用力撑起上身，向后使臀部落在轮椅内。打开刹掣，挪动轮椅离床，直到足跟移动床沿，关好刹掣，将双足置于脚踏板上。从轮椅到床的转移顺序与上述相反。

2. 从轮椅转移到床

轮椅朝向床头，关好刹掣。健手提患足，将搁脚板移到旁边。躯干向前倾斜并向下撑而移到前缘至双足下垂，使健侧足稍后于患足。抓住床扶手，身体前移，用健侧上、下肢支持体重而站立，转身坐到床边，推开轮椅，双足收回。

3. 轮椅到坐便器

便器应高于地面50 cm。两侧须安装扶手。首先将轮椅靠近坐便器，关好刹掣。足离开搁脚板并将其旋开，解开裤子。以健手握扶手站立，后握墙上扶手，旋转身体到坐便器上。

4. 使用轮椅移动时的注意事项

①使用方法由患者自己选，尽量使患者发挥其残存功能。②反复训练，循序渐进，多练习肢体柔韧性和力量。③开始应有人保护，以免发生危险。④因感觉消失，截瘫患者乘坐轮椅可能因组织受压发生压疮。每隔十几分钟就要按住扶手，抬高身体几分钟，以除去压力，改善血液循环。且应使患者经常交换体位或放以软垫。

三、日常生活活动训练

日常生活活动（ADL）是指人们在日常生活中完成衣、食、住、行所必须进行的基本动作。训练的目的是为了使残疾者在家庭和社会中，能够不依赖或少依赖他人而完成各种功能活动。

（一）日常生活活动能力分级

为了确定康复目标，制订康复计划并评定康复疗效，要对患者尚存的和失去的活动能力进行测定和分级。常用的分级法有两种。

1. 四级分级法

Ⅰ级:自理。患者能独立完成日常生活中的各种活动,不需要他人语言指导与体力上的帮助。

Ⅱ级:需要监护。经他人语言指导或在旁监护,患者自己可完成各项日常生活活动。

Ⅲ级:需要帮助。需要他人帮助才能完成各项日常生活活动。又可分为轻度、中等度和很大程度的帮助。

Ⅳ级:依赖。全部日常生活活动均由他人代做,患者完全不能自理。

2. 八级分级法。

(二)日常生活活动训练方法

1. 首先将日常某些活动动作分解成简单的运动方式,从易到难,结合晨间护理,进行床边训练。

2. 为完成这一运动,要选择适当的方法。

3. 要按实际生活情况进行训练,如拿筷子、端饭碗等。

4. 若患者肌力不足和缺少协调性时,可选做一些准备训练,如加强手指肌力训练。

5. 在某种情况下,可应用自助具(为残疾者特别制作的辅助工具器皿、家具、衣服等)做辅助。

6. 具体训练方法

(1)饮食动作的训练:先训练手部模仿进食动作,然后再训练进食。吞咽困难者,如意识清醒,肯定无误咽并能顺利喝水,可自己进食,先用糊状食物稀粥继之半流食,从小量过渡到正常饮食。

(2)穿脱衣服的训练:在日常生活中穿脱衣服可用单手完成,偏瘫患者穿衣时,先穿患肢,脱衣时先脱健肢,这样易完成穿衣动作。截瘫者能平稳坐位时,可自行穿脱上衣,穿裤子时,可先取坐位,将下肢穿进裤子,再取卧位,提高臀部,将裤穿好。如患者活动范围受限,穿脱衣困难,须设计特别服装,如宽大的。手指协调性差,不能系、解衣服或纽扣时,可使用纽扣钩、拉链等。

(3)个人卫生:一手功能障碍的患者,先练习健手操作,并逐步训练用健手协助患手或只用患手进行。两手功能障碍的患者,必须使用辅助器具,如改良的牙刷、梳子等。

(4)步行训练:其顺序是①斜床训练,长期卧床、瘫痪患者站立前必须进行此训练,可预防体位性低血压,改善躯干平衡和协调能力,并增强肌力。②自站训练,患者先扶床边站立,进而扶双杠站立,直至扶双拐站立。③使用轮椅训练。④移位训练。⑤持拐杖(或扶手杖)步行训练。⑥上下斜坡及上下楼梯训练。⑦指导患者使用假肢和矫形器具。

上述训练应在医护人员指导下,按照康复计划,由易到难,循序渐进,要帮助患者,树立信心,切忌急躁;加强保护,谨防意外。

四、膀胱功能训练

训练尿潴留或尿失禁的瘫痪患者排尿,不但能改善排尿功能,还有助于患者完全康复。对神经源性膀胱,应尽量训练其收缩和舒张功能。为此要拟定计划。

具体方法:①对轻型患者可试着定期按压下腹部,让患者做排尿动作,并定时用坐便器。②留置导尿管法:采用定时开放尿导管法。使膀胱适当充盈和排空,促进膀胱壁肌肉张力的恢复。步骤:定时开放导尿管,每2~3小时一次,同时嘱患者作排尿动作,主动做增加腹内压或用手压下腹。睡眠期间,尿导管持续开放。膀胱训练成功指标:患者自解尿量与残尿量之比为3:1,即为平衡膀胱。训练成功。残余尿量测定方法:开放导尿管,使膀胱排空,然后喝水500 mL。1小时后让患者试行排尿或用Crede方法排尿,分别测定排尿量及残尿量。③间歇导尿法:方法是每4~6小时导尿一次,睡觉前导尿管留置并开放。每次导尿前半小时,让患者试行自解。一旦开始排尿,需要测定残尿量,如果残尿量越来越少,可适当延长导尿间隔时间,直至逐渐停止导尿。间歇导尿法尤其适用于女患者,可降低泌尿系感染率,并通过调节液体摄入量和有规则的膀胱完全排空,避免膀胱过度膨胀和尿失禁。

六、排便功能训练

大便功能障碍有大便失禁、腹泻、便秘及不规律排便等。患者通常十分痛苦,护理十分重要。训练目的:建立一个在规定时间内定期排便的模式。

（一）排便功能评价

通过询问和观察,对患者现有的排便情况进行了解和评估,如排便习惯姿势、次数、间隔天数,再拟定计划。

（二）与患者取得合作

训练前向患者说明目的、方法、步骤,以取得患者的密切合作。①根据患者个人需要和每日活动安排允许,选择最适宜排便时间。②要向患者说明饮食种类、数量和排便关系。一般摄入足够水分,多吃含纤维素多的食物(蔬菜、水果等)以促进大便形成。③鼓励患者运动,尤其是腹部运动。如仰卧起坐、平卧抬腿及抬高臀部等。④排便时自我按摩腹部,可增加肠蠕动,将大便推向直肠。⑤做好心理治疗工作,使患者认识到,建立起稳定的大便习惯要做巨大努力,要有耐心。

（三）具体措施

①根据患者需要选择最适排便时间,一般在早餐后为宜,因为此时胃—结肠反射最强。②卧床患者取侧卧位,垫上专用的防水胶单及便纸,最好不用便盆。坐位平衡功能较好患者,应进行坐位排便训练。③排便时间一般不少于20分钟。时间充分且无精神负担,充分放松,肠管才得以排空。④便秘者可口服软化大便制剂:液状石蜡、番泻叶等。亦可使用塞剂。⑤环形肛门刺激法:肛门括约肌痉挛者可于早餐后20分钟,戴手套将肛门口的大便挖出,然后把手指放在肛门外括约肌处,做360°环状按摩,扩张肛门括约肌,以刺激直肠帮助排便。若无效,隔15分钟后再挖出大便。肛门括约肌松弛者,试行饭后按摩和按压腹部使大便排出,若无效则可试行环形肛门刺激法。⑥灌肠法:上述处理均无效时,可使用灌肠法。灌肠时须把肛管插入直肠15~20 cm方可灌入。⑦饮食调理:大便失禁的最好控制方法是饮食调理。在无肠道感染的情况下,应减少调味品以及粗糙食物,鼓励患者多喝茶,尽量控制使用缓泻药物。

（王红霞　张艳艳　武静）

第十八章　呼吸系统疾病患者的护理

第一节　支气管哮喘

　　支气管哮喘(简称哮喘)是机体对抗原性或非抗原性刺激引起的一种气管—支气管反应过度增高的疾病。其临床特征为发作性伴有哮鸣音的呼气性呼吸困难,持续数分钟至数小时或更长时间,可自行或经治疗后缓解。长期反复发作常并发慢性支气管炎和阻塞性肺气肿。约有20%的患者有家族史。本病可发生在任何年龄,但伴数以上在12岁以前发病。

　　全球约有1.6亿患者。各国患病率1%～13%不等,我国的患病率为1%～4%,全国五大城市的资料显示13～14岁儿童的哮喘患病率为3%～5%。一般认为儿童患病率高于青壮年,老年人群的患病率有增高的趋势。成人男女患病率大致相同,发达国家高于发展中国家,城市高于农村。约40%的患者有家族史。

一、护理评估

　　(一)病因和发病机制

　　哮喘的病因复杂,其形成与发作与很多因素有关。

　　1. 遗传因素

　　哮喘患者及其家庭成员的哮喘、婴儿湿疹、过敏性鼻炎等过敏反应较群体为高。但哮喘并非都具有过敏素质的遗传。近年来讨论到哮喘的病因学时,对迷走神经功能的亢进、β受体功能低下或减少、α受体功能亢进或其中某两者同时存在,作为哮喘的重要内因。

　　2. 吸入变应原

　　如花粉、尘螨、霉菌、面粉、动物毛屑、吸入性药物、工业粉尘或气体等。由外来抗原引起的哮喘属于Ⅰ型变态反应。

　　3. 呼吸道或其他感染

　　由细菌,尤其病毒引起呼吸道感染,逐渐形成或激发为哮喘,这种情况极为常见。

　　4. 药物和食物诱发

　　在成人哮喘中4%～28%哮喘的发生或加重与阿司匹林或其他非类固醇抗炎剂有关。青霉素、碘胺药、含碘造影剂等也可诱发。而食物变态反应发生率为3.14%,约有30%的哮喘患者有摄取某种食物后促发哮喘的病史。可能诱发哮喘的食物有:牛奶、禽蛋、鱼、水果等。

　　5. 空气污染

　　工业烟雾中所含的SO_2、NO_2可促发支气管收缩,暂时性增加气道反应性和变态反应性。

　　6. 吸烟

　　吸烟使易患人群诱发哮喘或加重哮喘病情。

7. 精神因素

精神异常大多在哮喘长期反复发作的基础上发生。强烈的情绪可促发或抑制哮喘发作。

8. 运动性哮喘

哮喘可由运动激发或导致恶化，尤其在致敏状态、好发季节或伴有某些合并症时更为明显。运动前吸入色甘酸钠可预防发作。此外，疲劳、说话太多、大哭大笑等都能够激发哮喘。

9. 饮食

饮食引起哮喘并不占重要地位。麦类、蛋、牛奶及海鲜、番茄、巧克力等宜予警惕。无饮食过敏史者不宜强调忌食，以免失去应有的营养和产生对疾病的恐惧。

10. 气候变化

气候是由气温、湿度、气压及空气离子等成分构成，其中每一成分对哮喘的发病可能都有关系。

多数认为特异性体质患者，吸入或接触过敏原后，可产生多量的特异性抗体——免疫球蛋白E(IgE)。IgE与支气管黏膜下的肥大细胞相结合，当再次接触过敏原时，则发生过敏反应。使肥大细胞破坏，释放过敏慢性反应物质(SRS-A)、5-羟色胺等生物活性物质，导致支气管黏膜充血水肿，平滑肌痉挛与腺体分泌增加而发生所谓外源性哮喘，属第Ⅰ型变态反应。此外反复上呼吸道或肺部感染，使B淋巴细胞产生抗体——免疫球蛋白M(IgM)，组成抗原—抗体复合物，沉积于支气管黏膜下微血管，在补体参与下也可发生过敏反应，产生内源性哮喘。

本病病理变化，早期有支气管黏膜嗜酸粒细胞浸润，支气管平滑肌肥厚，黏膜充血水肿，腺体分泌增加，肺泡膨胀。哮喘缓解后即可恢复。严重病变可见阻塞性肺气肿，大小支气管壁增厚，管腔内常含有多量稠痰。最终可导致慢性肺源性心脏病的形成。

(二)临床表现

支气管哮喘的主要临床表现为发作性胸闷、咳嗽，多呈带有哮鸣音的呼气性呼吸困难。典型患者在发作前有先兆症状，如鼻、咽、眼发痒和咳嗽、打喷嚏、流鼻涕等。如不及时处理，可因支气管阻塞加重而发生哮喘。发作常在夜间和（或）清晨加重。病情严重的患者常被迫采取坐位或端坐呼吸，两臂前撑、两肩耸起、全身大汗淋漓、面色苍白、四肢厥冷、脉细速、发绀，甚至发生呼吸衰竭、意识丧失。多数患者哮喘发作持续数分钟或数小时自行或经治疗缓解，重症患者可持续发作数日或数周，称为哮喘持续状态。

(三)实验室及其他检查

1. 血常规检查

合并呼吸道感染时白细胞增加，发作时嗜酸性粒细胞可增加。

2. 痰液检查

涂片可见较多嗜酸粒细胞，尖棱结晶，黏液栓和透明的哮喘珠。如合并呼吸道感染，做痰培养及药敏试验，有助于查清病原菌及指导治疗。

3. 呼吸功能检查

发作时肺活量，时间肺活量降低，功能残气量增加，残气量与肺总量比值增大。哮喘缓解后,肺功能改变可恢复正常。如并发阻塞性肺气肿,上述变化可持续存在。

4. 血气分析

哮喘发作时,如有缺氧,可有 PaO_2 降低,但 $PaCO_2$ 在轻度或中度哮喘时,由于过度通气,可使 $PaCO_2$ 下降,pH 值上升,表现呼吸性碱中毒。如哮喘持续状态,气道阻塞严重,可使 CO_2 潴留,$PaCO_2$ 上升,表现呼吸性酸中毒。

5. X 线检查

早期在发作时可见两肺透光度增加,呈过度充气状态。在恢复期无明显异常。合并呼吸道感染时可见肺纹理增粗及炎症阴影。

6. 皮肤敏感试验

用可疑的过敏原做皮肤划痕或皮内试验,过敏型哮喘患者常为阳性。

二、治疗要点

哮喘防治原则:消除病因,控制发作和预防复发。治疗要点:①避免或消除引起哮喘发作的病因和诱发因素。②支气管舒张药:β_2 受体激动剂,是控制哮喘急性发作症状的首选药物,可选用沙丁胺醇 2 ~ 4 mg、每日 3 次口服,特布他林2.5 mg、每日 2 ~ 3 次口服,或气雾剂喷吸,可达到高浓度直接吸入气道,作用迅速、全身不良反应少,每次喷 200 μg、每次 1 ~ 2 喷、每日 3 ~ 4 次,但长期应用可引起 β_2 受体功能下调和气道高反应性增高,故不宜长期使用;茶碱类,常用氨茶碱 0.1 g,每日 3 次口服,必要时用葡萄糖稀释后静脉推注或滴注,每日总量不超过 1.0 g。③抗炎药:肾上腺皮质激素有抗过敏、抗炎、解除支气管痉挛作用,同时能增加组织细胞内缺氧的耐受性,与氨茶碱或 β 受体兴奋剂合用有协同作用。对哮喘持续状态的患者宜采用早期、短程、足量的突击疗法静注或静脉滴注。可用氢化可的松每日 300 ~ 400 mg 或地塞米松每日 10 ~ 50 mg 分次静注或静脉滴注,可同时给予泼尼松每日 30 ~ 40 mg 口服,待紧急状态解除后可快速减量而后较缓慢停药。糖皮质激素:在救治重症哮喘方面也具有重要价值,特别是当用茶碱类药或肾上腺素能制剂疗效不满意,或近期曾接受激素治疗的患者,应尽早静脉给予激素治疗。有人强调激素治疗重症哮喘尽量采用小剂量短疗程疗法。二丙酸倍氯米松:是当前较为理想的局部应用的糖皮质激素,其局部作用较一般糖皮质激素高 500 倍。此药每日吸入 8 次,对激素依赖型哮喘患者(每日服 5 mg 泼尼松病例)吸入该药 4 个月后泼尼松平均减量80%,一年后脱离口服激素,不再复发。气雾剂,每次吸入 0.1 mg,每日 3 ~ 4 次。丁地去炎松:是一种合成非卤化皮质类固醇,它的局部抗炎作用大于全身性作用,适用于严重类固醇依赖性哮喘患者所需口服类固醇激素剂量。国外研究大剂量吸入该药可明显改善症状,长期应用无全身性不良反应。用法:大剂量吸入每日 1 600 mg。④其他治疗:选用合适的抗菌药物控制感染;用酮替芬、阿司咪唑、曲尼司特等药用于季节性哮喘和轻症哮喘;湿化气道、静脉输液使痰液稀释;合理用氧纠正缺氧;采用脱敏疗法、药物等预防发作。

三、护理问题

(一)活动无耐力

与氧供需失调有关。

（二）低效性呼吸形态

与支气管炎症和气道平滑肌痉挛有关。

（三）清理呼吸道无效

与过度通气、机体丢失水分过多、痰液黏稠有关。

（四）焦虑

在哮喘发作时，若无法使症状缓解，会使患者极度的焦虑或近于惊恐的状态。

（五）知识缺乏

患者对疾病的过程和诱发因素以及防治方法缺乏了解。

（六）医护合作性问题

潜在并发症。

1. 水、电解质紊乱

哮喘发作时，交感神经兴奋，加之用力呼吸，患者会大量流汗，此外，过度通气，使水分过多排出而造成脱水，加之缺氧、二氧化碳潴留可导致水、电解质紊乱、酸碱平衡失调。

2. 自发性气胸

严重发作时，肺内压明显升高，肺大疱破裂引起自发性气胸。

3. 肺功能不全

哮喘持续发作，气道阻塞，呼吸肌疲劳，缺氧和二氧化碳潴留加重，出现呼吸功能不全。

四、护理措施

（一）一般护理

1. 休息

哮喘发作时，患者常表现出情绪激动、紧张不安、怨怒等，而精神因素又可导致哮喘加重，难以控制。护士除做好心理护理之外，应协助患者采取舒适的半卧位或坐位，绝对卧床休息，减少说话，当发作严重时，应陪伴着患者，以解除患者精神上的恐惧感和孤独感。护理人员协助做好生活护理。

2. 环境与体位

保持室内空气新鲜、流通，室内的温度维持在 18～22℃，湿度维持在 50%～60%。病室内不宜布置花草，枕头内不宜填塞羽绒，以免吸入刺激性物质引起哮喘发作。发作时协助患者采取半卧位或坐位，并较舒适地伏在床旁小桌上休息，以减少体力消耗。

3. 饮食护理

发作时以营养丰富、高维生素的流质或半流质食物为主，勿勉强进食，忌食易过敏的食物（如鱼、虾），少食油腻食物。对有明显体液不足、痰液黏稠的患者鼓励多饮水。

4. 注意皮肤卫生

哮喘发作时，应协助患者的生活起居和卫生处置，由于出汗过多，应及时用温水擦浴，更换内衣，但要注意防止受凉。危重期患者生活不能自理，应加强皮肤、口腔护理，防止压疮及口腔炎的发生。同时做好会阴部的清洁护理，防止泌尿系感染。

5. 心理护理

加强精神护理,哮喘患者神志清楚时,往往精神高度紧张焦虑,烦躁不安,有死亡的恐怖感,可加重支气管痉挛给治疗带来困难。因此,医护人员对患者要特别关心体贴,随时了解患者的心理活动,发病情绪激动或精神紧张时,做好劝导工作。当患者由于呼吸困难,喘憋严重,甚至有窒息感时,此时不能用抑制呼吸的镇静剂,要安慰患者,减轻紧张情绪。

(二)病情观察与护理

观察患者呼吸频率、深度呼吸困难的类型及程度。重度哮喘患者每隔 10~20 分钟监测血压、脉搏、呼吸一次。哮喘常在夜间或凌晨发作,应加强巡视与观察。监测动脉血气分析的变化,有无电解质紊乱。一旦发现极度呼吸困难、发绀明显、大汗淋漓或意识障碍等严重表现,及时告知医生,做好机械通气等急救准备。

(三)氧疗

给氧时要根据患者缺氧情况调整氧流量,一般每分钟吸入 3~5L。输氧方式的选择最好是不增加患者的焦虑,应选择鼻导管或鼻塞吸氧。输氧时应作湿化,勿给患者未经湿化的氧气,以免气道黏膜干裂,痰液黏稠不易咳出。当哮喘得到控制,患者神志、精神好转,呼吸平稳,发绀消失,血氧分压大于 60 mmHg,二氧化碳分压小于 50 mmHg,即可考虑撤氧观察血气变化。氧疗对于患者的病情控制、存活期的延长和生活质量的提高有着重要的意义,因此,近年来越来越多的患者的氧疗由医院转入家庭。家庭氧疗时应注意氧流量的调节,严禁烟火,防止火灾。

(四)哮喘持续状态的护理

1. 给氧

患者有缺氧情况,应及时给氧,以纠正缺氧,改善通气和防止肺性脑病的发生,一般用低流量 1~3 L/min 鼻导管给氧。吸氧时注意呼吸道的湿化、保温和通畅。

2. 迅速建立静脉通道,并保持通畅,以保证解痉及抗感染药物等的有效治疗。遵医嘱准确及时地给予药物,常用氨茶碱及激素静脉点滴。应适当补充液体纠正失水。在无心功能不全的情况下补液量每天可达 2 000~4 000 mL,滴速 40~50 滴/分。静脉滴注氨茶碱时要保持恒速,以 0.2~0.8 mg/(kg·h)维持,注意观察有无恶心、呕吐、心动过速等不良反应,及时与医师联系。

3. 促进排痰,保持呼吸道通畅

痰液易使气道阻塞,使气体分布不均,引起肺泡通气血流比例失调,影响通气和换气功能。因此,要定时协助患者更换体位、拍背,鼓励患者用力咳嗽,将痰咳出,也可采用雾化吸入,必要时吸痰。痰液稠厚排出不畅或出现呼吸衰竭的患者,要做好气管插管、气管切开的准备。

4. 做好生活护理

鼓励患者多饮水,患者大量出汗时要及时擦拭,并更换内衣,以保证其舒适。

5. 做好心理护理

对情绪过度紧张的患者,给予支持与关心,耐心解释,以解除其心理压力。

（五）健康教育

1. 预防诱发因素

（1）已知诱发哮喘的尘埃有大豆类粉尘、花粉尘和尘螨等，应避免接触，如花粉散发的季节尽量避开户外活动，积极寻找致敏花粉的种类。哮喘患者居住的室内环境应定期净化，及时吸净尘埃，彻底清洗地毯、毛毯和一切床上用品，及时更换床垫，用防尘枕头，保持室内清洁干燥。

（2）哮喘患者日常饮食以营养丰富、清淡饮食为宜，除避免诱发哮喘的食物外，对于一些碳酸饮料、含色素或防腐剂的熟食以及刺激性的食物也应尽量避免，同时注意勿暴饮暴食。

（3）部分哮喘患者对毛屑过敏，家庭中的宠物如猫、狗身上的病毒、细菌、灰尘均有可能成为过敏原，应注意防范。

（4）病毒感染可诱发或加重哮喘症状，因此，患者要注意防寒受凉，不宜剧烈运动，有发热、咳嗽及时医治。

（5）某些药物如阿司匹林、布洛芬等非激素抗炎类药物有可能诱发哮喘发作，应注意慎用，并密切观察。

2. 加强出院指导

（1）保持情绪稳定，多参加文娱活动，调整紧张情绪。

（2）在冬季或气候多变期，预防感冒，以减少发病的次数。

（3）坚持医生、护士建议的合理化饮食。

（4）生活规律化，保证充足的睡眠和休息。

（5）鼓励患者参加力所能及的体育锻炼，如太极拳、健身气功等。增强机体抗病能力。

（6）正确使用药物，教会患者气雾剂的吸入方法，以免过度使用而发生反弹性支气管痉挛。

（7）在医生指导下，坚持进行脱敏疗法。

（刘晓红）

第二节　肺　炎

肺炎是肺实质的炎症，可由多种病原体、理化因素、过敏因素等引起。按病因分类，可分为细菌性、病毒性、支原体、真菌性肺炎，以及放射性、化学性、过敏性、风湿性肺炎等，其中以细菌性肺炎最常见。本节介绍肺炎球菌肺炎患者的护理。

肺炎球菌肺炎是由肺炎链球菌引起的急性肺泡炎，占院外感染性肺炎的首位，好发于壮年男性和冬春季节。常在机体抵抗力骤降时发病，典型表现为突然起病，恶寒高热、胸痛、咳嗽和血痰，肺段或大叶呈炎性实变。近年轻症和不典型者较多见。

一、护理评估

(一)病因和发病机制

肺炎链球菌为革兰阳性球菌,常成对排列(又称肺炎双球菌),亦可成链状或单个存在,菌体外有高分子多糖体的型特异性荚膜,具有抗原性。致病力与荚膜密切有关,无荚膜一般不致病,根据血清试验可将肺炎链球菌分为86个亚型,其中以Ⅲ型菌的毒力最强。

肺炎链球菌可存在正常人上呼吸道内,由于某些诱因使机体抵抗力低下时,如呼吸道病毒感染、麻醉、酒醉、吸入有害气体、外科手术、昏迷、肿瘤、心力衰竭、长期卧床等,少量细菌可由上呼吸道吸入进入肺泡。其致病性不在于病菌的毒素作用,而由于它对组织的侵袭和繁殖。细菌随分泌物吸入肺泡内生长繁殖,引起肺泡毛细血管扩张充血,肺泡内水肿和浆液渗出,含菌渗出液可通过肺泡间孔和细支气管的邻近肺组织蔓延,早期实变肺泡内有大量红细胞、吞噬细胞和中性粒细胞(红色肝样变)病变发展,肺组织有充分实变,肺泡内充满白细胞(灰色肝样变);以后有纤维蛋白原从毛细血管溢出至肺泡内形成纤维蛋白;尚有红细胞和白细胞碎屑,最后肺泡内纤维蛋白渗出物溶解、吸收、部分咳出。细胞碎屑被巨噬细胞带到区域性淋巴结,肺泡重新充气(消散期)。上述肺部炎症反应的过程往往出现于同一病变区内,早期病变在外层,内为红色肝样变,中心为灰色肝样变,接着病变开始消散。在整个病理过程没有肺泡壁和其他结构的损伤,没有组织坏死或形成空洞。消散后肺组织完全恢复正常,不留纤维化瘢痕。少数病变因消散不全可成为机化性肺炎。目前,由于广泛应用抗生素,这种典型的病理分期已不多见,典型的肺大叶实变也属少见。大多数情况属肺段性或片状支气管肺炎。在肝样变期,常累及胸膜,引起纤维素性胸膜炎,常随肺炎消散而被吸收。少数病例毒血症严重,引起末梢循环衰竭,称为休克型肺炎。

(二)临床表现

发病以冬季和初春为多,患者以原先健康的男性青壮年多见。上呼吸道病毒感染,受凉、淋雨、醉酒、疲劳、全身麻醉、应用免疫抑制剂等为常见的诱因,导致呼吸道防御功能受损,利于含有肺炎球菌的分泌物被吸入下呼吸道,在肺泡内繁殖而致病。

起病突然,出现寒战、高热、咳嗽、胸痛、咯铁锈色痰、呼吸困难等。

1. 症状

(1)寒战、高热:为突然出现的寒战、高热,体温多在39℃以上,为稽留热,伴有头痛、全身肌肉酸痛等中毒症状。年老体弱或一般情况较差患者可不发热,甚至体温不升。

(2)咳嗽、咯痰:开始为干咳,2天后可出现少量痰液,咳嗽剧烈者可痰中带血,血性痰液为铁锈色。

(3)胸痛:因炎症波及胸膜所致,可放射到肩背部或腹部,疼痛可随呼吸运动及咳嗽加重,有类似急腹症表现。

(4)呼吸困难:由于整个肺叶发生突变,影响了肺通气和换气功能,因而患者可出现不同程度的呼吸困难、口唇发绀等。

(5)消化道症状:少数患者可出现腹痛、腹泻、恶心、呕吐、黄疸等,应注意与急腹症鉴别。

2. 体征

呈急性病容。面色潮红或轻度发绀,部分患者口周围发生单纯疱疹,极少数引起败血症者可有肝大、黄疸,皮肤黏膜有出血点。

肺部体征:早期体征不明显,可呈呼吸运动减弱、呼吸音减弱,或有少量湿啰音或捻发音;肺实变期呼吸运动受限,语颤增强,叩之有浊音,听诊主要为病理性支气管呼吸音或湿啰音;消散期可听到较多的湿啰音。病变累及胸膜时,触诊可有摩擦感,听诊可有胸膜摩擦音。

3. 并发症

常见并发症有以下几种。

(1)末梢循环衰竭:又称感染性休克或中毒性肺炎或休克型肺炎。老年患者或原有心肺疾患者多见,青壮年亦可发生。患者常在 24 小时内血压骤降、烦躁不安、面色苍白、四肢厥冷、出冷汗、神志模糊或昏迷、少尿或无尿、心率快而心音微弱,如不及时抢救可危及生命。

(2)胸膜炎:少数肺炎可有无菌性浆液纤维蛋白性胸膜炎、胸腔积液量不多。胸液可自行吸收,胸液量多则气急加剧,伴胸腔积液体征,应做胸腔穿刺抽液和胸水常规以及细菌检查,发展成脓胸甚少见。

(3)心肌炎:已不多见,可见于严重毒血症患者,出现心脏扩大、心率过速、心音弱和奔马律,肺炎控制后可恢复。

(4)心包炎:较罕见。心前区疼痛、心包摩擦音、心浊音区扩大、心音遥远。X 线或超声波检查有助于诊断。

(5)延迟消散或机化性肺炎:较多见于治疗反应差的老年人。临床可无特殊发现,仅胸部可有轻度浊音、呼吸音减低或湿性啰音和 X 线表现。

(三)实验室及其他检查

1. 血常规

白细胞计数为$(20.0 \sim 30.0) \times 10^9/L$,中性粒细胞至 80% 以上,并有核左移现象或胞质内毒素颗粒。年老、体弱的严重感染和毒血症患者,白细胞计数可减低,但中性粒细胞增加和核左移。

2. 痰和血的细菌检查

早期和一些严重感染伴菌血症者,可在血液中培养出致病菌。痰涂片和培养可发现肺炎球菌。

3. X 线检查

早期肺部仅见肺纹理增多的充血征象或局限于一肺段的淡薄、均匀阴影;X 线肺部炎症在数日后开始消散,一般 3 周后完全消散。少数病例演变为机化性肺炎,X 线表现病灶外界不整齐,内容不均匀致密阴影,可伴有胸膜增厚。

二、治疗要点

一经诊断即应尽快进行抗感染治疗。如为肺炎球菌肺炎,首选青霉素 G,给药剂量和给药途径视病情严重程度而定,轻症可用青霉素 G 80 万 U,每日肌内注射 3 次,或用普鲁卡因青霉素 60 万 U,每日肌内注射 2 次。稍重者则宜用青霉素 G 320 万～560 万 U/d 静脉滴注,必要时(如并发脑膜炎时)可加至 1 040 万～2 800 万 U/d,分次静脉滴注,亦可用头孢氨苄、头孢拉定等抗生素。对青霉素过敏者可用林可霉素口服、肌内注射或静脉滴注,或用红霉素口服、静脉滴注。重症患者还可改用其他第一代或第二代头孢菌素,如头孢噻吩,每日 2～6 g,分次肌内注射或静脉注射,但头孢菌素有时与青霉素有交叉过敏性,用药前宜做皮肤过敏试验。也可用氟喹诺酮类药物,如氧氟沙星、环丙沙星静脉滴注。抗菌药物疗程一般为 5～7 天,或在退热后 3 天停药或由静脉用药改为口服,维持数日。

并发感染性休克时,除加强抗菌治疗外,应同时进行抗休克治疗,包括补充血容量、纠正酸中毒,使用多巴胺、异丙肾上腺素、间羟胺等血管活性药和糖皮质激素等措施。

三、护理问题

(一)体温过高

与细菌引起肺部感染有关。

(二)气体交换受损

与肺部炎症致呼吸面积减少有关。

(三)胸痛

与肺部炎症累及胸膜有关。

(四)潜在并发症

感染性休克。

四、护理措施

(一)一般护理

1. 休息、饮食护理

卧床休息。给予高蛋白质、高热量、高维生素、易消化的流质或半流质,鼓励多饮水,每日饮水量在 2 000 mL 以上(有心、肾功能不全者适当控制)。

2. 保暖

寒战时用暖水袋或电热毯保暖,并适当增加被褥。

3. 降温

高热时可物理降温,或按医嘱给予小剂量退热剂。高热时在患者前胸、后背、颈部放置干纱布或毛巾,以便体温下降伴大量出汗时更换,保持患者皮肤清洁干燥。退热时需及时补充液体,以防虚脱。

4. 胸痛护理

嘱患者患侧卧位或用胶布固定胸壁,以减轻疼痛。

5. 口腔护理

睡前、睡后、餐前、餐后清洁口腔,如漱口、刷牙、口腔护理等。

(二)病情观察与护理

1. 严密观察患者体温、脉搏、呼吸、血压等变化。尤其对老年体弱患者,应定时进行检查,这具有重要的临床意义。高热时给予物理降温,在头部、腋下与腹股沟等大血管处放置冰袋,或采用32~36℃的温水擦浴,也可采用30%~50%乙醇擦浴,降温后半小时测体温,注意降温效果并记录于体温单上。寒战时可增加盖被或用热水袋使全身保暖,并饮用较热开水。气急、发绀时应予以氧气吸入,同时给予半坐位。如发现患者面色苍白、烦躁不安、四肢厥冷、末梢发绀、脉搏细速、血压下降等,应考虑为休克型肺炎,应及时通知医生,按休克型肺炎进行处理。若发现患者体温下降后又复升,则应考虑是否有并发症出现,应立即通知医生,并协助做必要的处理。

2. 观察患者的咳嗽、咳痰,痰的颜色、性状、量、气味,并及时汇报异常改变。患者入院后应迅速留取痰标本送检痰涂片或细菌培养。鼓励患者进行有效的咳痰,如无力咳嗽或痰液黏稠时,应协助患者排痰,采取更换体位、叩背,按医嘱服用祛痰止咳剂、痰液黏稠给予蒸汽吸入或超声雾化吸入等,以稀释痰液,利于咳出。

3. 观察患者是否有胸痛、腹胀、烦躁不安、谵妄、失眠等症状。胸痛时可让患者向患侧卧位,疼痛剧烈时可用胶布固定,以减少胸廓活动,减轻疼痛,必要时应按医嘱服用止痛片。腹胀时可给予腹部热敷或肛管排气。烦躁不安、失眠时,可按医嘱给予水合氯醛口服或保留灌肠。

(三)休克型肺炎的治疗与护理

1. 首先将患者安置在安静的抢救室内,有专人护理。患者取休克卧位,注意保暖,禁用热水袋,室内温、湿度应适宜。休克患者病情危急,应注意做好保护性医疗。

2. 迅速建立2条静脉通路,一条快速滴注扩充血容量液体,可加入糖皮质激素及抗生素;另一条先滴注碳酸氢钠液,后再加入平衡液及血管活性药物。按输液顺序输入所需液体。在快速扩容过程中应注意观察脉率、呼吸次数、肺底啰音及出入量等,避免发生肺水肿。

3. 氧气吸入。一般采用鼻导管法给氧,氧流量2~4 L/min。如患者发绀明显或发生抽搐时需加大吸氧浓度,达4~6 L/min。给氧前应注意清除呼吸道分泌物,保证呼吸道通畅,以达到有效吸氧。

4. 按医嘱给予血管活性药物时,应根据血压调整滴数,切勿使药液漏出血管,以免发生局部组织坏死。

5. 密切观察病情变化,持续心电及生命体征监测。

(1)神志状态:早期表现为精神紧张、烦躁不安等交感神经兴奋症状。当休克加重时,脑血流减少,患者表情淡漠、意识模糊,甚至昏迷。神志、意识反映感染性休克时体内血液重新分配,脑部血液灌注情况及脑组织缺氧程度。

(2)血压:早期血压下降,脉压小,提示严重感染引起毛细血管通透性增加,周围循环阻力增加,心排出量减少,有效血容量不足,病情严重。

(3)脉搏的强度和频率:是观察休克症状的重要依据。脉搏快而弱随后出现血压下降,脉搏细弱不规则或不易触及,表示血容量不足或心力衰竭。

(4)呼吸:早期呼吸浅促,后期出现呼吸不规则,呼吸衰竭,因肺微循环灌注不足,肺表面活性物质减少,发生肺萎缩或肺不张而造成。

(5)体温:可为高热、过高热或体温不升,若高热骤降在常温以下示休克先兆。

(6)皮肤黏膜及温湿度:反映皮肤血液灌流情况,如面、唇、甲床苍白和四肢厥冷,表示血液灌注不足。

（7）出血倾向：皮肤黏膜出现出血点、紫癜或输血针头极易发生阻塞，表示有弥散血管内凝血之可能。

（8）尿量：常出现少尿或无尿，常见肾缺血或肾小管坏死所致。必要时留置尿管导尿，准确测量。

6. 注意观察用药后的反应，观察用药后血压、脉搏、呼吸、尿量等变化，如发现血压上升、四肢温暖、尿量增多、面色红润，说明疗效好。

（四）健康教育

向患者介绍肺炎的基本知识，强调预防的重要性。教育其平时应注意锻炼身体，尤其要加强耐寒锻炼，预防上呼吸道感染。注意摄取营养，增强抗病能力。纠正吸烟等不良生活习惯，避免受寒、淋雨、过劳、酗酒等诱发因素。告知患者出院后按医嘱用药，定期门诊随访。对于老年患者等易感染者，推荐使用多型组合的纯化荚膜抗原疫苗，以预防再次感染。

（刘晓红）

第十九章　循环系统疾病患者的护理

第一节　急性心力衰竭

急性心力衰竭是指由于急性心脏病变引起心排血量显著、急骤降低,导致组织器官灌注不足和急性淤血的综合征。临床以急性左心衰较常见,主要表现为急性肺水肿,重者伴心源性休克。急性右心衰较少见,临床可发生于急性右室心肌梗死和大块肺栓塞等。

一、护理评估

(一)病因和发病机制

任何心脏解剖或功能的突发异常,使心排血量急剧降低,肺静脉压突然升高,均可发生急性左心衰。常见的病因有:

1. 急性弥漫性心肌损害

如急性心肌炎、广泛性前壁心肌梗死等。

2. 急起的机械性阻塞

如严重的瓣膜狭窄、左心室流出道梗阻、心房内球瓣样血栓或黏液瘤嵌顿二尖瓣口等。

3. 心脏容量负荷突然加重

急性心肌梗死或感染性心内膜炎引起的瓣膜穿孔、腱索断裂所致的急性瓣膜性反流、室间隔破裂穿孔或主动脉瘤破裂使心室容量负荷突然剧增,以及输液、输血过多或过快等。

4. 急剧的心脏后负荷增加

如高血压心脏病血压急剧升高,外伤、急性心肌梗死或感染性心内膜炎引起的瓣膜损害等。

5. 严重的心律失常

如快速性心房颤动、心室暂停、显著的心动过缓等。

主要的病理生理基础为心脏收缩力突然严重减弱,心排血量急剧减少,或左室瓣膜性急性反流,左室舒张末压迅速升高,肺静脉回流受阻,肺静脉压快速升高,肺毛细血管压随之升高,使血管内液体渗入到肺间质和肺泡内,形成急性肺水肿。

(二)临床表现

1. 病史和诱发因素

(1)左心衰竭易发生于高血压性心脏病、冠心病、风湿性主动脉瓣或二尖瓣病变、急性心肌炎、急性心肌梗死、肥厚型心肌病、先天性心脏病。

(2)右心衰竭易发生于肺源性心脏病、急性右心室梗死、二尖瓣狭窄、肺动脉瓣狭窄等。

(3)常见的诱发因素。感染、过度劳累、情绪激动、肺栓塞、严重心律失常、妊娠和分娩、贫血和失血、盐摄入过多或输液输血过多过快。

2. 症状和体征

根据心排出量下降的急剧程度,持续时间的长短以及机体发挥代偿功能的状况,可有晕厥、休克、急性肺水肿、心脏骤停等表现。

(1)晕厥:指心排血量减少致脑部缺血而发生的短暂性意识丧失。若持续数秒钟以上时可有四肢抽搐、呼吸暂停、发绀等表现,称为阿—斯综合征。

(2)休克:由于心排血功能低下导致心排血量不足而引起的休克,称为心源性休克。临床上除休克表现外,多伴有心功能不全,体循环静脉淤血,如静脉压升高、颈静脉怒张等表现。

(3)急性肺水肿:突然发作、高度气急、呼吸浅速、端坐呼吸、咳嗽、咯白色或粉红色泡沫样痰,面色灰白、口唇及肢端青紫、大汗、烦躁不安、心悸、乏力等。体征为双肺广泛水泡音或(和)哮鸣音,心率增快,心尖区奔马律及收缩期杂音,心界向左下扩大,可有心律失常和交替脉。

(4)心脏骤停:为严重心功能不全的表现,见心脏骤停和心肺复苏。

(三)实验室及其他检查

1. X线检查

可见肺门有蝴蝶形大片阴影并向周围扩展,心界扩大,心尖冲动减弱等。

2. 心电图

窦性心动过速或各种心律失常,心肌损害,左房、左室肥大等。

二、治疗要点

急性心力衰竭的处理原则,以增强心肌收缩力和减轻心脏负荷为主,但由于起病急骤,病情严重,短时间内可发展到不可逆状态,故必须紧急处理。①体位:患者安置于"心力衰竭体位",即半卧位,两腿下垂,以立即减少静脉回心血量。必要时可轮流结扎四肢,以进一步减少静脉回流。②供氧:高流量连续面罩加压供氧,流量为每分钟 4~6 L,可减少肺泡内液体的渗出和减少静脉回流。湿化瓶中可加入 50% 乙醇或二甲硅油。③镇静剂:首选吗啡,每次 5~10 mg,皮下或肌内注射;必要时 30 分钟后重复。对老年、神志不清、休克和已有呼吸抑制者慎用。次选哌替啶,每次 500~100 mg,皮下或肌内注射,可用于有慢阻肺或休克的肺水肿患者,以及有颅内病变者。一般镇静药和安定药疗效不如吗啡和哌替啶。④快速利尿:呋塞米 20~40 mg 或依他尼酸 25~50 mg 静脉注射,可大量快速利尿,减少血容量。呋塞米在利尿发生前即有扩张血管作用,更能迅速见效。但并发于急性心肌梗死的左心衰竭,由于血容量增多不明显,应慎用,以免引起低血压。氨茶碱 0.25 g 加入 50% 葡萄糖溶液 20~40 mL,缓慢静脉注射,可解除支气管痉挛,减轻呼吸困难。此外尚可增强心肌收缩和扩张周围血管作用。⑤血管扩张剂的应用:上述治疗心衰未控制,可静脉滴注酚妥拉明、硝酸甘油、硝普钠等(详见慢性心力衰竭)。⑥氨茶碱:0.25 g 加入 50% 葡萄糖液 20~40 mL 中缓慢静注,以减轻呼吸困难。⑦强心药:如发病 2 周内未用过洋地黄或洋地黄毒苷,1 周内未用过地高辛,可予速效洋地黄制剂,以加强心肌收缩力和减慢心率。此对伴有房性快速性心律失常的急性肺水肿特别有效。但对重度二尖瓣狭窄而伴有窦性心律的急性肺水肿忌用。如发病两周内曾用过洋地黄,则强心药的应用需根据病情,小剂量追加。用法同慢性心力衰竭。⑧糖皮质激素:地塞米松 10 ~ 20 mg 加入 5% 葡萄糖溶液 500 mL,静脉滴注。皮质激素可扩张外周血管,增加心排血量,解除支气管痉挛,改善通气,促进利尿,降低毛细血管通透性,减少渗出。对急性肺水肿和改善全身情况有一定价值。⑨机械辅助循环:多用于药物治疗效果不好者,也可与药物治疗联合应用。主动脉内气囊反搏术:经股动脉将气囊导管送至胸主动脉上部,在心脏舒张期将气囊充胀,提高主动脉舒张压,增加冠状动脉血流,收缩期气囊排空,以降低主动脉压,减轻心脏后负荷。体外反搏术是将患者肢体置于封闭的水囊内,治疗原理同上。⑩解除病因:只有尽力了解急性心力衰竭的病因,如药物治疗甲亢、重度贫血、重度高血压等,其他措施才有可能取得较好的疗效。⑪消除诱因:积极有效地清除诱因是治疗心力衰竭成败的关键,如呼吸道感染、感染性心内膜炎、心律失常、风湿活动、肺栓塞、妊娠与分娩等常见诱因的消除。

三、护理问题

(一)活动无耐力
软弱无力、精神恍惚,由于心脏负荷加重、心肌收缩力减弱导致心肌缺氧所致。

(二)心输出量减少
血压降低、脉压减小。由于心功能不全所致。

(三)气体交换受损
呼吸困难,由于肺淤血所致。

(四)体液过多
水肿,由于心输出量减少,体循环淤血、水钠潴留引起。

(五)恐惧
担忧、焦虑,意识到自己的生命有危险的结果。

(六)潜在损伤
恶心、食欲缺乏、色觉异常、心律失常、四肢软弱无力,这是因为存在洋地黄和利尿剂的毒性作用等危险因素。

(七)知识缺乏
水肿等,由于缺乏对低钠饮食重要性的认识和疾病防治的认识,摄取盐过多加重水钠滞留所致。

四、护理措施

(一)一般护理
1. 休息
(1)休息可减少组织耗氧量,减慢心率、降低血压、减少静脉回流,从而减轻心脏负荷。休息包括体力、脑力休息和保持充足睡眠。
(2)患者需卧床休息,并且有一个舒适的休养环境。病室要求卫生、整洁、安静,温度和湿度适宜,定时通风,保持空气新鲜。

（3）体位：对呼吸困难、咳嗽、咳痰明显的患者，取坐位、半卧位。可减少回心血量，减少肺淤血，还可增加膈肌活动幅度、增加肺活量。

2. 饮食

宜用低钠、低脂肪、低盐、富含维生素、富于营养易消化的低热量饮食。采用低热量（每日 1 200 ~ 1 500 kcal*）饮食可降低基础代谢率，减轻心脏负荷，但时间不宜过长。低盐饮食可控制水钠潴留，从而减轻心脏负荷，根据水肿程度忌用或少用含钠量高食物，如发酵面食、点心、咸肉、咸菜、海鱼虾、含钠饮料、调味品和含盐的罐头等。进食量少或利尿明显者可适当放宽钠盐的限制。心衰时因胃肠道淤血、呼吸困难、疲乏、焦虑而影响食欲和消化功能，应给予易消化食物，少食多餐，可减少胃肠消化食物所需的血液供应，使心脏负荷减轻。

3. 严重呼吸困难

可给氧。对四肢厥冷、发绀的患者，要注意保温。保持大便通畅。

4. 心理护理

向患者简要介绍救治措施及使用监测设备的必要性；在抢救时必须镇静自若、熟练操作、忙而不乱，给患者以信任感和安全感；避免在患者面前谈论病情，以防患者误解，加重心理负担；必要时安排患者亲属陪伴，通过多种措施，让患者的心理压力和恐惧感减低到最低限度。

5. 做好生活护理

协助患者翻身、使用气垫或气圈、进行按摩，穿着宜柔软和宽松，以防破损并随时保持皮肤清洁。心力衰竭患者因肺淤血而易致呼吸道感染，需定时给患者拍背，病房空气新鲜、暖和、避免受凉，避免呼吸道感染加重心力衰竭。应鼓励患者下肢活动，协助患者被动肢体锻炼，早晚用温水浸足，以预防和减少下肢静脉血栓形成。需密切观察患者有无疲倦、乏力、情感淡漠、食欲减退、尿量减少等症状，并监测液体出入量和电解质，以防低钾血症和低钠血症等水、电解质平衡失调。

（二）病情观察与护理

1. 观察体温、脉搏、呼吸、血压的变化。注意心力衰竭的早期表现，夜间阵发性呼吸困难是左心衰竭的早期症状，应予警惕。当患者出现血压下降、脉率增快时，应警惕心源性休克的发生，并及时报告医生处理。

2. 观察神志变化，由于心排血量减少，脑供血不足缺氧及二氧化碳增高，可导致头晕、烦躁、迟钝、嗜睡、晕厥等症状，及时观察以利于医生综合判断及治疗。

3. 观察心率和心律，注意心率快慢、节律规则与否、心音强弱等。有条件时最好能做心电监护并及时记录，以利及时处理。出现以下情况应及时报告医生：①心率 <40 次/分或 >130 次/分；②心律不规则；③心率突然加倍或减半；④患者有心悸或心前区痛的病史而突然心率加快。

4. 注意判断治疗有效的指标，如自觉气急、心悸等症状改善，情绪安定，发绀减轻，尿量增加，水肿消退，心率减慢，原有的期前收缩减少或消失，血压稳定。

---

* 1 kcal = 4. 186 kJ。

5. 注意观察药物治疗的效果及不良反应,如使用洋地黄类药物时,应注意观察患者心率、心律的变化,观察药物的毒性反应,并协助医生处理药物的毒副反应。此外,迅速建立良好的静脉通道,以保证药物的顺利应用,严格控制静脉输液速度。做好各种记录,发现异常及时报告医生,配合处理。备好一切抢救药品、器械。洋地黄制剂毒性反应的处理:①立即停用洋地黄类药物,轻度毒性反应如胃肠道神经系统和视觉症状,Ⅰ度房室传导阻滞,窦性心动过缓及偶发室性早搏等心律失常表现;停药后可自行缓解。中毒症状消失的时间;地高辛为 24 小时内,洋地黄毒苷需 7～10 天。②酌情补钾,钾盐对治疗由洋地黄毒性反应引起的各种房性快速心律失常和室性早搏有效,肾功能衰竭和高血钾患者忌用。③苯妥英钠:是治疗洋地黄中毒引起的各种期前收缩和快速心律失常最安全有效的常用药物,但有抑制呼吸和引起短暂低血压等不良反应,应注意观察。

(三)健康教育

1. 向患者及家属介绍急性心力衰竭的诱因,积极治疗原有心脏疾病。急性肺水肿发作过后,如原发病因得以去除,患者可完全恢复;若原发病因继续存在,患者可有一段稳定时间,待有诱因时又可再发心功能不全症状。

2. 嘱患者在静脉输液前主动告诉护士自己有心脏病史,便于护士在输液时控制输液量及速度。

(倪艳　王健　赵义凤)

第二节　急性心肌梗死

急性心肌梗死(AMI)是急性心肌缺血性坏死,是在冠状动脉病变的基础上,发生冠状动脉血供急剧减少或中断,使相应的心肌严重而持久地急性缺血所致。原因通常是在冠状动脉粥样硬化病变的基础上继发血栓形成所致。非动脉粥样硬化所导致的心肌梗死可由感染性心内膜炎、血栓脱落、主动脉夹层形成、动脉炎等引起。

一、护理评估

(一)病因和发病机制

急性心肌梗死绝大多数(90% 以上)是由于冠状动脉粥样硬化所致。由于冠状动脉有弥漫而广泛的粥样硬化病变,使管腔有 >75% 的狭窄。侧支循环尚未充分建立。一旦由于管腔内血栓形成、劳力、情绪激动、休克、外科手术或血压剧升等诱因而导致血供进一步急剧减少或中断,使心肌严重而持久急性缺血达 1 小时以上,即可发生心肌梗死。

冠状动脉闭塞后约半小时,心肌开始坏死,1 小时后心肌凝固性坏死,心肌间质充血、水肿、炎性细胞浸润。以后坏死心肌逐渐溶解,形成肌溶灶,随后渐有肉芽组织形成,坏死组织 1～2 周后开始吸收,逐渐纤维化,在 6～8 周形成瘢痕而愈合,即为陈旧性心肌梗死。坏死心肌波及心包可引起心包炎。心肌全层坏死,可产生心室壁破裂,游离壁破裂或室间隔穿孔,也可引起乳头肌断裂。若仅有心内膜下心肌坏死,在心室腔压力的冲击下,外膜下层向外膨出,形成室壁膨胀瘤,造成室壁运动障碍甚至矛盾运动,严重影响左心室射血功能。冠状动脉可有一支或几支闭塞而引起所供血区部位的梗死。

急性心肌梗死时,心脏收缩力减弱,顺应性减低,心肌收缩不协调,心排出量下降,严重时发生泵衰竭、心源性休克及各种心律失常,病死率高。

主要出现左心室舒张和收缩功能障碍的一些血流动力学变化,其严重度和持续时间取决于梗死的部位、程度和范围。心脏收缩力减弱、顺应性减低、心肌收缩不协调,左心室压力曲线最大上升速度(dp/dt)减低,左心室舒张末期压增高、舒张和收缩末期容量增多。射血分数减低,心搏量和心排血量下降,心率增快或有心律失常,血压下降,静脉血氧含量降低。心室重构出现心壁厚度改变、心脏扩大和心力衰竭(先左心衰竭然后全心衰竭),可发生心源性休克。右心室梗死在心肌梗死患者中少见,其主要病理生理改变是右心衰竭的血流动力学变化,右心房压力增高,高于左心室舒张末期压,心排血量减低,血压下降。

急性心肌梗死引起的心力衰竭称为泵衰竭,按 Killip 分级法可分为:Ⅰ级尚无明显心力衰竭;Ⅱ级有左心衰竭;Ⅲ级有急性肺水肿;Ⅳ级有心源性休克等不同程度或阶段的血流动力学变化。心源性休克是泵衰竭的严重阶段。但如兼有肺水肿和心源性休克则情况最严重。

(二)临床表现

发病前常有明显诱因,如精神紧张、情绪激动、过度体力活动、饱餐、高脂饮食、糖尿病未控制、感染、手术、大出血、休克等。少数在睡眠中发病。有半数以上的患者过去有高血压及心绞痛史。部分患者则无明确病史及先兆表现,首次发展即是急性心肌梗死。

1. 先兆症状

急性心肌梗死多突然发病,少数患者起病症状轻微。1/2 ~ 2/3 的患者起病前 1 ~ 2 日至 1 ~ 2 周或更长时间有先兆症状,其中最常见的是稳定性心绞痛转变为不稳定型;或既往无心绞痛,突然出现心绞痛,且发作频繁,程度较重,用硝酸甘油难以缓解,持续时间较长。伴恶心、呕吐、血压剧烈波动。心电图显示 ST 段一时性明显上升或降低,T 波倒置或增高。这些先兆症状如诊断及时,治疗得当,半数以上患者可免于发生心肌梗死;即使发生,症状也较轻,预后较好。

2. 胸痛

为最早出现而突出的症状。其性质和部位多与心绞痛相似,但程度更为剧烈,呈难以忍受的压榨、窒息,甚至"濒死感",伴有大汗淋漓及烦躁不安。持续时间可长达 1 ~ 2 小时甚至 10 小时以上,或时重时轻达数天之久。用硝酸甘油无效,需用麻醉性镇痛药才能减轻。疼痛部位多在胸骨后,但范围较为广泛,常波及整个心前区,约 10% 的病例波及剑突下及上腹部或颈、背部,偶尔到下颌、咽部及牙齿处。约 25% 病例无明显的疼痛,多见于老年、糖尿病(由于感觉迟钝)或神志不清患者,或有急性循环衰竭者,疼痛被其他严重症状所掩盖。15% ~20% 病例在急性期无症状。

3. 心律失常

见于 75% ~95% 的患者,多发生于起病后 2 周内,而以 24 小时内最多见。经心电图观察可出现各种心律失常,可伴乏力、头晕、晕厥等症状,且为急性期引起死亡的主要原因之一。其中最严重的心律失常是室性异位心律(包括频发性期前收缩、阵发性心动过速和颤动)。频发(>5 次/分),多源,成对出现,或 R 波落在 T 波上的室性早搏可能为心室颤动的先兆。房室传导阻滞和束支传导阻滞也较多见,严重者可出现完全性房室传导阻滞。室上性心律失常则较少见,多发生于心力衰竭患者。前壁心肌梗死易发生室性心律失常。下壁(膈面)梗死易发生房室传导阻滞。

4. 心力衰竭

主要是急性左心衰竭,为心肌梗死后收缩力减弱或不协调所致,可出现呼吸困难、咳嗽、烦躁及发绀等症状。严重时两肺满布湿啰音,形成肺水肿,进一步则导致右心衰竭。右心室心肌梗死者可一开始就出现右心衰竭。

5. 低血压和休克

仅于疼痛剧烈时血压下降,未必是休克。但如疼痛缓解而收缩压仍低于 80 mmHg,伴有烦躁不安、大汗淋漓、脉搏细快、尿量减少(<20 mL/h)、神志恍惚甚至晕厥时,则为休克,主要为心源性,由于心肌广泛坏死、心输出量急剧下降所致。而神经反射引起的血管扩张尚属次要,有些患者还有血容量不足的因素参与。

6. 胃肠道症状

疼痛剧烈时,伴有频繁的恶心呕吐、上腹胀痛、肠胀气等,与迷走神经张力增高有关。

7. 坏死物质吸收引起的症状

主要是发热,一般在发病后 1~3 天出现,体温 38℃左右,持续约 1 周。

8. 体征

①约半数患者心浊音界轻度至中度增大,有心力衰竭时较显著;②心率多增快,少数可减慢;③心尖区第一心音减弱,有时伴有奔马律;④10%~20% 的患者在病后 2~3 天出现心包摩擦音,多数在几天内又消失,是坏死波及心包面引起的反应性纤维蛋白性心包炎所致;⑤心尖区可出现粗糙的收缩期杂音或收缩中晚期喀喇音,为二尖瓣乳头肌功能失调或断裂所致;⑥可听到各种心律失常的心音改变;⑦常见到血压下降到正常以下(病前高血压者血压可降至正常),且可能不再恢复到起病前水平;⑧还可有休克、心力衰竭的相应体征。

9. 并发症

心肌梗死除可并发心力衰竭及心律失常外,还可有下列并发症。

(1)动脉栓塞:主要为左室壁血栓脱落所引起。根据栓塞的部位,可能产生脑部或其他部位的相应症状,常在起病后 1~2 周发生。

(2)心室膨胀瘤:梗死部位在心脏内压的作用下,显著膨出。心电图常示持久的 ST 段抬高。

(3)心肌破裂:少见。可在发病 1 周内出现,患者常突然休克甚至造成死亡。

(4)乳头肌功能不全:乳头肌功能不全的病变可分为坏死性与纤维性 2 种,在发生心肌梗死后,心尖区突然出现响亮的全收缩期杂音,第一心音减低。

(5)心肌梗死后综合征:发生率约 10%,于心肌梗死后数周至数月内出现,可反复发生,表现为发热、胸痛、心包炎、胸膜炎或肺炎等症状、体征,可能为机体对坏死物质的过敏反应。

(三)实验室及其他检查

1. 心电图检查

急性心肌梗死有特征性心电图改变,其肯定性改变是出现异常、持久的 Q 波或 QS 波,以及持续 1 日以上的演进性损伤电位,以后 T 波逐渐倒置。如为下壁梗死,应描记右胸导联即 $V_{4R} \sim V_{6R}$,以免漏掉右室心肌梗死。

有 5% ~15% 病例心电图改变不典型。例如梗死图形可始终不出现或延后出现,常规心电图导联不显示梗死 Q 波而仅有 ST - T 改变,以及其他一些非特异性的 QRS 改变等。

2. 血清心肌酶学检查

一般病后数小时至 2 天内应查谷草转氨酶(AST)、肌酸磷酸肌酶(CPK)及其同工酶(CPK_{MB})。以后应查乳酸脱氢酶(LDH)及其同工酶(LDH_1)、α - 羟丁酸脱氢酶等,其中 CPK-MB 及 LDH_1 心脏特异性同工酶价值最大。急性心肌梗死的肯定性改变包括血清酶浓度的序列变化,或开始升高继后降低,这种变化必须与特定的酶以及症状发作和采取血样的时间间隔相联系。

3. 超声心动图(包括二维和多普勒技术)

它是影像检查中最便宜最实用的一种技术。它能提供室壁活动度分析,瓣膜受影响的情况,心功能的评判。该技术由于经济、无创,很容易为患者所接受,可以作为心肌梗死的常规检查项目。近年来,高分辨率的仪器应用于临床,有文献报道,二维 UCG(超声心动图)可以直接分辨左右冠脉的近、中、远段。TEE(食管超声)使冠脉成像更清晰。血管内超声是无创与有创技术的结合,提供了冠脉横截面的图形,可分辨冠脉内膜及中层的病变及硬化。由于探头微型化,可使其与 PTCA 球囊或旋切刀相接合,这样可以边治疗边观察,但是费用昂贵,使该技术远未普及。

二维 UCG 观察心肌梗死的主要表现为阶段性室壁活动异常,急性期可见到室壁阶段性活动度消失、室壁变薄,可用公式计算出梗死面积,目前定量的办法有以下几种:目测阶段性室壁活动异常(半定量),计算机辅助定量阶段性室壁活动异常,心内膜标测法。出现室壁瘤时,可见到阶段性室壁膨出。另外可提供心功能计算,乳头肌功能判定。

4. 放射性核素检查

利用坏死心肌细胞中的钙离子能结合放射性锝焦磷酸盐或坏死心肌细胞的肌凝蛋白可与其特异抗体结合的特点,静脉注射 [99m]Tc - 焦磷酸盐或 [111]In - 抗肌凝蛋白单克隆抗体,进行"热点"扫描或照相;利用坏死心肌血供断绝和瘢痕组织中无血管以致 [201]Tl [99m]Tc - MIBI 不能进入细胞的特点,静脉注射这种放射性核素进行"冷点"扫描或照相;均可显示心肌梗死的部位和范围。前者主要用于急性期,后者用于慢性期。用门电路 γ 闪烁照相法进行放射性核素心腔造影(常用 [99m]Tc 标记的红细胞或白蛋白),可观察心室壁的运动和左心室的射血分数,有助于判断心室功能、诊断梗死后造成的室壁运动失调和心室壁瘤。目前多用单光子发射计算机化体层显像(SPECT)来检查,新的方法正电子发射体层显像(PET)可观察心肌的代谢变化,判断心肌的死活可能效果更好。

二、治疗要点

治疗原则是保护和维护心脏功能,挽救濒死和缺血的心肌,防止梗死扩大,及时处理严重心律失常、心功能不全、休克和各种并发症,防止猝死,并及早发现,加强院前的抢救。

(一)入院前治疗

加强入院前的就地抢救至关重要,一般可先予舌下含化硝酸甘油片,嚼服阿司匹林150 mg,皮下注射小分子肝素克赛 1 mg/kg,心率过慢者给予阿托品,供氧。尽快入院治疗。

(二)入院后的抢救措施

1. 监护和一般治疗

(1)休息:患者应卧床休息,保持环境安静,减少探视,防止不良刺激。

(2)监测:在冠心病监护室进行心电图、血压和呼吸的监测5～7日,必要时进行床旁血流动力学监测,以便于观察病情和指导治疗。

(3)吸氧:对呼吸困难和发绀者,最初几日间断或持续通过鼻管面罩吸氧。

(4)建立静脉通道:保持给药途径畅通。

(5)阿司匹林:无禁忌证者即服水溶性阿司匹林或嚼服肠溶阿司匹林150～300 mg,然后每日1次,3日后改为75～150 mg 每日1次长期服用。

2. 解除疼痛

选用下列药物尽快解除疼痛:①哌替啶50～100 mg 肌内注射或吗啡5～10 mg 皮下注射,必要时1～2小时后再注射一次,以后每4～6小时可重复应用,注意呼吸功能的抑制。②痛较轻者可用可待因或罂粟碱0.03～0.06 g 肌内注射或口服。③或再试用硝酸甘油0.3 mg 或硝酸异山梨酯5～10 mg 舌下含用或静脉滴注,要注意心率增快和血压降低。

心肌再灌注疗法可极有效地解除疼痛。

(三)再灌注心肌

起病6小时内,使闭塞的冠状动脉再通,心肌得到再灌注,濒临坏死的心肌可能得以存活或使坏死范围缩小,预后改善,是一种积极的治疗措施。

1. 溶栓疗法

有静脉和冠状动脉两种给药途径。静脉溶栓简便易行,可争取抢救时机,但盲目用药,剂量偏大,出血并发症增多。因此有人主张先自静脉内给予半量,再在闭塞的冠脉内补充给药。

1)溶栓药物

(1)链激酶(SK):SK 是 C 类乙型链球菌产生的酶,在体内将前活化素转变为活化素,后者将纤溶酶原转变为纤溶酶。有抗原性,用前需做皮肤过敏试验。静脉滴注常用量为50万～100万 U 加入5% 葡萄糖液100 mL 内,30～60分钟滴完,后每小时给予10万 U,滴注24小时。治疗前半小时肌内注射异丙嗪25 mg,加少量(2.5～5 mg)地塞米松同时滴注可减少过敏反应的发生。用药前后进行凝血方面的化验检查,用量大时尤应注意出血倾向。冠脉内注射时先做冠脉造影,经导管向闭塞的冠状动脉内注入硝酸甘油0.2

~0.5 mg,后注入 SK 2 万 U,继之每分钟 2 000 ~ 4 000 U,共 30 ~ 90 分钟至再通后继用每分钟 2 000 U 30 ~ 60 分钟。患者胸痛突然消失,ST 段恢复正常,心肌酶峰值提前出现为再通征象,可每分钟注入 1 次造影剂观察是否再通。

(2)尿激酶(UK):作用于纤溶酶原使之转变为纤溶酶。本品无抗原性,作用较 SK 弱。50 万 ~ 100 万 U 静脉滴注,60 分钟滴完。冠状动脉内应用时每分钟 6 000 U 持续 1 小时以上至溶栓后再维持 0.5 ~ 1 小时。

(3)组织型重组纤维蛋白溶酶原激活剂(rtPA):本品对血凝块有选择性,故疗效高于 SK。冠脉内滴注 0.375 mg/kg,持续 45 分钟。静脉滴注用量为 0.75 mg/kg,持续 90 分钟。

2)溶栓治疗的并发症

(1)出血

①轻度出血:皮肤、黏膜、肉眼及显微镜下血尿,或小量咯血、呕血等(穿刺或注射部位少量淤斑不作为并发症)。

②重度出血:大量咯血或消化道大出血,腹膜后出血等引起失血性休克或低血压,需要输血者。

③危及生命部位的出血:颅内、蛛网膜下腔、纵隔内或心包出血。

(2)再灌注心律失常,注意其对血流动力学的影响。

(3)一过性低血压及其他的过敏反应(多见于 SK 或 rSK)等。

2. 经皮腔内冠状动脉成形术(PTCA)

(1)直接 PTCA:急性心肌梗死发病后直接做 PTCA。指征:静脉溶栓治疗有禁忌证者;合并心源性休克者(急诊 PTCA 挽救生命是作为首选治疗);诊断不明患者,如急性心肌梗死病史不典型或左束支传导阻滞(LBBB)者,可从直接冠状动脉造影和 PTCA 中受益;有条件在发病后数小时内行 PTCA 者。

(2)补救性 PTCA:在发病 24 小时内,静脉溶栓治疗失败,患者胸痛症状不缓解时,行急诊 PTCA,以挽救存活的心肌,限制梗死面积进一步扩大。

(3)半择期 PTCA:溶栓成功患者在梗死后 7 ~ 10 天内,有心肌缺血指征或冠脉再闭塞者。

(4)择期 PTCA:在急性心肌梗死后 4 ~ 6 周,用于再发心绞痛或有心肌缺血客观指征,如运动试验、动态心电图、^{201}Tl 运动心肌断层显像等证实有心肌缺血。

(5)冠状动脉旁路移植术(CABG):适用于溶栓疗法及 PTCA 无效,而仍有持续性心肌缺血;急性心肌梗死合并有左房室瓣关闭不全或室间隔穿孔等机械性障碍需要手术矫正和修补,同时进行 CABG;多支冠状动脉狭窄或左冠状动脉主干狭窄。

(四)缩小梗死面积

AMI 是心肌氧供/氧需的严重失衡,纠正这种失衡,就能挽救濒死的心肌,限制梗死的扩大,有效地减少并发症和改善患者的预后。控制心律失常,适当补充血容量和治疗心力衰竭,均有利于减少梗死区。目前多主张采用:

1. 扩血管药物

扩血管药物必须应用于梗死初期的发展阶段,即起病后 6 小时之内。一般首选硝酸甘油静脉滴注或异山梨酯舌下含化,也可在皮肤上用硝酸甘油贴片或软膏。使用时应注意:静脉给药时,最好有血流动力学监测,当肺动脉楔压小于 18 mmHg,动脉压正常或增高时,其疗效较好,反之,则可使病情恶化;应从小剂量开始,在应用过程中保持肺动脉楔压不低于 15 mmHg(15 ~ 18 mmHg),且动脉压不低于正常低限,以保证必需的冠状动脉灌注。

2. β-受体阻滞剂

大量临床资料表明,在 AMI 发生后的 12 小时内,给普萘洛尔或阿普洛尔、阿替洛尔、美托洛尔等药治疗(最好是早期静脉内给药),常能达到明显降低患者的最高血清酶(CPK,CK – MB 等)水平,提示有限制梗死范围扩大的作用。但因这些药的负性肌力、负性频率作用,临床应用时,当心率低于每分钟 60 次,收缩压≤110 mmHg,有心衰及下壁心梗者应慎用。

3. 低分子右旋糖酐及复方丹参等活血化瘀药物

一般可选用低分子右旋糖酐每日静脉滴注 250 ~ 500 mL,7 ~ 14 天为一疗程。在低分子右旋糖酐内加入活血化瘀药物如血栓通 4 ~ 6 mL、川芎嗪 80 ~ 160 mg 或复方丹参注射液 12 ~ 30 mL,疗效更佳。心功能不全者慎用低分子右旋糖酐者。

4. 极化液(GIK)

可减少心肌坏死,加速缺血心肌的恢复。但近几年因其效果不显著,已顷向不用,仅用于 AMI 伴有低血容量者。其他改善心肌代谢的药物有维生素 C (3 ~ 4 g)、辅酶 A (50 ~ 100 U)、肌苷(0.2 ~ 0.6 g)、维生素 B_6(50 ~ 100 mg),每日 1 次静脉滴注。

(五)严密观察,及时处理并发症

1. 抗休克

目前对急性心肌梗死休克的治疗尚不满意,须尽早发现,及时处理。

(1)补充血容量:估计有血容量不足,或中心静脉压和肺小动脉楔压低者,用右旋糖酐 40 或 5% ~10% 葡萄糖液静脉滴注,输液后如中心静脉压上升 >18 cmH_2O,肺小动脉楔压 >15 mmHg,则应停止。右心室梗死时,中心静脉压的升高则未必是补充血容量的禁忌。

(2)应用升压药:补充血容量后血压仍不升,而肺小动脉楔压和心排血量正常时,提示周围血管张力不足,可在 5% 葡萄糖液 100 mL 中加入多巴胺 10 ~ 30 mg、间羟胺(阿拉明)10 ~ 30 mg 中去甲肾上腺素 0.5 ~ 1 mg 静脉滴注。前者与后两者可以合用。亦可选用多巴酚丁胺。

(3)应用血管扩张剂:经上述处理血压仍不升,而肺小动脉楔压增高,心排血量低或周围血管显著收缩以致四肢厥冷并有发绀时,在 5% 葡萄糖液 100 mL 中加入硝普钠 5 ~ 10 mg、硝酸甘油 1 mg,或酚妥拉明 10 ~ 20 mg 静脉滴注。

(4)其他:①纠正酸中毒可用 5% 碳酸氢钠。②氧气吸入。③注意尿量,保护肾功能。④肾上腺皮质激素的应用,如氢化可的松静脉滴入。

2. 抗心律失常

急性心肌梗死有 90% 以上出现心律失常,绝大多数发生在梗死后 72 小时内,不论是快速性或缓慢性心律失常,对急性心肌梗死患者均可引起严重后果。因此,及早发现心律失常,特别是严重的心律失常前驱症状,并给予积极的治疗。

3. 心力衰竭的治疗

急性心肌梗死伴心衰主要为急性左心衰竭,治疗时需注意。

(1)急性心肌梗死最初 24 小时应尽量避免使用洋地黄制剂。

(2)24 小时后心衰伴有房扑、房颤而室率快或有室上性心动过速可考虑使用洋地黄。

(3)急性心肌梗死时对洋地黄敏感,用量应为常规量的 1/3 ~ 1/2,并应特别注意低血钾的发生。

(4)急性心肌梗死伴急性左心衰时皮下或肌内注射吗啡或哌替啶起效最迅速,此外,应优先使用利尿剂,但右室梗死慎用利尿剂。

(5)扩血管药物对心功能改善有肯定疗效,但用药时需更加严密观察血压、心率及其他临床情况。

(6)扩血管药物和正性肌力作用药物合用,可能取得良好效果。

(六)恢复期处理

住院 3 ~ 4 周,如病情稳定,体力增进,可考虑出院。近年主张出院前做症状限制性运动负荷心电图、放射性核素和(或)超声显像检查,如显示心肌缺血或心功能较差,宜行冠状动脉造影检查考虑进一步处理。心室晚电位检查有助于预测发生严重室性心律失常的可能性。近年又提倡急性心肌梗死恢复后,进行康复治疗,逐步作适当的体育锻炼,有利于体力和工作能力的增进。经 2 ~ 4 个月的体力活动锻炼后,酌情恢复部分或轻工作,以后部分患者可恢复全天工作,但应避免过重体力劳动或精神过度紧张。

(七)右心室梗死的处理

治疗措施与左心室梗死略有不同,下壁心肌梗死伴低血压而无左心衰竭的表现时,宜扩张血容量,在 24 小时内,可静脉滴注输液 3 ~ 6 L,直到低血压得到纠治,或肺毛细血管压在 15 ~ 18 mmHg,如此时低血压未能纠正,可用正性肌力药物。不宜用利尿剂,伴有房室传导阻滞时,可予以临时起搏。

(八)无 Q 波心肌梗死的处理

无 Q 波心肌梗死的住院期间病死率较低,但再梗死率、心绞痛再发生率和远期病死率则较高。治疗措施与 Q 波心肌梗死基本相同,钙通道拮抗剂中的地尔硫草和抗血小板药阿司匹林联合应用,对降低再梗死率和远期病死率有效。

三、护理问题

(一)疼痛

与心肌缺血缺氧有关。

(二)知识缺乏

与缺乏对疾病、治疗、危险因素的正确认识有关。

(三)活动无耐力

与疼痛、氧的供需失调、焦虑有关。

(四)心输出量减少

与心肌梗死有关。

（五）焦虑

与病情反复,发生心律失常、心力衰竭、休克等并发症有关。

（六）医护合作性问题

潜在并发症:心力衰竭、心律失常和心源性休克。

四、护理措施

（一）一般护理

1. 单人房间,保持环境安静。

2. 做好心理护理,避免情绪激动,预防并消除紧张情绪。

3. 绝对卧床休息 1 周,1 周后若病情稳定可在床上活动肢体,2 周后可坐起,后下床活动,注意逐渐增加活动量。

4. 基本按心绞痛患者饮食常规,低脂、低胆固醇、产气少、富含纤维素、富含维生素、清淡、易消化的饮食,注意少量多餐,禁烟酒、避免刺激性的食品。但伴心力衰竭者应适当限制钠盐。发病后的前 1～3 天应给予半量清淡流质为主的饮食,以后随病情的缓解逐渐过渡到半流食、软食、普食。

5. AMI 患者由于卧床休息使消化功能减退、吗啡等止痛剂的使用使胃肠功能抑制等因素而容易发生便秘,且不少患者不习惯卧床使用便盆,常发生排便困难或过度用力而诱发心律失常、心力衰竭或心脏破裂等并发症。护理措施包括:解除患者的紧张焦虑;训练患者床上排便,避免过度用力或屏气;饮食宜用易消化食物;如出现便秘,可给予缓泻剂;排便过程中加强心律、心率监测,一旦出现异常及时采取相应的措施。

6. 备好各种抢救药品与器械。熟悉各种抢救药品和器械的使用方法,尤其是除颤器的使用方法及指征必须掌握,以便更好地配合抢救。

（二）病情观察与护理

急性心肌梗死系危重疾病,应早期发现危及患者生命的先兆表现,如能得到及时处理,可使病情转危为安。故需严密观察以下情况:

1. 血压

始发病时应 0.5～1 小时测量一次血压,随血压恢复情况逐步减少测量次数为每日 4～6 次,基本稳定后每日 1～2 次。若收缩压在 90 mmHg 以下,脉压减小,且音调低落,要注意患者的神志状态、脉搏、面色、皮肤色泽及尿量等,是否有心源性休克的发生。此时,在通知医生的同时,对休克者采取抗休克措施,如补充血容量,应用升压药、血管扩张剂以及纠正酸中毒,避免脑缺氧,保护肾功能等。有条件者应准备好中心静脉压测定装置或漂浮导管测定肺微血管楔压设备,以正确应用输液量及调节液体滴速。

2. 心率、心律

在冠心病监护病房(CCU)进行连续的心电、呼吸监测,在心电监测示波屏上,应注意观察心率及心律变化。及时检出可能作为恶性心动过速先兆的任何室性早搏,以及室颤或完全性房室传导阻滞,严重的窦性心动过缓,房性心律失常等,如发现室性早搏:①每分钟 5 次以上;②呈二、三联律;③多源性期前收缩;④室性期前收缩的 R 波落在前一次主搏的 T 波之上,均为转变阵发性室性心动过速及心室颤动的先兆,易造成心搏骤停。

遇有上述情况,在立即通知医生的同时,需应用相应的抗心律失常药物,并准备好除颤器和人工心脏起搏器,协同医生抢救处理。

3. 胸痛

急性心肌梗死患者常伴有持续剧烈的胸痛,因此,应注意观察患者的胸痛程度,因剧烈胸痛可导致低血压,加重心肌缺氧,扩大梗死面积,引起心力衰竭、休克及心律失常。常用的止痛剂有罂粟碱肌内注射或静脉滴注,硝酸甘油 0.6mg 含服,疼痛较重者可用哌替啶或吗啡。在护理中应注意可能出现的药物不良反应,同时注意观察血压、尿量、呼吸及一般状态,确保用药的安全。

4. 呼吸急促

注意观察患者的呼吸状态,对有呼吸急促的患者应注意观察血压,皮肤黏膜的血循环情况,肺部体征的变化以及血流动力学和尿量的变化。发现患者有呼吸急促,不能平卧,烦躁不安,咳嗽,咯泡沫样血痰时,立即取半坐位,给予吸氧,准备好快速强心、利尿剂,配合医生按急性心力衰竭处理。

5. 体温

急性心肌梗死患者可有低热,体温在 37～38.5℃,多持续 3 天左右。如体温持续升高,1 周后仍不下降,应疑有继发肺部或其他部位感染,及时向医生报告。

6. 意识变化

如发现患者意识恍惚,烦躁不安,应注意观察血流动力学及尿量的变化。警惕心源性休克的发生。

7. 器官栓塞

在急性心肌梗死第 1、第 2 周内,注意观察组织或脏器有无发生栓塞现象。因左心室内附壁血栓可脱落,而引起脑、肾、四肢、肠系膜等动脉栓塞,应及时向医生报告。

8. 心室膨胀瘤

在心肌梗死恢复过程中,心电图表现虽有好转,但患者仍有顽固性心力衰竭或心绞痛发作,应疑有心室膨胀瘤的发生。这是由于在心肌梗死区愈合过程中,心肌被结缔组织所替代,成为无收缩力的薄弱纤维瘢痕区。该区内受心腔内的压力而向外呈囊状膨出,造成心室膨胀瘤。应配合医生进行 X 线检查以确诊。

9. 心肌梗死后综合征

需注意在急性心肌梗死后 2 周、数月甚至 2 年内,可并发心肌梗死后综合征。表现为肺炎、胸膜炎和心包炎征象,同时也有发热、胸痛、血沉和白细胞升高现象,酷似急性心肌梗死的再发。这是由于坏死心肌引起机体自身免疫变态反应所致。如心肌梗死的特征性心电图变化有好转现象又有上述表现时,应做好 X 线检查的准备,配合医生做出鉴别诊断。因本病应用激素治疗效果良好,若因误诊而用抗凝药物,可导致心腔内出血而发生急性心包填塞。故应严密观察病情,在确诊为本病后,应向患者及家属做好解释工作,解除顾虑,必要时给患者应用镇痛及镇静剂;做好休息、饮食等生活护理。

(三)健康教育

1. 调整和改变生活方式

低糖、低脂、低胆固醇饮食,肥胖者限制热量摄入,控制体重;戒烟酒;克服急躁、焦虑情绪,保持乐观、平和的心情;避免饱餐;防止便秘。

2. 合理安排休息与活动

应保证足够的睡眠,参加力所能及的体力活动。若病情稳定无并发症,急性心肌梗死第 6 周后可每天步行、打太极拳等;第 8~12 周后可开始较大活动量的锻炼如洗衣、骑车等;3~6 个月后可部分或完全恢复工作,但对重体力劳动、驾驶员、高空作业及其他精神紧张或工作量过大的工种应予更换。

3. 坚持用药与复查

嘱咐患者遵医嘱服用 β 受体阻滞剂、血管扩张剂、钙拮抗剂、降血脂药及抗血小板药物等,坚持定期门诊复查。

4. 教育亲属

告诉亲属生活方式的调整或改变、合理的休息与活动、需要家人的积极配合与支持。应给患者创造一个良好的身心休养环境;还应督促患者坚持服药,定期复查等;若患者在家中出现剧烈胸痛等心肌梗死症状,应立即呼叫急救电话,让其就地休息,不要随意搬动。

（刘晓红）

第二十章 消化系统疾病患者的护理

第一节 消化性溃疡

消化性溃疡(PU)是消化系统常见的慢性病之一,其发病与胃酸、胃蛋白酶的消化作用关系密切。可见于酸性胃液接触的任何部位,如食管、胃及十二指肠,也可见于胃肠吻合术后吻合口附近肠襻及含有异位胃黏膜的憩室(如十二指肠憩室、Meckel 憩室等)内,其中以胃及十二指肠部位最常见。胃液的消化作用是 PU 形成的基本条件,胃十二指肠黏膜屏障损害和幽门螺杆菌(Hp)感染也是溃疡形成的重要因素。其病理特点为胃或十二指肠内壁形成慢性溃疡,临床上以慢性反复发作性上腹痛为主要表现。一般所谓的 PU 主要是指胃溃疡(GU)和十二指肠溃疡(DU)。

一、护理评估

(一)病因和发病机制

消化性溃疡的病因和发病机制迄今尚未完全明确。目前认为,溃疡的形成是由于胃、十二指肠黏膜的保护因素和损害因素之间的关系失调所致。

食物的化学性和机械性刺激,胃酸和胃蛋白酶的消化作用等,是对胃黏膜的潜在性损害因素。但因机体具有一系列的保护性机能,如胃黏液、胃黏膜屏障,黏膜细胞的更新高度旺盛,胃肠壁有丰富的血供,碱性十二指肠液中和胃酸的作用,肠抑胃泌素和其他胃肠激素,以及胃、十二指肠正常的节律性运动等。所以在正常生理情况下,胃、十二指肠不会发生溃疡。如果一旦损害因素增加或保护因素削弱时,就会导致胃、十二指肠溃疡形成。

1. 损害因素

(1)胃酸、胃蛋白酶的消化作用:是溃疡形成的主要原因,特别是胃酸的作用占主要地位。胃酸是由胃体壁细胞所分泌,胃酸分泌与壁细胞数量有关,在十二指肠溃疡患者壁细胞数增多为重要的发病原因。正常男性其壁细胞总数约 10 亿个,女性约 8 亿个,而在十二指肠溃疡可高出正常的 1 倍。壁细胞数增多可能与体质因素有关,也可能是壁细胞长期遭受刺激所致。有迹象表明迷走神经处于持续兴奋状态不但能使胃酸分泌增多,而且能促进胃窦运动,加速胃排空,其结果是十二指肠球部有持续的过度酸负荷,终于导致溃疡形成。但部分十二指肠球部溃疡患者,胃酸分泌正常,其溃疡形成可能是其他因素所致。

(2)精神、神经和内分泌功能紊乱:大脑皮质和下丘脑通过自主神经系统和内分泌系统两个途径调节胃肠道的分泌、消化、运动等功能和血液循环。迷走神经的异常兴奋,通过刺激壁细胞和 G 细胞,使胃酸分泌过高,在十二指肠溃疡发病机制中起重要作用。自主神经系统受大脑皮质的调节,而后者的功能障碍往往是上述迷走神经兴奋性异常增高的原因,因此,持续和过度的精神紧张、情绪激动等神经精神因素在十二指肠溃疡的发生与复发中占显著地位。

肾上腺糖皮质激素具有兴奋胃酸、胃蛋白酶分泌和抑制胃黏液分泌作用。当内分泌功能紊乱而有过多肾上腺糖皮质激素时，上述作用增强，使十二指肠溃疡易于形成。

（3）刺激性食物与药物：长期服用对胃有刺激的食物或药物，以及不规则的进食等，均能直接损伤胃、十二指肠黏膜，导致消化性溃疡的发生与复发。

（4）胃泌素和胃窦部潴留：正常人体的胃窦部具有丰富的胃泌素细胞，所分泌的胃泌素具有兴奋壁细胞，使之分泌胃酸的作用。当副交感神经兴奋，胃窦部黏膜接触蛋白质及其分解物，或因胃窦部动力障碍导致胃窦部潴留、扩张等均能促使胃泌素细胞分泌胃泌素，从而促使壁细胞分泌胃酸增多，易形成溃疡。

2. 削弱保护的因素

正常情况下，胃和十二指肠黏膜不被胃内容物损伤和被胃液消化，是因为有一道胃黏膜屏障。这道屏障的主要组成部分是胃黏膜上皮细胞膜的脂蛋白层。当脂蛋白层遭到破坏（凡能溶解脂肪的化合物，如某些药物、乙醇、胆盐等，均能破坏脂蛋白层），胃液中的 H^+ 回渗到黏膜层里，使胃黏膜受损。胃的炎症亦可削弱黏膜的抗酸能力。近年认为，幽门螺杆菌与消化性溃疡的发生有密切关系。此外，各种因素导致的十二指肠内容物，特别是胆汁反流入胃，能削弱黏膜屏障的保护作用。

3. 其他因素

许多观察认为，O 型血者患十二指肠溃疡或幽门前区溃疡比其他血型者的发病率约高出 40%。还观察到消化性溃疡患者的亲属中，本病的发病率亦高于常人 2～3 倍。这些可能与遗传因素有一定关系。

上述有关因素，黏膜的损害与保护的关系失调为本病的发病基础。胃溃疡的发生着重于保护因素的削弱，表现为胃黏膜屏障的破坏，胃幽门运动功能失调与十二指肠液反流对胃黏膜抵抗损害能力的削弱等。十二指肠溃疡的发病则着重于损害因素的增强，表现为壁细胞总数的增大，神经内分泌功能紊乱所致的胃酸分泌增加，Hp 感染等。

溃疡发生部位多在胃小弯或幽门前区，后壁较前壁常见。十二指肠开始的 3～4 cm 是溃疡的最好发部位，前壁比后壁常见。溃疡数目绝大多数是一个，少数患者可有 2～3 个。十二指肠前后壁的一对溃疡称相吻溃疡，十二指肠和胃同时有溃疡称复合溃疡。溃疡的大小多数直径小于 3 cm，少数（约占 10%）溃疡较大，其直径在 4 cm 以上。溃疡形态多呈圆形或椭圆形，可有各种深度，浅的限于黏膜层，深的可贯穿胃或十二指肠壁的全层。

溃疡的组织形态，在溃疡活动期，其底部由表面向深部依次有以下四层，第一层为急性炎症性渗出物；紧接一层是非特异性细胞浸润；第三层为肉芽组织；第四层为瘢痕组织。呈扇形，扩展可延伸到肌层，甚至可达浆膜层。溃疡边缘的黏膜有明显的上皮细胞再生和炎症的变化，并常见到腺体的"肠化生"，在瘢痕区域内的血管壁变厚，偶见内有血栓形成。

（二）临床表现

临床表现不一，少数患者可无症状，或以出血、穿孔等并发症作为首发症状。多数消化性溃疡有慢性过程、周期性发作和节律性疼痛的特点。其发作常与不良精神刺激、情绪波动、饮食失调等有关。

1. 症状

（1）腹痛：上腹部疼痛是本病的主要症状，可为钝痛、灼痛、胀痛甚至剧痛，或呈饥饿样不适感。疼痛多位于上腹中部、偏右或偏左。多数患者疼痛有典型的节律，与进食有关。DU 的疼痛常在餐后 3～4 小时开始出现，如不服药或进食则持续至下次进餐后才缓解，即疼痛—进餐—缓解，故又称空腹痛。约半数患者于午夜出现疼痛，称午夜痛。GU 的疼痛多在餐后 0.5～1 小时出现，至下次餐前自行消失，即进餐—疼痛—缓解。午夜痛也可发生，但较 DU 少见。部分患者无上述典型疼痛，而仅表现为无规律性的上腹隐痛不适，也可因并发症的出现而发生疼痛性质及节律的改变。

（2）其他：消化性溃疡除上腹疼痛外，尚可有反酸、嗳气、恶心、呕吐、食欲减退等消化不良症状，也可有失眠、多汗、脉缓等自主神经功能失调表现。

2. 体征

溃疡活动期可有剑突下固定而局限的压痛点，缓解期则无明显体征。

3. 并发症

（1）出血：出血是消化性溃疡最常见的并发症，十二指肠溃疡比胃溃疡易发生。有 10%～15% 的患者以上消化道出血为首发症状。出血量与被侵蚀的血管大小有关，可表现为呕血或黑便。出血量大时甚至可排鲜血便，出血量小时，粪便隐血试验阳性。

（2）穿孔：穿孔通常是外科急诊，最常发生于十二指肠溃疡。表现为腹部剧痛和急性腹膜炎的体征。当溃疡疼痛变为持续性，进食或用制酸药后长时间疼痛不能缓解，并向背部或两侧上腹部放射时，常提示可能出现穿孔。

（3）幽门梗阻：见于 2%～4% 的病例，主要由十二指肠溃疡或幽门管溃疡引起。表现为餐后上腹部饱胀，频繁呕吐宿食，严重时可引起水和电解质紊乱，常发生营养不良和体重下降。

（4）癌变：少数胃溃疡可发生癌变，尤其是 45 岁以上的患者。

（三）实验室及其他检查

1. X 线钡餐检查

胃或十二指肠壁上见到溃疡龛影，也可见到龛影周围辐射状的黏膜皱襞。

2. 胃镜检查

当鉴别溃疡属良、恶性有困难时，或 X 线检查呈阴性而临床仍疑有胃病时，或消化不良久治不愈时，都要行纤维胃镜检查，必要时做活检。

胃镜下溃疡多呈圆形或椭圆形，偶也呈线状，边缘光整，底部充满灰黄色或白色渗出物，周围黏膜可有肿胀充血。与 X 线钡餐检查比较，胃镜发现胃后壁溃疡和十二指肠巨大溃疡更可靠。胃镜检查对消化性溃疡有确诊价值。

3. 胃液分析

（1）胃溃疡者，胃酸分泌正常或稍低于正常。

（2）十二指肠溃疡者，胃酸分泌过高，刺激后最大胃酸分泌量（MAO）增高。

（3）胃癌者，MAO 缺乏。

（4）慢性胃炎者，MAO 降低。

（5）胃泌素瘤则基础胃酸分泌量（BAO）、MAO 均增高。

4. 血清胃泌素测定

消化性溃疡时血清胃泌素较正常人稍高,诊断意义不大。但如果疑为胃泌素瘤时应做此项测定,胃泌素瘤者,胃酸和胃泌素同时增高。

5. 幽门螺杆菌检查

由于消化性溃疡绝大多数与其感染有关,故为常规检查。所有活检标本应先做快呋塞米素酶试验(阳性者标本在含酚红和尿素的试液中呈红色),再做微氧环境下培养。标本也可做吉姆萨染色或特殊染色以寻找此菌。结果阳性者应做灭菌治疗。

6. 粪便隐血检查

经食3天素食后,如粪便隐血试验阳性,提示溃疡有活动性,经正规治疗后,多在1~2周转阴。

二、治疗要点

本病治疗原则是消除病因、控制症状、愈合溃疡、预防复发和避免并发症。

(一)降低对黏膜的损害

①H_2受体拮抗剂,能阻止组胺与H_2受体结合,减少胃酸分泌。常用药物有西咪替丁、雷尼替丁、法莫替丁。②质子泵阻滞剂,可减少胃酸分泌,常用奥美拉唑(商品名洛赛克)。③制酸剂,常用氢氧化铝或氧化镁。

(二)增强黏膜抵抗能力

枸橼酸铋钾,具有保护黏膜及杀灭幽门螺杆菌作用,促进上皮修复的作用,也可应用硫糖铝或甘珀酸。

(三)抗菌治疗

目前主张应用对幽门螺杆菌有效的抗生素药物、抑制胃酸分泌药物、保护胃黏膜药物三联疗法,如枸橼酸铋钾、阿莫西林及甲硝唑3种药物联合应用,可有效根治幽门螺杆菌感染。

(四)手术治疗

对合并消化道大量出血内科治疗无效、急性穿孔、瘢痕性幽门梗阻以及胃溃疡疑有癌变者可实施外科手术治疗。

三、护理问题

(一)疼痛
与消化性溃疡胃酸对溃疡面的刺激有关。

(二)营养失调,低于机体需要量
与疼痛、恶心呕吐引起摄入量减少,消化吸收障碍有关。

(三)知识缺乏
缺乏溃疡病防治知识;缺乏有关胃镜检查的知识。

(四)潜在并发症
上消化道出血/再出血。

四、护理措施

（一）一般护理

1. 休息

轻症者适当休息，可参加轻微工作，注意劳逸结合，避免过度劳累，溃疡在活动期及大便隐血试验阳性患者应卧床休息 1～2 周。做到生活有规律。

2. 饮食护理

（1）选择食物：宜选用营养丰富、清淡、易消化的食物，以利促进胃黏膜修复和提高抵抗力。

（2）少食多餐：急性活动期应少食多餐，每天 5～6 餐，以脱脂牛奶、稀饭、面条等偏碱性食物为宜。少食多餐可中和胃酸，减少胃的饥饿性蠕动，同时可避免过饱所引起的胃窦部扩张，刺激促胃液素的分泌。牛奶宜安排在两餐之间饮用，牛奶中的钙质吸收有刺激胃酸分泌的作用，故不宜多饮。

（3）适量摄取脂肪：脂肪到达十二指肠时虽能刺激小肠黏膜分泌肠抑胃蛋白酶，抑制胃酸分泌，但同时又可引起胃排空延缓，胃窦扩张，致胃酸分泌增多，故脂肪摄取应适量。

（4）饮食禁忌：忌食辛辣、过冷、油炸、浓茶等刺激性食物及饮料。戒烟酒。

（5）营养监测：定期测量体重、监测血清蛋白和血红蛋白等营养指标。

（二）病情观察与护理

1. 注意观察疼痛的部位、时间、性质与饮食、药物的关系

如上腹部出现难以忍受的剧痛，继而全腹痛，伴恶心呕吐、面色苍白、血压下降、出冷汗等休克表现，检查腹部发现腹肌紧张，全腹有压痛、反跳痛，肝浊音界缩小或消失，应考虑是否有溃疡病穿孔。并及时通知医生，禁食、迅速备血、输液及做好术前准备，及时插胃管行胃肠减压，抽取胃内容物，以防止腹腔继续污染，争取穿孔后 6～12 小时内紧急手术。若疼痛的节律性出现有改变，服制酸剂治疗无效，同时伴食欲不振，应考虑有癌变之可能，应报告医生，并协助进一步检查，以明确诊断，及早进行治疗。

2. 注意观察呕吐的量、性质及气味

如吐出隔日或隔餐食物，量多，伴有酸臭气味，吐后症状缓解，检查上腹部常见到胃蠕动波、振水音，则应考虑有幽门梗阻的可能。轻度患者可给予流质饮食，准确记录液体出入量，定时复查血液电解质。重度患者应禁食，补充液体，注意水、电解质酸碱平衡，若经内科治疗病情未见改善，则可能因溃疡周围结缔组织增生形成瘢痕、痉挛收缩而造成幽门梗阻，应做好术前准备，进行外科手术治疗。

3. 观察大便的颜色、量

溃疡病并发出血可有黑便，应注意观察大便的颜色、量，并注意是否有头晕、恶心、口渴、上腹部不适等呕血先兆症状。发现异常，及时报告医生并协助处理。

4. 注意观察药物治疗的效果及不良反应

备好止血药物及有关抢救器械，并熟练掌握药物性能及操作规程与方法。

（三）健康教育

1. 向患者及家属解释疼痛的原因，避免加重和诱发疼痛的因素。

2. 指导患者保持乐观的情绪、规律的生活,避免过度紧张与劳累。

3. 指导患者建立合理的饮食习惯和结构,戒除烟酒,避免摄入刺激性食物。

4. 嘱患者慎用或勿用致溃疡药物,如阿司匹林、咖啡因、泼尼松等。

5. 指导患者按医嘱正确服药,学会观察药效及不良反应,不随便停药,以减少复发。

6. 嘱患者定期复诊,如上腹疼痛节律发生变化并加剧,或者出现呕血、黑粪时,应立即就医。

（肖静）

第二节　肝硬化

肝硬化是一种由不同病因引起的慢性进行性弥漫性肝病。病理特点为广泛的肝细胞变性坏死、再生结节形成、结缔组织增生,致使正常肝小叶结构破坏和假小叶形成。临床可有多系统受累,主要表现为肝功能损害和门静脉高压,晚期出现消化道出血、肝性脑病、感染等严重并发症。

在我国,肝硬化是常见疾病和主要死因之一。本病占内科总住院人数的4.3%～14.2%。患者以青壮年男性多见,35～48岁为发病高峰年龄,男女比例为(3.6～8):1。

一、护理评估

（一）病因和发病机制

引起肝硬化的病因很多,在我国以病毒性肝炎为主,国外以乙醇中毒多见。

1. 肝炎病毒

最常见的是乙型肝炎病毒、丙型肝炎病毒及丁型肝炎病毒的感染。乙型肝炎病毒感染者有部分发生慢性肝炎,而慢性乙型肝炎又有少部分必展为肝硬化。急性丙型肝炎约一半发展为慢性肝炎,其中10%～30%会发生肝硬化。丁型肝炎病毒依赖乙型肝炎病毒方能发生肝炎,有部分患者发展为肝肝硬化。甲型及戊型肝炎一般不引起肝硬化。1997年发现新的病毒TTV,为一种单股DNA病毒,可能与原因不明的肝硬化有关。

2. 乙醇因素

长期大量饮酒导致肝细胞损害,发生脂肪变性、坏死、肝脏纤维化,严重者发生肝硬化。一般认为,每人每天摄入160g乙醇连续8年,可致乙醇性肝硬化。

3. 胆汁淤积

长期慢性胆汁淤积,导致肝细胞及胆小管炎症反应,甚至出现坏死,形成胆汁性肝硬化。

4. 淤血因素

反复的慢性心功能不全、缩窄性心包炎及肝静脉阻塞可引起肝脏淤血,使肝细胞缺氧而坏死、变性,终致肝硬化。其中由于心脏引起的肝硬化称心源性肝硬化。由于肝静脉阻塞引起的也称 Budd – Chiari 综合征。

5. 营养失调

通过动物实验证明,长期缺乏蛋白质、维生素 B 族、维生素 E 和抗脂肪肝因素(主要是胆碱)等能引起肝细胞坏死,演变成肝硬化。但目前有人认为,在人体营养不良,不是引起肝硬化的直接原因,而是由于营养不良降低了肝细胞对有毒和传染因素的抵抗力,使肝细胞易受损害,最后演变成肝硬化。

6. 肠道感染或炎症

慢性特异性或非特异性肠炎,常引起消化、吸收和营养障碍,加以病原体在肠内所产生的毒素经吸收由门静脉到达肝脏,均可引起肝细胞变性、坏死而演变为肝硬化。

7. 隐源性肝硬化

系指发病病因难以肯定或原因不明的肝硬化,其中部分病例可能与隐匿性无黄疸型肝炎有关。

8. 化学中毒

长期服用某些药物,如双醋酚酊、辛可芬、α-甲基多巴等,或反复接触小剂量的化学毒物,如四氯化碳、磷、砷等,可引起中毒性肝炎,最后导致肝硬化。

9. 循环障碍

慢性心功能不全,特别是右心衰竭时,肝脏长期淤血缺氧,使肝细胞变性、坏死、增生,而演变成所谓的心源性肝硬化。

10. 血吸虫病

血吸虫卵主要在肝脏汇管区刺激引起结缔组织大量增生,导致肝纤维化和门脉高压,旧称血吸虫性肝硬化,目前则称血吸虫病性肝纤维化。

11. 代谢紊乱

由于遗传缺陷,导致某些物质的代谢障碍,沉积于肝脏,引起肝细胞变性、坏死、结缔组织增生,形成肝硬化。如肝豆状核变性时铜沉积于肝脏,血色病时铁沉积于肝内等。

肝硬化的演变发展过程包括以下 4 个方面。①肝细胞变性坏死:广泛肝细胞变性坏死导致肝小叶纤维支架塌陷。②再生结节形成:残存肝细胞不沿原支架排列再生,形成不规则结节状肝细胞团(再生结节)。③假小叶形成:自汇管区和肝包膜有大量纤维结缔组织增生,形成纤维束,自汇管区—汇管区或自汇管区—肝小叶中央静脉延伸扩展,即所谓纤维间隔,包绕再生结节或将残留肝小叶重新分割,改建成为假小叶,这就是肝硬化已经形成的典型形态改变。④门静脉高压:由于上述病理变化,造成肝内血循环的紊乱,表现为血管床缩小、闭塞或扭曲,血管受到再生结节挤压;肝内门静脉、肝静脉和肝动脉三者之间分支失去正常关系,并相互出现交通吻合支等,这些严重的肝血循环障碍,不仅是形成门静脉高压症的病理基础,且更加重肝细胞的营养障碍,促进肝硬化病变的进一步发展。

肝硬化的发生常先有肝细胞变性、坏死,继而发生纤维化及肝细胞结节状再生,假小叶形成,并引起肝内循环紊乱及胆道系统梗阻,导致门静脉高压,肝细胞营养障碍,使肝硬化更趋恶化。

门静脉压力增高至一定程度,即可导致身体侧支循环开放,以食管胃底静脉曲张和腹壁静脉曲张最为重要。另外,门脉高压可引起脾肿大及腹水。

（二）临床表现

1. 躯体表现

1）肝功能代偿期：主要有食欲减退、恶心、呕吐、消化不良、腹胀、腹泻、疲劳、体重减轻、鼻出血以及右上腹隐痛不适等症状。主要体征是肝大，质地偏韧，部分患者脾大。常伴面容消瘦、皮肤黝黑。肝功能可正常。

2）肝功能失代偿期：除上述代偿期症状加重外，主要有肝功能减退和肝门静脉高压的表现。

（1）肝功能减退：①消化道症状，有食欲不振、恶心、呕吐、腹胀、腹泻和便秘等；②肝脏合成功能障碍，如出血倾向、水肿、肝性脑病、低血糖和血清胆固醇下降等；③内分泌功能失调，如蜘蛛痣、肝掌、皮肤色素沉着、男性乳房发育、睾丸萎缩、阴毛稀少、女性月经失调等；④营养障碍，如体重下降、乏力、皮肤干枯、面色黝黑无光泽、舌炎、夜盲症、多发性神经炎、贫血等；⑤胆汁分泌障碍，皮肤黏膜出现不同程度的黄染，约 1/3 的肝硬化患者发生黄疸。

（2）门脉高压症

①脾脏肿大：脾脏因淤血而肿大，可发生腺功能亢进而导致白细胞、红细胞及血小板减少。

②侧支循环建立和开放：门静脉高压建立侧支循环，主要有食管—胃底静脉曲张、腹壁及脐周静脉曲张、痔静脉曲张等，其中食管及胃底静脉曲张破裂可导致急性上消化道出血。

（3）腹水：因门脉高压和内分泌失调、血浆白蛋白减少、胶体渗透压降低所致。难治性腹水能导致肾功能障碍，发生肝肾综合征。

（三）实验室及其他检查

1. 血常规

脾功能亢进时，白细胞及血小板减少。

2. 尿常规

肾小管中毒时可出现血尿、蛋白及管型尿等。黄疸患者尿中可出现胆红素、尿胆原增加。

3. 肝功能检查

失代偿期白蛋白与球蛋白的比例值降低或倒置。以 SGPT 活力升高较显著；肝细胞严重坏死时，则 SGOT 活力常高于 SGPT；单胺氧化酶的活力往往升高。

4. 免疫学检查

血清 IgG、IgA、IgM 均可增高，一般以 IgG 增高最为显著。HBsAg 可呈阳性。

5. 凝血酶原时间

代偿期正常，失代偿期则呈不同程度延长。

6. 甲胎蛋白（AFP）

肝硬化时血中 AFP 也可增高，在活动性肝硬化时增高尤为显著。

7. 腹水检查

呈淡黄色漏出液。

8. B 超检查

呈显示脾静脉和门静脉增宽,有助于诊断,有腹水时可呈液性暗区。

9. 食管吞钡 X 线检查

食管静脉曲张时,X 线可见虫蚀样或蚯蚓样充盈缺损,纵行黏膜皱襞增宽。胃底静脉曲张时,可见菊花样充盈缺损。

10. 放射性核素检查

可见肝脏摄取核素减少及分布不规则,脾脏摄取增加。

11. 内镜检查

可直接观察静脉曲张的部位和程度,有助于上消化道出血病因诊断并进行止血治疗。

12. 肝穿刺活组织检查

若见假小叶形成,可确诊为肝硬化。

13. 腹腔镜检查

可直接观察肝脏情况,有助于病因诊断且在腹腔镜直视下取活检做病理检查,诊断准确性高。

二、治疗要点

目前尚无特效治疗,应重视早期诊断,加强病因及一般治疗,以缓解病情,延长代偿期和保持劳动力。肝硬化代偿期患者诊断确定后,注意劳逸结合,不宜滥用护肝药物,可服用抗纤维化的药物(如秋水仙碱)及中药,避免应用对肝脏有损害的药物。

失代偿期主要是对症治疗、改善肝功能和处理并发症,有手术适应证者慎重选择时机进行手术治疗。

1. 腹水治疗

①限制水、钠摄入:每日补液量限制在 1 000 mL 以下,钠限制在 10 ~ 20 mmol/L 以下为宜。②增加水、钠排出:主要用利尿、导泻药和腹腔穿刺放腹水等。③提高血浆胶体渗透压,静脉注射冻干血浆、鲜血或白蛋白等,可改善肝功能,使腹水消退。④自身腹水浓缩回输:改善腹胀,提高血浆蛋白浓度。⑤腹腔—颈静脉引流:可消除腹水,对防治肝肾综合征有效。⑥减少肝淋巴液漏出:采取胸导管—颈内静脉吻合术,减少某些难治性腹水。

2. 手术治疗

各种分流、断流术和脾切除术等,可降低门脉系统压力和消除脾功能亢进。肝移植手术是晚近开展的治疗晚期肝硬化的新方法。

3. 并发症的治疗

(1)上消化道大出血:急救措施包括禁食、加强护理、保持安静、补充血容量以及治疗出血性休克等,药物止血常规应用垂体后叶素以及 H_2 受体阻滞剂——西咪替丁等静脉滴注。局部出血有凝血酶口服。近年来各单位应用巴曲酶、奥曲肽静脉滴注均取得了较好的止血效果。通过食管纤维内镜激光束止血、药物喷洒以及将硬化剂直接注入曲张静脉的方法也可试用。经研究发现钙拮抗剂有肯定的抗纤维化作用,用粉防己碱等药物通过其抗炎、钙通道阻滞、消除自由基及抑制贮脂细胞增殖与转化而达到抑制纤维沉积作用,从而减少肝硬化的形成,防止上消化道出血的发生。

（2）自发性腹膜炎：自发性腹膜炎是肝硬化的严重并发症。治疗时要加强支持疗法，选择足量抗生素，用药时间常在 2~4 周，同时可腹腔注射抗生素等。

（3）肝性脑病的治疗：肝硬化患者凡出现性格改变等精神症状时，应及时采取抗昏迷的措施。

（4）功能性肾衰：避免使用损害肾功能药物如庆大霉素、卡那霉素等；严格控制输液量，及时纠正电解质紊乱和酸碱失衡；输注血浆、白蛋白以及腹水回输等提高血容量、改善肾血流，在扩容的基础上应用利尿剂。

三、护理问题

（一）营养失调

低于机体需要量：与肝硬化所致食欲缺乏及营养吸收障碍有关。

（二）体液过多

水肿、腹水：与肝硬化所致的门静脉高压、低蛋白血症及水钠潴留有关。

（三）有感染的危险

与肝硬化导致机体抵抗力低下有关。

（四）潜在并发症

上消化道出血；肝性脑病；肝肾综合征。

（五）焦虑

与担心疾病的预后、经济负担过重有关。

（六）有皮肤完整性受损的危险

与皮肤瘙痒及长期卧床有关。

四、护理措施

（一）一般护理

1. 积极主动地与患者沟通，鼓励患者说出焦虑的原因，给予精神安慰和支持，指导自我调节情绪的方法，如阅读书报、听广播、户外散步等，以保持愉快心情，积极配合治疗，安心休养，以利于病情缓解。

2. 休息可减少患者能量消耗，减轻肝脏的负担，增加肝脏的血流量，有助于肝细胞的修复和改善腹水和水肿，充足的睡眠可增加糖原和蛋白质的合成。肝功能代偿期患者可参加轻便工作，但避免过度疲劳。肝功能失代偿期患者应以卧床休息为主（卧床时尽量取平卧位）。视病情安排适量的活动，活动量以不感到疲劳，不加重症状为度。

3. 宜高热量、高蛋白质、维生素丰富而易消化的食物为宜。脂肪尤其是动物脂肪不宜摄入过多。蛋白质应以高生物效价的蛋白质，如豆制品、鸡蛋、牛奶、鱼、鸡肉、瘦猪肉等为主，每日每千克体重 1~1.5 g，以利于肝细胞修复和维持血浆白蛋白的正常水平。但肝功能显著减退或肝性脑病先兆时应严格限制蛋白质摄入。有腹水时给予少钠盐或无钠盐饮食。有食管—胃底静脉曲张者应食菜泥、肉末、软食，进餐时细嚼慢咽，咽下的食团宜小且外表光滑，避免进食坚硬、粗糙的食物，片剂药应磨成粉末服用。严禁饮酒。

（二）病情观察与护理

1. 观察体温、脉搏、呼吸、血压等变化；随时注意呕吐物和粪便的颜色、性质和量，有无出血倾向，如鼻、牙龈、胃肠出血等；如发现患者嗜睡、表情淡漠、烦躁不安、幻觉、谵语、扑翼样震颤等表现，应及时通知医生，应用肾上腺皮质激素治疗时，需观察对缓解临床症状如发热、黄疸、出血倾向、胃肠道症状的效果。长期应用时还应注意患者有无血压升高、钠和水潴留、低血钾等不良反应。

2. 随时备好抢救物品，如双气囊三腔管、止血药、升压药、输血器等，遇有上消化道出血，协助医生进行抢救；腹腔镜直视行肝穿刺活组织检查或腹腔穿刺放液时术前做好物品准备，穿刺过程应严密观察患者脉搏、呼吸、血压的变化；并采取标本及时送检；应用利尿剂如螺内酯、氨苯喋啶、氢氯噻嗪、呋塞米等；需观察利尿效果和不良反应。系排钾利尿剂需同时补充钾盐，如氯化钾等。

3. 注意观察腹水情况，按医嘱给予利尿剂，一般采用联合、间歇、交替使用的原则。利尿的效果最好是能使体重缓慢持久的下降，以每周体重下降不超过 2kg 为宜，因过快或过强的利尿，可使有效血容量和大量电解质丢失而诱发肾功能衰竭、电解质紊乱和肝性脑病，所以在使用利尿剂时要记录尿量，量腹围，测体重，要严密观察水、电解质及酸碱平衡失调。必要时测定肾功能。若出现肝昏迷前期症状时，应及早停用利尿剂。有消化道出血、呕吐及腹泻等患者，均不宜使用利尿剂，以免加重水、电解质紊乱，诱发肝性脑病及功能性肾衰等。

4. 抽放腹水时，要注意观察腹水的量、颜色、性质，密切观察放腹水后的病情变化，一次放液量以不超过 5 000 mL 为宜，同时输注白蛋白 40g/d，以免因腹内压力突然下降，导致内脏血管扩张引起休克。

5. 腹水超滤和回输术前护士应协助做有关检测，记录 24 小时尿量、量腹围、测体重、血压等，术后每天量腹围测体重、记尿量，宜进低钠易消化、高热量饮食，卧床休息 24 小时以防会阴或阴囊水肿。腹部腹带包扎以升高腹内压，送检原腹水及浓缩腹水，必要时做腹水培养。回输腹水后 12 小时内严密观察有无并发症产生，如神志的改变、消化道出血、肺水肿、穿刺伤口腹水外漏等。

（三）健康教育

积极防治病毒性肝炎和血吸虫病，是预防肝硬化的重要途径。肝硬化患者应安心休养，消除顾虑，注意生活的调养，避免劳累及各种精神因素的刺激。饮食应多样化，经常吃营养丰富的高蛋白食物，多维生素及水果，少脂肪。如出现肝功能显著减退时或肝昏迷时要严格限制蛋白摄入量。有腹水时应无盐饮食。此外，禁止饮酒，禁用对肝脏有害药物，不要滥用药，尽量不吃粗糙有渣或硬性食物。病情有变化时要及时送往医院进行治疗，切不可在家随意对症治疗或乱投医试药，使病情恶化。

（肖静）

第二十一章　泌尿系统疾病患者的护理

第一节　急性肾小球肾炎

急性肾小球肾炎简称急性肾炎,是以多种病因,免疫介导损伤,有共同的临床表现为特点的一组疾病。急性肾炎中最常见的为链球菌感染后肾炎,其他病因尚有各种细菌(如葡萄球菌)、病毒(如乙肝病毒)、原虫(如疟原虫)等。临床常表现为不同程度的血尿、蛋白尿、水肿、高血压、肾功能损害。本章重点介绍"急性链球菌感染后肾炎"。

一、护理评估

(一)病因

机体感染甲族 β 溶血性链球菌中的"致肾炎菌株"后,其菌体内的某些成分作为抗原,经过 2～4 周时间,与体内产生的相应抗体结合,形成免疫复合物,通过血液循环,沉积于肾小球内;当补体被激活后,炎症介质(多核白细胞、单核细胞等)浸润,导致肾小球损伤而发病。临床出现血尿、蛋白尿、肾小球滤过率下降;由于肾小管重吸收功能相对正常,而发生水钠潴留,临床表现为水肿、高血压等症。

(二)临床表现

大部分患者有明确的前驱感染史,如扁桃体炎、咽炎、丹毒、化脓性皮肤病、猩红热等,于感染后 7～21 天发病。感染与发病之间有一定的潜伏期,通常 1～3 周,平均 10 天左右,起病轻重不一,多呈急性肾炎综合征的表现。

1. 一般症状

发病后可有全身不适、乏力、食欲差、腰酸痛、心悸、发热等。

2. 浮肿

常为首发症状。一般先自颜面部,而后迫及双下肢,病情严重者也可伴有腹水、胸水及心包积液等,多数患者的浮肿可因病情好转而逐渐减轻或消失。

3. 血尿

常为首发症状,患者出现肉眼血尿,尿色呈洗肉水样或呈棕褐色酱油样,多于数天内消失。

4. 少尿

每日尿量少于 500 mL,系因肾小球滤过率下降而肾小管功能正常所致。可于 1～2 周内尿量渐增。

5. 高血压

多为一过性,呈中等程度的收缩压,舒张压同时升高,严重时可出现高血压脑病,视网膜渗血、出血、视盘水肿,随尿量增多,水肿减轻,高血压可逐渐缓解。

（三）实验室及其他检查

1. 尿液检查

血尿沉渣有多量红细胞和数量不等的白细胞，有各种管型。少尿时尿比重多 > 1.02。所有患者均有不同程度的蛋白尿，尿蛋白定量一般 24 小时在 1~3 g。

2. 肾功能检查

若有肾功能不全者，可有血尿素氮及肌酐升高，低血钠，高血钾和代谢性酸中毒。

3. 其他检查

血沉多数加速。80% 患者有血清抗链球菌溶血素"O"滴定度升高。80%~95% 患者有血清补体 C3 及 CH_{50} 降低，多于病后 2 周内出现，8 周内恢复正常。95% 患者血清 IgG 和 IgM 升高。尿 FDP 增高，轻度贫血及低蛋白血症。测定抗链激酶（ASK）和抗脱氧核糖核酸酶 B（ADNaSeB）可阳性。

二、治疗要点

因本病是一个自限性疾病、治疗以休息和对症治疗为主，以减轻症状，防止并发症的发生。不宜使用激素和细胞毒药物。

（一）一般治疗

急性肾炎起病后必须卧床休息，待肉眼血尿消失，水肿消退，高血压控制，血尿素氮和肌酐恢复正常后可逐步增加活动。

饮食应富含维生素，有水肿和高血压者应低盐饮食，食盐 2~3 g/d。肾功能正常者每日每千克体重为 1 g 蛋白质，并予高质量蛋白质（含多种必需氨基酸的动物蛋白），如有肾功能不全氮质血症时应限制蛋白质摄入。

（二）治疗感染灶

咽部或皮肤细菌培养阳性应选择敏感抗生素治疗，青霉素或大环内酯类抗生素对链球菌感染通常有效。有扁桃体病灶且急性肾炎症状有反复发作者可以考虑做扁桃体切除术。预防性使用抗菌药物仍有争论。

（三）对症处理

水肿明显者应予以利尿剂，常用氢氯噻嗪 25 mg，每日 2~3 次口服，严重者可用呋塞米 20~40 mg/d，注射或分次口服。高血压明显者，在利尿基础可加用钙离子拮抗剂如硝苯地平 5~10 mg，或血管扩张剂如肼苯达嗪 25 mg，每日 3 次，口服。

（四）并发症的治疗

1. 高血压脑病的治疗

（1）降压：①利血平 1 mg，肌内注射，或肼屈嗪 20 mg，肌内注射。②二氮嗪 300 mg，于 15~30 秒钟内静注，此药可使血压在数分钟内降到正常。③硝普钠 25 mg，加入 5%~10% 葡萄糖液 250 mL 中，缓慢静脉滴注，10~15 滴/分，可根据血压调整滴数。一般在 72 小时内逐渐停药，改口服药物治疗。

（2）脱水：20% 甘露醇 250mL，快速静脉滴注或静注，应用次数根据临床情况而定。

2. 心力衰竭的治疗

主要措施为限制水钠入量，利尿降压，必要时可应用酚妥拉明或硝普钠静脉注射，以减轻心脏前后负荷。洋地黄类药物对急性肾炎合并心衰效果不肯定,仅于必要时试用。经各种治疗仍不能控制心衰时,可行腹膜透析或血液透析脱水治疗。

3. 急性肾衰竭的治疗

可参阅急性肾衰章节。少数急性肾炎患者可出现少尿或无尿,可有明显水肿、高血压或循环性充血状态,可用呋塞米静注,开始按 1~2 mg/kg 1 次,若效果不明显可增加剂量,每次 3~5 mg/kg,重复 2~3 次,多可发生利尿反应。不需要持续用药,否则须注意药物蓄积引起耳中毒。

三、护理问题

(一)体液过多

与肾小球滤过率降低,水钠潴留有关。

(二)舒适的改变

疼痛,与炎症反应及感染有关。

(三)焦虑

与全身症状明显,患者缺乏疾病的有关知识有关。

四、护理措施

(一)一般护理

1. 急性发作期应卧床休息,直至症状完全消失,小便恢复正常为止。

2. 病室阳光充足、空气新鲜,保持一定的湿度、温度,避免交叉感染。

3. 给予高热量、高维生素、低蛋白、低盐易消化饮食。血压较高、浮肿明显者应限制液体入量。

(二)病情观察与护理

1. 密切观察体温、脉搏、呼吸、血压的变化。特别要注意患者有无肾功能不全、高血压脑病、心功能不全的症状。如出现剧烈头痛、意识障碍、惊厥、昏迷、呼吸困难、发绀、尿少或无尿等表现,应及时通知医生并备好抢救药品,同时配合抢救,做好对症护理。

2. 浮肿严重病儿应记录 24 小时出入量,及时做好各项化验检查,防止水、电解质紊乱的发生。

3. 使用利尿剂、降压药、抗生素等治疗时观察疗效及药物不良反应。按医嘱定时留尿送检。如并发肾功能不全、心力衰竭、高血压脑病及时通知医生,配合抢救。

4. 尽量避免肌肉和皮下注射,因水肿常致药物吸收不良。注射后需按压较长时间,以免药液自针孔处向外渗出,并注意局部清洁,防止继发感染。

(三)健康教育

一般来说,近期和远期的预后均良好。大部分急性肾炎患者经 2~4 周,均可消肿、血压下降,但尿检查异常可持续时间较长,成人患者尿中红细胞可延续 1~2 年才消退。故急性肾炎患者出院后要定期门诊检查,直到完全恢复。

预防链球菌感染极重要,有慢性扁桃体炎患者应做扁桃体切除,上呼吸道感染易发季节,应注意预防。要保持皮肤清洁,预防皮肤化脓感染。急性肾炎自然痊愈率高,成人迁延为慢性肾炎发生率比小儿高,少数患者因严重并发症而死亡。

（肖静）

第二节　肾病综合征

肾病综合征是指具有大量蛋白尿、低蛋白血症、高度水肿和高脂血症表现的临床综合征易合并感染、血栓及栓塞、急性肾功能衰竭、蛋白质及脂肪代谢紊乱。

一、护理评估

（一）病因和发病机制

肾病综合征的发病机制仍是一种免疫介导的炎症反应。由于免疫介导的炎症反应,使肾小球滤过膜筛孔屏障和电荷屏障受到破坏,使肾小球滤过膜通透性增高,造成大量蛋白尿。大量蛋白从尿中丢失,加之肾病综合征时肠道黏膜水肿,蛋白质摄入减少,若肝脏代偿合成补足丢失,即出现低蛋白血症。由于低蛋白血症及肾内的水钠潴留,造成患者水肿。由于肝脏蛋白代谢紊乱,造成高脂血症及血清中低密度脂蛋白增加。

（二）临床表现

常于感染（如咽炎、扁桃体炎等）后或受凉、劳累后起病,起病过程可急可缓。

1. 水肿

水肿是最常见的症状,呈凹陷性,水肿部位随重力作用而移动。

（1）颜面水肿:尤其在眼睑,晨起时更加明显。

（2）腹部及下肢水肿:可出现腹水、胸腔积液甚至心包积液,患者可有胸闷、气短或呼吸困难。

（3）视网膜水肿:导致视力模糊。

（4）全身性水肿。

（5）体重增加。

2. 高血压

通常血压在正常范围或轻、中度增高。部分患者随水肿消退血压可降为正常。

3. 身体形象的改变

在水肿严重时,常会因外观上的改变而感到厌烦、焦虑而不能接受。

（三）实验室及其他检查

1. 一般有轻、中度贫血。

2. 血浆总蛋白及白蛋白明显下降,球蛋白比例升高。

3. 血清胆固醇、甘油三酯、磷脂明显增高。

4. 血沉加快。

5. 肾穿活检可帮助临床病理诊断分型。

6. 尿蛋白选择性测定,尿 FDP 及尿 C3 尿 IgG 等阳性可帮助病理分型及疾病的预后。

二、治疗要点

肾病综合征的治疗目的是消除水肿,使尿蛋白减少乃至消失,保护肾功能和防止复发。治疗要点:①一般治疗:水肿明显者应卧床休息,饮食以高蛋白和低盐为主,肾功能正常时蛋白质每日摄入量以 1.2~1.5 kg 体重为宜,盐的摄入量应小于 3 g。避免感染和劳累。②利尿消肿:宜在提高血浆胶体渗透压的基础上应用利尿剂,以获得良好疗效。提高血浆胶体渗透压:定期静脉输注血浆或白蛋白;给予低分子右旋糖酐或羟乙基淀粉(706代血浆)500 mL,静脉滴注,每日 1 次。利尿剂的应用:氢氯噻嗪(双氢克尿噻)25~50mg,每日 2~3 次口服;呋塞米 20~40 mg,每日 2~3 次口服或静脉注射。上述药物与螺内酯(安体舒通)合用,可提高利尿效果,并防止低血钾。③糖皮质激素和免疫抑制剂的应用。激素疗法:糖皮质激素为治疗本病的主要药物,以泼尼松最常用。一般治疗方案为:初始量40~60 mg/d,晨顿服,用8~12周,大部分患者尿蛋白明显减少或转阴,以后每2~3周减原用量的10%,至每日剂量20mg 左右,维持 10 周左右再减。维持剂量5~10 mg/d。全部疗程1~1.5年。免疫抑制剂适于对激素依赖或激素治疗无效者。常用药物:环磷酰胺(最常用),取 200 mg 加入生理盐水注射液20 mL 内,隔日静脉注射,或100 mg/日,分1~2次口服,积累量达8 g 后停药。其他免疫抑制剂:如盐酸氮芥、苯丁酸氮芥、硫唑嘌呤等。④雷公藤的应用:与糖皮质激素和免疫抑制剂合用可加强降尿蛋白的效果。常用雷公藤总苷 20 mg,每日 3 次,口服;或雷公藤根,每日 15 mg,水煎服。⑤防治感染:水肿期有感染者,应酌情选用青霉素等抗生素治疗。缓解期应尽力除去慢性感染病灶,经常感染者可肌内注射苄星青霉素 120 万 U,每 2~4 周 1 次。⑥降压:有高血压者给予相应的降压药物治疗(参见慢性肾炎的治疗)。⑦抗凝血药及抗血小板聚集药的应用:肾病综合征患者由于凝血因子改变处于血液高凝状态,尤其当血浆清蛋白低于 25 g/L 时,即有静脉血栓形成可能。目前临床常用的抗凝药物如下。肝素:主要通过激活抗凝血酶Ⅲ活性。常用剂量每日 50~75 mg,静脉滴注。尿激酶:直接激活纤溶酶原,导致纤溶。常用剂量每日 2 万~8 万 U,使用时从小剂量开始,并可与肝素同时静脉滴注。华法林:抑制肝细胞内维生素 K 依赖因子Ⅱ、Ⅶ、Ⅸ、Ⅹ的合成,常用剂量每日 2.5 mg,口服,监测凝血酶原时间。双嘧达莫:为血小板拮抗剂,常用剂量为每日 100~200 mg。

三、护理问题

(一)体液过多

迅速出现严重的全身水肿,可引起胸腔、腹腔积液、心包积液、颈部及下肢水肿甚至纵隔积液以致呼吸困难。由于低蛋白血症所致血液胶体渗透压下降,继发水、钠潴留。

(二)营养失调

与大量蛋白尿、摄入量减少及肠道吸收功能障碍有关。

(三)潜在感染

由于低蛋白血症而致机体抵抗力下降,常并发呼吸道、泌尿道感染和原发性腹膜炎等。

（四）潜在每搏量减少

由于低蛋白血症致胶体渗透压下降，水分外渗造成血容量降低所致。

四、护理措施

（一）一般护理

1. 全身水肿明显，出现呼吸困难者应绝对卧床休息，给予半卧位，症状缓解可逐渐增加活动量。加强心理护理，消除不良情绪的影响。

2. 宜给予高热量、低脂肪、富含维生素的饮食，多食新鲜蔬菜和水果，适量补充蛋白质。

3. 注意口腔清洁，保持皮肤清洁、干燥，避免破溃，并保持会阴部清洁，避免感染。

（二）病情观察与护理

1. 密切观察体温、脉搏、血压、呼吸变化，注意观察浮肿的部位、程度、皮肤状态以及浮肿的伴随症状。如患者出现头痛、倦怠、神志恍惚、恶心、呕吐、食欲下降、尿量减少等尿毒症早期表现，应及时通知医生并做好对症护理。

2. 使用大剂量利尿剂时应注意观察有无口干、恶心、腹胀、直立性眩晕、精神不振、心悸等，并应监测电解质情况，防止低钾、低钠症出现。

3. 注意心肾功能不全症状的发生，如心悸、呼吸困难、尿量减少、血尿素氮（BUN）增高等。

4. 准确记录每日液体出入量。

5. 应用大剂量激素冲击治疗时，对患者施行保护性隔离，防止发生各种感染。

6. 静脉应用细胞毒药物，注意防止药液外渗，并注意观察药物不良反应。

7. 应用皮质激素类药物治疗期间加强指导。应向患者介绍药物的作用、不良反应及注意事项，注意观察患者尿量、血压及血钾变化。准确记录出入液量，定期测量体重，按医嘱留取尿标本送验。

8. 患者常有骨质疏松，注意安全，防止病理性骨折，出现手足搐搦者及时补充钙剂。

（三）健康教育

原发性肾病综合征特别是Ⅰ型大部分预后良好，病情可反复，诱因可能为感染、劳累、停药或撤药造成；患者定期门诊复查尿常规与肾功能，在医生指导下减药或停药；有呼吸道感染应积极治疗防止病情复发或加重；患者及家属向医护人员了解激素及其他免疫抑制剂的主要作用及毒性作用和不良反应，以便积极密切合作，完成治疗计划。Ⅱ型原发性肾病综合征患者治疗主要目的是保护肾功能，维持病情稳定。

（肖静）

第二十二章　血液和造血系统疾病患者的护理

第一节　缺铁性贫血

缺铁性贫血是指由于体内贮存铁缺乏,使血红蛋白和各种含铁酶的合成减少,影响血红素合成、红细胞生成受阻,导致红细胞内血红蛋白含量不足的一种小细胞低色素性贫血。缺铁性贫血是最常见的贫血类型,尤多见于育龄妇女及婴幼儿。

一、护理评估

(一)病因和发病机制

缺铁性贫血的病因和发病机制主要有:①铁丢失或消耗不多:长期小量出血(每毫升血液含铁 90 μmol)可导致本病,在成人主要见于月经过多、溃疡病、痔出血、反复鼻出血、寄生虫感染特别是钩虫病等,以及反复腹泻、脂肪痢、胃肠道感染影响肠道对铁的吸收及增加铁的排泄。在哺乳婴儿见于对牛奶过敏、慢性失血。②铁的需要量增加而摄入不足:生长发育期的儿童,生育期尤其是妊娠期及哺乳期的妇女,由于铁的需要量增加,如果饮食不注意补充,可使体内贮存铁耗尽而引起缺铁性贫血。人工喂养儿以含铁量低的牛乳、米、面为主要饮食,如未及时添加含铁丰富的副食(肉、肝、蛋黄及青菜),也易引起缺铁性贫血。③铁的吸收不良:胃大部切除术后、胃空肠吻合术后、吸收不良综合征等,食物迅速通过胃至空肠,影响了铁的正常吸收。萎缩性胃炎因胃酸缺乏,不能使食物中的三价铁还原在二价铁,亦不利铁的吸收。小肠黏膜病变、脂肪泻或肠道功能紊乱,亦可使铁吸收不良。

缺铁不仅引起血红蛋白合成减少,而且由于红细胞内含铁酶活性降低,影响电子传递系统以及氧化还原等生物化学过程,导致红细胞异常,在脾内易于被破坏而缩短其生命期。缺铁所引起的临床表现除贫血及组织缺氧外,还与组织变化,体内含铁酶缺乏引起的细胞代谢功能紊乱相关。

(二)临床表现

本病呈慢性渐进性,有一般贫血的表现,如面色苍白、乏力、头晕、心悸气急、耳鸣等。由于缺血、缺氧,含铁酶及铁依赖酶的活性降低,患者可伴有以下特征:

1. 营养缺乏

皮肤干燥、角化、萎缩、无光泽、毛发干枯易脱落,指(趾)甲扁平、不光整、脆薄易裂甚至反甲。

2. 黏膜损害

表现为口角炎、舌炎、舌乳头萎缩,严重者引起吞咽困难,或咽下梗阻感等表现。

3. 胃酸缺乏及胃功能紊乱

吸收不良、食欲缺乏、便稀或便秘。约1/3 患者有慢性萎缩性胃炎。

4. 神经、精神系统异常

如易激动、烦躁、头痛、易动,以儿童多见。少数患者有异食癖,喜吃生米、泥土、石子等。约 1/3 患者出现神经痛、末梢神经炎,严重者可出现颅内压增高、视盘水肿。小儿严重者可出现智能障碍等。

(三)实验室及其他检查

1. 血象

典型血象为小细胞低色素性贫血。红细胞体积较正常小,形态不一,并大小不等,中心淡染区扩大。MCV、MCHC、MCH 值均降低,血红蛋白降低,网织红细胞正常或略升高。严重病例可出现三系细胞减少。

2. 骨髓象

红细胞系增生活跃,以中晚幼红细胞为主,体积变小、胞质少。粒细胞和巨核细胞无明显变化。

3. 血清铁

常低于 10.7 μmol/L。总铁结合力增高,多数高于 62.7 μmol/L。血清铁饱和度 <15%。

4. 红细胞游离原卟啉(PEP)

升高,缺铁时一般 >2.7 μmol/L 全血。

5. 血清铁蛋白

血清铁蛋白的浓度能准确反映体内铁贮存量的多少,是诊断缺铁性贫血最敏感、可靠的方法。一般认为血清铁蛋白低于 20 μg/L 表示贮铁减少,低于 12μg/L 为贮铁耗尽。

二、治疗要点

治疗缺铁性贫血的原则:尽可能去除缺铁性贫血的病因,其次是补充铁剂至血红蛋白恢复正常后,再补足体内正常的铁贮存量。①病因治疗:病因治疗相当重要,慢性失血的原因不纠正,只顾补铁治疗,不能使贫血彻底纠正,亦难防止复发,故对基本疾病的治疗不可忽略。②补充铁剂:铁剂治疗的目的,一是使血红蛋白恢复正常,二是补足体内正常的铁贮存量。为达此目的,必须注意用药剂量和治疗时间。口服铁剂:口服铁剂是治疗缺铁性贫血的有效药物。无机铁盐有多种制剂,如硫酸亚铁、枸橼酸铁铵、富马酸亚铁、碳酸亚铁等,其中疗效高、价格廉、药源广的制剂仍推硫酸亚铁。铁剂治疗有效的最早表现是患者自觉症状好转,最早的血象改变是网织红细胞计数上升,一般治疗开始 4 ~ 5 天后,即可见到网织红细胞上升,7 ~ 12 天达高峰,以后逐渐下降。血红蛋白常于治疗开始 2 周后明显上升,一般于第 3 周末血红蛋白可比治疗前增加 20 ~ 30 g/L,血红蛋白完全恢复正常,一般需 4 ~ 10 周。即使血红蛋白已恢复正常,小剂量铁剂治疗也仍需继续应用 3 ~ 6 个月,以补足体内应有的铁贮存量。随着血红蛋白的不断升高,患者食欲好转,体力增加,各种有关贫血的症状、体征逐渐消失。

口服铁剂治疗 3 周不能使贫血减轻,未见血红蛋白增加,此时应考虑下列可能:①诊断错误,所患贫血不是缺铁性的;②患者未按医嘱服药;③出血未得到纠正;④有腹泻或肠蠕动过速,影响了铁的吸收;⑤同时还有炎症、感染、恶性肿瘤等干扰了骨髓造血功能;

⑥所用药物太陈旧。

当口服铁剂无效或患者不耐受时,改为注射铁剂:适应于口服铁剂有严重消化道刺激症状;有消化道疾患;口服不能奏效,需迅速纠正贫血者。用右旋糖酐铁(含铁 50 mg/mL),首剂 50 mg,如能忍受,以后每次 100 mg,每日 1 次或隔日 1 次,臀部深位注射。注射铁剂时,铁的总剂量应计算准确,不应超量,以免引起急性铁中毒。计算公式:铁的总剂量(mg) = 30 × (150 − 患者的血红蛋白 g/L) + 500。

三、护理问题

(一)活动无耐力
与贫血引起组织缺氧有关。
(二)营养低于机体需要量
与机体缺铁有关。

四、护理措施

(一)一般护理
1. 按病情决定患者的休息与活动。重度贫血及贫血发生快的中度贫血患者应卧床休息。
2. 饮食上要有规律,忌偏食,平时应食含铁丰富的食物,如猪血、猪肝、瘦肉、蛋类、豆类、小麦、绿叶蔬菜等,忌食辛辣、生冷、不易消化的食物。
3. 防止交叉感染和受凉,在流行病期间应限制探视。
4. 注意皮肤护理。患者皮肤干燥,指甲易脆裂,应经常温水洗澡或擦澡,保持皮肤清洁,并涂油滋润皮肤。指甲不易留长,以免断裂。
5. 患者易发生舌炎、口腔炎,应注意口腔清洁,饭前、饭后、早、晚用1:5 000 氯己定液漱口,有溃疡时可在饭后、睡前涂抹锡类散、喉症散等。
(二)病情观察与护理
1. 观察患者贫血程度,有无心慌、气促;重度贫血患者,可表现有口腔炎、口角炎、舌乳头萎缩等征象;如患者出现吞咽困难、肢端麻木刺痛等症状,应及时通知医生处理。
2. 观察药物疗效及副反应,铁制剂应在饭后服,以免引起胃肠道刺激症状。嘱患者忌饮浓茶,防止茶叶内鞣酸与铁结合成不溶性的铁,影响铁的吸收。口服铁剂与稀盐酸时,应用玻璃管吸入咽下,切勿与牙齿接触而发生硫化铁沉着及破坏牙釉质。服铁剂后,大便可能呈黑色,应与消化道出血鉴别。肌内注射右旋糖酐铁时,宜做深部注射,以减轻疼痛。用药时应密切观察药物的不良反应。
(三)健康教育
1. 护士应帮助患者及家属掌握本病的有关知识和自我护理方法,介绍缺铁性贫血的常见原因,说明消除病因和坚持药物治疗的重要性,以及适当休息与活动、提供含丰富营养饮食的意义,使其主动配合治疗。给患者及家属讲明缺铁性贫血可能出现的一些神经精神系统方面的症状,说明这些症状是暂时的,只要坚持治疗,根治病因,这些症状会很快消失,消除其思想顾虑。

2. 轻度贫血者可照常工作,注意休息和营养。中度以上贫血,活动量应以不加重疲劳感或其他症状为度,待病情好转逐渐增加活动量。切实遵循饮食治疗原则和计划,安排好营养食谱。

3. 根据医嘱处方按时、按量服用。服药时避免同时食用影响铁剂吸收的物质。

4. 注意保暖和个人卫生,预防感染。

（肖静）

第二节 弥散性血管内凝血

弥散性血管内凝血(DIC)是许多疾病发展过程中可能出现的一种复杂的病理过程,其特点是微循环中形成广泛的微血栓,消耗大量血小板和凝血因子,继发性纤溶亢进。临床表现为出血、栓塞、微循环障碍及溶血。急性 DIC 多数病例病情变化迅速,如不及时治疗,可危及生命。

一、护理评估

（一）病因和发病机制

DIC 的常见病因很多,诱发其产生的启动因素也因此而异。

1. 感染性疾病

（1）细菌感染:革兰阴性菌感染,如脑膜炎双球菌引起的暴发性流脑、胆道感染、伤寒、暴发性菌痢、败血症等;革兰阳性细菌感染,如溶血性链球菌、金黄色葡萄球菌及肺炎双球菌引起的败血症。

（2）螺旋体病:如钩端螺旋体感染。

（3）立克次体感染:如斑疹伤寒、恙虫病。

（4）病毒感染:流行性出血热、重症肝炎、乙型脑炎、天花、麻疹、传染性单核细胞增多症、巨细胞病毒感染等。

（5）真菌感染:霉菌性败血症。

（6）原虫感染:脑型、恶性疟疾、黑热病等。

（7）诱发因素:①病原体、毒素或免疫复合物损伤血管内皮,使其下的胶原暴露;②致病性微生物直接激活因子Ⅻ,启动内源性凝血途径;③致使组织损伤继而激活外源性凝血途径;④微循环障碍导致组织缺氧、酸中毒损伤内皮细胞;⑤继发性红细胞、血小板损伤激活内源性凝血途径;⑥严重肝细胞损伤致使对活化的凝血因子清除能力减弱;⑦抗凝血酶Ⅲ及纤溶酶原合成减少;⑧单核—吞噬细胞系统功能受抑制。

2. 组织损伤

（1）外科疾病:如广泛性手术、血管外科手术、大面积烧伤、挤压综合征、毒蛇咬伤、急性出血性胰腺炎等。

（2）产科疾病：如羊水栓塞、胎盘早期剥离、子痫、先兆子痫、刮宫、死胎残留、感染性流产较为常见。

（3）恶性肿瘤：如胰、胃、前列腺及支气管癌、黏液腺癌，尤其是肿瘤晚期广泛转移的患者。

（4）白血病：各型白血病，其中以急性早幼粒细胞白血病（尤其是经化疗后）最多见。

3. 肝病

急性重型肝炎、亚急性重型肝炎和肝硬化等严重肝病的全身性出血常和 DIC 有关。

4. 其他

严重的输血反应、输液反应、肺源性心脏病、急性坏死性胰腺炎、急性坏死性肠炎、某些结缔组织病、药物过敏、毒蛇咬伤及中暑等都可能诱发 DIC。

DIC 的发病机制很复杂，凝血和纤溶系统发生了障碍与失调，但主要是凝血机制发生了障碍。正常人体内保持完整的凝血、抗凝血和纤溶系统。凝血系统根据瀑布学说，是一系列的酶促反应，包括内源凝血系统、外源凝血系统和共同途径，而分为凝血活酶的生成、凝血酶的生成和纤维蛋白形成 3 个阶段。内凝血系统与外源凝血系统不同之处主要是激活因子区的途径不同，所以内源凝血系统反应慢，作用持久，作用强；外源凝血系统反应快，作用弱。因子 X 被激活后，凝血酶原转变为凝血酶，纤维蛋白原转变成纤维蛋白。抗凝主要是对抗抑制和灭活体内多余的凝血因子和激活的因子。纤溶是溶解已形成的纤维蛋白，而达到抗凝作用。抗凝和纤溶是通过特殊物质和因子来完成的。凝血和抗凝（包括纤溶）是对立又统一的，保持着动态平衡。如果凝血被某种因素强烈激活，就会形成血管内凝血，造成微循环闭塞，组织缺氧，进一步造成止血功能受损，导致出血、休克及一系列脏器功能受损或衰竭。

（二）临床表现

病因不同，其临床表现基本相似；据严重程度，起病急缓及微血栓形成的速度可分三型。①急性型：病程急剧，通常在数小时至 1 ~ 2 天发病，病情凶险，有严重出血症状，常伴有短暂的或持久的血压下降，甚至休克，患者往往因休克和大出血在短期内死亡；②亚急性型：症状多在数天至数周内出现，病程稍缓慢，栓塞症状较为显著；③慢性型：较少见，起病甚缓慢，病程可拖延数月甚至数年，高凝血期较明显，或仅见淤点或淤斑。由于慢性型的出血程度不甚严重，易与原发疾病的临床症状相混淆，偶在尸检中发现。

1. 出血

最常见早期症状之一。出血多突然发生，出血程度轻重不一，轻的仅见皮肤、黏膜淤点，淤斑，伤口及注射部位的渗血可呈片状淤斑，应警惕 DIC。严重出血可有内脏出血，如呕血、便血、咯血、血尿、阴道出血等，颅内出血可致死。病理产科为突发大量的出血，流出的血液可凝结成小凝块，或凝固的时间明显延长，甚至不凝固。

2. 微循环障碍

多见急性型。突然出现低血压或休克，皮肤黏膜出现发绀，并有少尿或尿闭、呼吸及循环衰竭等症状。低血压，休克往往加重 DIC 的发展，形成恶性循环导致不可逆性休克。

3. 栓塞症状

导致受累器官或组织坏死，器官功能衰竭，引起相应器官的有关症状和体征。内脏栓塞最常见于肺、脑、肝、肾和胃肠道等。

4. 溶血

微血管病性溶血可引起红细胞大量破碎,引起黄疸。

（三）实验室检查

有下列 3 项以上异常:

1. 血小板 $<10 \times 10^9/L$ 或进行性下降。

2. 凝血酶原时间正常延长或缩短 3 秒以上,或呈动态性变化。

3. 纤维蛋白原定量减少,常低于 2 g/L,但在感染、妊娠、创伤、休克等情况时,因机体处于应激状态,纤维蛋白原仍可维持在较高水平。因此在 DIC 早期,纤维蛋白原可能并不降低,但动态观察中,纤维蛋白原有持续下降趋势。若含量低于1.5g/L,有诊断价值。用凝血酶的方法测定时,因受纤维蛋白降解产物的影响而数值偏低,故常用纤维蛋白原滴定度的半定量方法。

4. 鱼精蛋白副凝试验(3P)阳性或血清纤维蛋白(原)降解产物(FDP)超过 20 mg/L。

5. 血涂片中破碎细胞比例超过 2% 。

6. 部分疑难病例在条件允许时可行下列检查:抗凝血酶Ⅲ(ATⅢ)含量测定;因子Ⅷ活性或Ⅷ:C/ⅧR:Ag 比例测定;血小板 β - 血栓球蛋白(β - TG)测定;纤维蛋白原转换率测定。

二、治疗要点

治疗原则包括积极治疗原发病、阻断 DIC 的病理过程(抗凝治疗)、补充缺乏的凝血成分和抑制纤溶活性。

（一）积极治疗原发病

这是治疗成败的关键,它常常可迅速终止或明显减弱血管内凝血的过程,也可使抗凝等其他治疗易于奏效。如有效的控制感染,清除原发性感染灶,及时果断地清除子宫内致病性因素,纠正酸中毒与休克状态。

（二）抗凝疗法

抗凝治疗的目的在于阻断血管内凝血的病理过程,目前仍以肝素为主。主要用于 DIC 高凝期伴明显血栓形成,或病因不能迅速驱除时。消耗性低凝期或纤溶亢进期应慎用肝素,但经积极治疗原发病和补充凝血成分的治疗,出血仍不能控制,而且 DIC 的病因持续存在,应加用肝素以阻断仍未终止的血管内凝血过程。

肝素应用方法:剂量应因人而异。一般首次用量为 0.5 ~ 1 mg/kg,每 4 ~ 6 小时给 1 次维持量,维持量一般为 0.25 ~ 0.5 mg/kg。具体应根据试管法凝血时间的测定来监护肝素用量,使凝血时间控制在 20 ~ 30 分钟,如小于 20 分钟,可酌情加量;大于 30 分钟,应及时减量或停用。同时严密观察临床病情进展和有无出血加重的倾向。急性 DIC 一般需持续治疗 3 ~ 5 天,当临床上出血基本停止,休克纠正,急性肾功能衰竭等血栓形成表现得以恢复,即可开始减量,2 ~ 3 天内完全停用。实验室检查结果也可作为减量和停药的参考。肝素停药时,原则为逐渐减量至停药。下列指标可停药,如出血停止、休克改善、尿量增多、血小板计数回升、凝血酶原时间较前缩短 5 秒以上。对肝素应用过量时,可用鱼精蛋白与肝素对抗,可抗 1∶1,即鱼精蛋白 1 mg 中和 1 mg 的肝素(1mg,125～130 U)。鱼精蛋白一般用量 25～50 mg,一次量不超过 50 mg,静脉内缓注 3～10 分钟。

其他抗凝治疗:低分子右旋糖酐以扩充微循环、修复损伤的血管内皮细胞。防止血小板黏附和聚集,每日 500～1 000 mL,分 2 次静脉滴注。若在 500 mL 右旋糖酐内加入 100～200 mL 双嘧达莫(每日 200～400 mg),可获得更好的疗效。但应防止低分子右旋糖苷及双嘧达莫所引起的血压下降、出血加重和头痛等不良反应。或双嘧达莫 100 mg,肌内注射,或 200～400 mg 加入 5% 葡萄糖溶液 500 mL,静脉滴注。

（三）补充血小板及凝血因子

适应证:①DIC 出血倾向严重或继发性纤溶亢进时;②与肝素治疗同时进行。为提高凝血因子和血小板的水平,可输新鲜血浆或新鲜全血。若纤维蛋白原明显减少可输纤维蛋白原。每克纤维蛋白原可增加血浆纤维蛋白原 25 mg。血小板降低时,每次输入血小板 8 个单位。凝血酶原复合物(PPSS),含因子 II、VII、IV、X,每瓶 200 U,相当 200 mL 新鲜血的因子量。加入 5% 葡萄糖液 50 mL 静脉滴注。维生素 K_1、维生素 K_3、维生素 $K_4$5～10mg 口服或肌内注射,2～3 次/日。

（四）纤溶抑制药物

一般宜与抗凝剂同时应用,适用于:①DIC 的基础病因及诱发因素已去除或控制;②有明显纤溶亢进的临床及实验室证据;③DIC 晚期,继发性纤溶亢进已成为迟发性出血的主要原因。6-氨基己酸:首剂 4～6 g 加入生理盐水或 5% 葡萄糖液 100 mL 中,15～30 分钟内滴入。因其排泄迅速,需用维持量1g/h。对羧基苄胺(止血芳酸):200～500 mg/次,1～2 次/日,静注。抑肽酶:具有抗纤溶和抗 X_α 作用,适用于 DIC 中、晚期,8 万～10 万 U/d,3～4 次,静脉滴注。

三、护理问题

（一）组织灌注量异常
与 DIC 造成的微循环障碍以及出血引起循环血容量降低有关。
（二）气体交换受损
与血液凝固及各系统微血栓形成有关。
（三）医护合作性问题
潜在并发症:抗凝血不良反应、各器官功能障碍。

四、护理措施

（一）一般护理
患者绝大多数属于急性发病,来势凶险,需绝对卧床,同时应加强保护性措施,以免患者烦躁或精神异常时发生坠床等意外。对神志清的患者应采取平卧位,休克患者可抬高下肢,同时对四肢进行保暖,有微循环障碍表现时按摩以改善微血管循环,增加回心血量。已昏迷或出现抽搐的患者宜取侧卧位,以利口腔分泌物外流,并注意及时抽吸积存于口腔内的分泌物,防止进入气管导致吸入性肺炎。

（二）病情观察与护理

1. 严密观察病情变化，及时识别 DIC 的早期征象，注意有无寒战、面色苍白、四肢厥冷、指（趾）发绀、皮肤有无花斑、脉细弱、血压降低、尿少等情况。注意有无嗜睡、烦躁、意识障碍、昏迷及肢体瘫痪等神经系统表现。发现异常，及时报告医生并协助处理。

2. 护士应备齐抢救设备及药品，积极配合医师及时治疗原发病及抗休克治疗，并协助医师及时测定凝血时间，以助诊断。DIC 晚期可有广泛性出血，常见有皮肤黏膜或内脏出血、鼻衄、齿龈出血、血尿、脑出血等，应配合医师抢救，如鼻出血时可用 0.1% 肾上腺素棉球或碘仿纱条填塞鼻腔。齿龈出血时先用生理盐水含漱，再用消毒纱布压迫牙龈出血。穿刺或注射部位易出血不止，操作后用消毒棉球或棉球按压局部 3 分钟以上，至出血停止为止。如有呕血、黑便等消化道出血时，可暂禁食，按病情需要给流质饮食，并按消化道出血常规护理。剧烈头痛、视力模糊疑为脑出血时，应将头部抬高和冷敷。疑有颅内压增高时，按医嘱及时给降颅压药物。护士要熟悉肝素、链激酶等药物的药理、用法及不良反应，发现异常，速告医师并协助处理。

（三）对症护理

DIC 时所发生多部位出血倾向，应根据不同情况予以护理：①皮肤出血，衣服，被单应柔软，翻身宜轻，穿刺和注射部位可行压迫止血。患者接受抗凝治疗时，应尽量减少有创伤性检查和肌内注射；②鼻出血应鼻部冷敷，用 1∶1 000 肾上腺素棉条或凡士林纱条填塞鼻腔；③口腔黏膜出血时可用生理盐水或 1∶5 000 呋喃西林液漱口加强口腔护理；④呕血应按上消化道出血护理。

（四）健康教育

易诱发弥散性血管内凝血的基础疾病存在，如感染性疾病、病理性产科、恶性肿瘤的患者要及时积极治疗。急性弥散性血管内凝血预后较差，死亡原因多与原发病较重、诱因不能及时去除、诊断不及时及治疗不当有关。

（肖静）

第二十三章　内分泌和代谢系统疾病患者的护理

第一节　甲状腺功能亢进症

甲状腺功能亢进症简称甲亢,主要累及妇女,男女之比约为1:4。可分为三类:①原发性甲亢:最常见,在甲状腺肿大的同时,出现功能亢进症状。患者年龄多在20~40岁。腺体肿大为弥漫性,两侧对称,常伴有眼球突出,故又称"突眼性甲状腺肿"。②继发性甲亢,指在结节性甲状腺肿的基础上出现甲亢,一般较少见,发病年龄多在40岁以上。肿大腺体呈结节状,两侧多不对称,无眼球突出,容易发生心肌损害。③高功能腺瘤:实际上是继发性甲亢的一种特殊类型,少见,腺体内有单个的自主性高功能结节,常无眼球突出。

一、护理评估

（一）病因和病理

1. 毒性弥漫性甲状腺肿

毒性弥漫性甲状腺肿又称 Graves 病,由自身免疫过程和精神刺激引起。由于合成并分泌过多的甲状腺素,易产生交感神经兴奋性和代谢率增高。各年龄组均可患。

2. 毒性结节性甲状腺肿

毒性结节性甲状腺肿又称 Plummer 病,病因不明,老年妇女居多。常于甲状腺肿大多年后出现甲亢,可分单结节和多结节两种。

3. 垂体性甲亢

由于垂体前叶肿瘤分泌过多的促甲状腺激素（TSH）,致甲状腺肿大并分泌过多的甲状腺素而引起甲亢。

4. 甲状腺炎性甲亢

包括亚急性甲状腺炎合并甲亢及桥本氏甲状腺炎合并甲亢。亚急性甲状腺炎由于非细菌性炎症使甲状腺滤泡细胞损伤,释放出甲状腺素,引起一时性甲亢。桥本甲状腺炎合并甲亢时,除有甲亢症状外,此时患者血中抗甲状腺抗体阳性。

5. 外源性碘过多引起

又称 Basedow 病,如在缺碘区投碘过多,或服含碘药物所致的甲亢。

6. 分泌 TSH 样物质的恶性肿瘤所致的甲亢

如绒毛膜上皮细胞癌、支气管癌、胃肠道癌、前列腺癌等均可分泌 TSH 样物质引起甲亢。

毒性弥漫性甲状腺肿伴甲亢,是临床最为常见的一种甲亢类型。

腺体内血管增多、扩张,淋巴细胞浸润。滤泡壁细胞多呈高柱状,且发生增生,形成突入滤泡腔内的乳头状体,滤泡腔内的胶体减少。

（二）临床表现

本病以20~40岁女性多见。大多起病缓慢,少数于精神刺激、感染、创伤等应激后急性起病。临床表现轻重不一,典型表现为甲状腺素(T_4)、三碘甲状腺原氨酸(T_3)分泌过多所致的高代谢症候群、甲状腺肿和突眼征。老年和小儿患者表现常不典型。

1. T_3、T_4 分泌过多症候群

(1)高代谢症状:怕热、多汗,皮肤温暖、湿润(尤以手掌、足掌、脸、颈、前胸、腋下等处明显),平时可有低热,危象时有高热。体重减轻、倦怠乏力。

(2)精神、神经系统:神经过敏、易于激动、快言多语、烦躁多虑、紧张、失眠、注意力不集中、好动、行动急促、有时有幻觉、两手平伸有细颤,腱反射亢进。也有寡言抑郁,神经淡漠者。

(3)心血管系统:甲状腺激素可间接或直接作用于心肌与周围血管系统,往往为早期重要表现。患者诉心悸、胸闷、气促,严重者可导致甲亢性心脏病。常见体征有:①心动过速:常为窦性,一般每分钟 90~120 次,休息或睡眠时仍快,与代谢率增高呈正相关,为本病特征之一。②心律失常:以期前收缩为常见,房性者较多,也较常见阵发性或持久性心房颤动,或有扑动;偶见房室传导阻滞。③心音和杂音:心音增强,心尖区第一心音亢进;常有Ⅰ~Ⅱ级收缩期杂音。④心脏肥大、扩大,甚至发生心力衰竭。⑤血压:收缩压升高,舒张压正常或降低,脉压增大,可出现水冲脉、毛细血管搏动征及枪击音等。

(4)消化系统:食欲亢进,多食消瘦,因 TH 刺激肠蠕动增快,排便次数增多,常呈糊状。重者可有肝脏肿大及肝功能损害。

(5)运动系统:多有不同程度肌无力和肌萎缩,呈慢性甲亢性肌病。部分病例伴周期性瘫痪,原因不明。也可伴重症肌无力、急性延髓麻痹症。

(6)生殖系统:女性多有月经减少甚至闭经,男性可有阳痿,偶有乳腺发育。

(7)造血系统:外周血中白细胞总数降低,淋巴细胞绝对值和百分比及单核细胞增多,血小板寿命缩短,可出现血小板减少性紫癜。

(8)胫前黏液性水肿:在 Graves 病中约占 5%,多与浸润性突眼同时或先后发生,或不伴甲亢而单独存在。

2. 甲状腺肿大

甲状腺对称性弥漫性肿大,质地较软,随吞咽运动而上下移动,常有震颤和血管杂音。

3. 眼症

突眼多呈双侧性,并有睑裂增宽,上眼睑挛缩,两眼聚合不良,上看时前额皮肤不能皱起等征象。重症有恶性突眼,其突眼显著,且有畏光,复视,流泪,结膜充血水肿或有结膜溃疡及眼外肌麻痹。

4. 甲亢危象

多由甲亢恶化时重危急并发症,常因感染、手术、^{131}I 治疗、劳累、精神激动、严重创伤等诱发。表现原有甲亢症状加重,体温 >39℃ 以上,大汗淋漓,脱水,极度烦躁不安,心动过速,恶心、呕吐,腹泻,以至休克,昏迷。死因多为高热虚脱,心衰,肺水肿,水、电解质代谢紊乱。

5. 其他

甲状腺功能亢进症时还可并发甲亢性心脏病、局限性黏液水肿等。

（三）实验室及其他检查

1. 甲状腺摄 ^{131}I 率升高,且高峰前移(3 小时 >0.3 ~0.5,24 小时 >0.45 ~0.5)。

2. T_3 抑制试验阴性。

3. 血清总甲状腺素(TT_4 >140 μg/L),总三碘甲状腺原氨酸(TT_3 >1 500 μg/L),游离甲状腺激素(FT_4 >38.7 mmol/L)升高,血清 TSH 水平低(<50%),且对促甲状腺释放激素(TRH)兴奋试验无反应。

4. 甲状腺有结节者可做 TSH 兴奋试验,以发现是否功能自主性或功能性结节。

5. 基础代谢率(BMR)增高,0.15% ~0.3%者为轻度,0.3% ~0.6% 为中度, >0.6% 为重度。

6. 血浆蛋白结合碘(PBI) >0.63 mmol/L。

二、治疗要点

本病的主要治疗方法。①抗甲状腺药物治疗:硫脲类或咪唑类药物主要通过抑制甲状腺激素的合成发挥抗甲状腺作用。常用药物为甲巯咪唑及丙硫氧嘧啶,初始剂量为甲巯咪唑每日 30 mg 或丙硫氧嘧啶每日 300 mg,疗效不佳或病情较重者可酌情增加剂量,但每日最大量不宜超过上述剂量的 2 倍。至症状缓解, T_3、T_4 恢复正常(多在治疗后 4 ~8 周)时开始减量,一般每 2 ~4 周减 1 次,每次减甲巯咪唑 5 ~10 mg 或丙硫氧嘧啶 50 ~100 mg,逐渐减至最小维持量,维持 1.5 ~2 年。由于复发率较高,如无不良反应,作者倾向于在维持治疗后,再长期服用半量维持量,以降低复发率。疗程中须定期随访疗效及反应,症状完全消除, T_3、T_4 降到正常偏低水平时应加服小剂量甲状腺片,以防止甲状腺肿大及突眼恶化;出现粒细胞减少时应加服升白细胞药物,严重者须立即停用抗甲状腺药物。交感神经阻滞剂:多选用普萘洛尔,能有效降低心率,并在一定程度上抑制 T_4 在周围组织中向 T_3 转化。常用量为每日 30 mg,分 3 次口服,至心率降至正常后停药。碘剂:能迅速抑制甲状腺激素的释放,并使增生肿大的甲状腺血液供应减少,质地变硬,主要用于甲亢术前准备及甲状腺危象的治疗(具体用法见有关章节)。②放射性 ^{131}I 治疗:放射性 ^{131}I 能在甲状腺内高度浓集,并放出 β 射线(射程仅 2 mm),使甲状腺滤泡上皮破坏萎缩,从而产生抗甲状腺作用。适应证:中度 Graves 病年龄在 30 岁以上者;对抗甲状腺药物有过敏等反应而不能续用,或长期治疗无效或治后复发者;合并肝、心、肾等疾病不宜手术或术后复发或不愿手术者;某些结节性高功能性甲亢。禁忌证:妊娠哺乳期妇女;年龄在 20 岁以下者;有重度肝、心、肾等功能衰竭或活动性肺结核者;白细胞低于 3×10^9/L 或中性粒细胞低于 1.5×10^9/L 者;重度浸润性突眼;甲状腺危象;以往曾用大量碘而不能吸 ^{131}I 者。并发症:主要为甲减,可分为暂时性与永久性两组。国内报告第一年发生率为4.6% ~5.4% ,以后每年递增 1% ~2%,较国外报告者低。出现甲减后应补充甲状腺片治疗。③手术治疗:主要适用于中、重度甲亢药物治疗无效或不愿长期服药、甲状腺显著肿大有压迫症状、结节性甲状腺肿伴甲亢者。

三、护理问题

（一）营养低于机体需要量

与代谢增高有关。

（二）活动无耐力

与蛋白质分解增加、甲亢性心脏病、肌无力等因素有关。

（三）有受伤的危险

与浸润性突眼有关。

（四）潜在并发症

甲状腺危象。

（五）焦虑

与疾病引起患者情绪激动、精神烦躁不安、病情复杂、病程长等有关。

（六）知识缺乏

缺乏药物治疗知识及自我护理知识。

（七）体液不足

与多汗、呕吐、腹泻有关。

（八）性功能障碍

与内分泌功能紊乱有关。

（九）自我形象紊乱

与突眼、甲状腺肿大等有关。

四、护理措施

1. 甲亢患者因基础代谢亢进，活动耐力下降。评估患者目前的活动量，活动和休息方式，与患者共同制定日常活动计划。活动时以不感疲劳为度，适当增加休息时间，维持充足的睡眠，防止病情加重。病情重、有心力衰竭或严重感染者应严格卧床休息。

2. 保持环境安静，避免嘈杂。甲亢患者因怕热多汗，应安排通风良好的环境，夏天使用空调，保持室温凉爽而恒定。

3. 协助患者完成日常的生活自理，如洗漱、进餐、如厕等。对大量出汗的患者，加强皮肤护理，应随时更换浸湿的衣服及床单，防止受凉。

4. 给予高热量、富含糖类、蛋白质和 B 族维生素的饮食，多给予饮料，但禁用浓茶、咖啡等兴奋性饮料。

5. 患者出现甲状腺危象时，应设专人护理，立即给予氧气吸入，并立即建立静脉输液通道，遵医嘱用去甲肾上腺素点滴维持血压。有脱水休克，按休克护理，高热者用物理降温，谵妄者加床栏保护。同时注意尿量，观察体温、脉搏、血压的变化。

6. 加强精神护理，对患者体贴关心，随时了解患者思想，尽量满足患者身心两方面的护理需要，解除其焦虑与紧张情绪，避免精神刺激和过度兴奋，使患者能处于接受治疗的最佳的心理和生理状态。

7. 严密观察体温、脉搏、呼吸和心率等变化，观察有无甲状腺危象发生。如发现患者持续高热、心率快、躁动不安、谵妄、血压上升、呕吐、腹泻、大汗淋漓等症状,应及时通知医师。

8. 对心律失常的患者,测脉搏时应注意脉律,并测 1 分钟,发现异常应及时通知医师处理。

9. 腹泻时给含纤维素少、易消化的食物。观察大便次数。

10. 应用芦戈氏碘液等治疗时,应准确掌握剂量,注意中毒反应;应用甲基或丙硫氧嘧啶、甲巯咪唑药物等,注意有无粒细胞减少和药物疹等反应,若伴药物热和肠胃道反应应通知医生避免发生剥脱性皮炎和中毒性肝炎;掌握基础代谢率和甲状腺摄131I率的试验前准备及其临床意义。对需服131I和手术治疗患者,应及时与有关科室联系,做好转科工作。对眼球突出、眼睑不能闭合者应经常点眼药水、涂眼药膏或生理盐水纱布湿敷,以保护角膜和球结膜,预防损伤、感染和溃疡。

11. 健康教育

(1)指导患者保持身心愉快,避免精神受刺激,建立良好的人际关系,并提供良好的社会支持系统。维持充足的睡眠时间,避免过于劳累,以免加重病情。

(2)向患者解释长期服药的重要性,指导患者按时服药,定期到医院复查,如服用抗甲状腺药物者应每周查血象1次,每隔1~2个月做甲状腺功能测定。讲解使用甲状腺抑制剂的注意事项,如需定期检查甲状腺大小、基础代谢率、体重、脉压、脉率,密切注意体温的变化,观察咽部有无感染,如出现高热、恶心、呕吐、腹泻、突眼加重等应及时就诊。

(3)妊娠期甲亢患者,在妊娠期间及产后力争在对母亲及胎儿无影响的条件下,使甲状腺功能恢复正常,妊娠期不宜用放射性碘和手术治疗,抗甲状腺药物的剂量也不宜过大,由于抗甲状腺药物可从乳汁分泌,产后如需继续服药,则不宜哺乳。

(刘晓红)

第二节　糖尿病

糖尿病是一组以慢性血葡萄糖(简称血糖)水平增高为特征的代谢疾病群。高血糖是由于胰岛素分泌缺陷和(或)胰岛素作用缺陷而引起。除碳水化合物外,尚有蛋白质、脂肪代谢异常。久病可引起多系统损害,导致眼、肾、神经、心脏、血管等组织的慢性进行性病变,引起功能缺陷及衰竭。病情严重或应激时可发生急性代谢紊乱,如酮症酸中毒、高渗性昏迷等。本病使患者生活质量降低,寿命缩短,病死率增高,因此,应积极防治。

一、护理评估

(一)病因和发病机制

至今尚不完全清楚,一般认为遗传因素和环境因素之间的复杂相互作用是糖尿病发病的主要因素。1 型糖尿病和 2 型糖尿病在发病机制上又有很大区别。在 1 型糖尿病中胰岛素绝对不足是主要环节,而 2 型糖尿病中,靶细胞对胰岛素的敏感性下降,胰岛素分泌延迟则很重要,为胰岛素相对不足。

1.1 型糖尿病

(1)遗传因素:1 型糖尿病的发病与遗传有一定关系,据对单卵双生子的研究,糖尿病的共显性接近 50%。近年来研究发现,此型糖尿病与某些特殊的 HLA 型别有关。目前发现此型糖尿病患者群中 HLA – DW_3、DW_4、B_8、B_{15}、DR_3 等抗原的发生频率显著高于正常人群,相反,HLA – DW_2、DW_7 等的存在则可能对糖尿病的发病有一定保护性。

(2)病毒感染:1 型糖尿病与病毒感染关系密切。如柯萨奇病毒、腮腺炎病毒、脑炎及心肌炎病毒感染,可直接或激发自身免疫反应损害胰岛 β 细胞,使胰岛素分泌减少。已成功地制造出了病毒感染导致 1 型糖尿病的动物模型。

(3)自身免疫:90% 新发的 1 型糖尿病患者血浆中存在胰岛细胞抗体(ICA),胰腺病理检查常发现酷似自身免疫性疾病病理改变的胰岛炎,以上改变均支持自身免疫反应在此型糖尿病的发病机制上起重要作用。

2.2 型糖尿病

2 型糖尿病的病因和发病机制尚未完全阐明,现扼要叙述如下。

(1)遗传因素:2 型糖尿病在不同种族中患病率差别很大,有明显的家族史,同一家族中有 2 人以上发生糖尿病并不少见。有报道同胞中 38% 发生糖尿病或糖耐量异常,而子女中有 1/3 发生糖尿病或糖耐量异常,同卵孪生成长后一个患糖尿病,另一个亦在 5 年内发生糖尿病的概率几乎为 95%,说明遗传因素决定疾病的易感性和共显性,但是糖尿病的遗传方式多样化,有显性遗传,隐性遗传,X 染色体伴性遗传,还有多基因遗传,形成遗传异质性。

(2)环境因素:包括肥胖、摄食过多、体力劳动强度减低、城市现代化生活方式等均可使易感人群的糖尿病患病率显著增加。

2 型糖尿病发病机制显然与胰岛素抵抗和胰岛素相对缺乏有关,两者使肝脏葡萄糖产生增加和周围组织对葡萄糖利用减少,造成高血糖,而高血糖又加重胰岛素抵抗和胰岛素分泌不足,循环往复,使高血糖持久存在。胰岛 β 细胞功能在糖耐量正常和减低时往往随血糖增高而胰岛素分泌增加,而到显性糖尿病时 β 细胞不再因血糖升高而分泌增加,血糖曲线与胰岛素曲线显著分离。2 型糖尿病是一渐进性过程,始发因素有胰岛素抵抗基因、胰岛素分泌基因、β 细胞贮备基因和肥胖基因;而进展因素有肥胖、β 细胞因素、饮食和环境因素、年龄和活动程度等;两者共同作用,由于各种因素作用强度差异,在疾病进展中有不同表现。

(二)临床表现

患者多有多食、多饮、多尿、体重减轻、伤口愈合不良、经常感染等主诉。应详询其生活方式、饮食习惯、食量,有无糖尿病家庭史,体重,妊娠次数。有糖尿病慢性并发症者心血管、神经系统等体检可见异常。酮症酸中毒者呼吸深大伴脱水体征和意识改变。

1. 代谢紊乱综合征

血糖升高因渗透性利尿作用而引起多尿、口渴和多饮。患者体内葡萄糖不能利用、蛋白质和脂肪消耗增多,引起乏力、体重减轻。为了补偿损失的糖分,维持机体活动,需多进食物,逐形成典型的"三多一少"表现。1型糖尿病患者起病较急、病情较重、症状明显或严重。2型糖尿病患者起病缓慢,病情相对较轻,或出现餐后反应性低血糖。部分肥胖患者起病后也会体重减轻。许多患者有皮肤瘙痒,尤其是外阴瘙痒。高血糖时可由于眼房水与晶状体渗透压的改变而引起屈光改变以致视力模糊。

2. 糖尿病慢性病变

(1)糖尿病眼病:糖尿病病史超过10年患者半数以上出现视网膜病变,严重者可因视网膜剥离而导致失明。其他还常有动脉硬化眼底改变及屈光不正、白内障、青光眼、虹膜睫状体病变等。

(2)心血管病变:大、中动脉粥样硬化主要侵犯主动脉、冠状动脉、大脑动脉、肾动脉和肢体外周动脉等部位,引起冠心病、缺血性或出血性脑血管病、肾动脉硬化、肢体动脉硬化等。糖尿病患者群中动脉粥样硬化症的患病率较高、发病年龄较轻、病情进展也快。其中冠心病及脑血管意外为近代2型糖尿病患者死亡的主要原因,需及早防治。

(3)肾脏病变:主要为肾小球微血管病变(肾小球硬化症)、肾动脉硬化及肾盂肾炎等病变,糖尿病病史超过10年,多数将并发肾病变,为1型糖尿病患者死亡的首位原因。早期尿液检查仅有微量蛋白、管型及少量白细胞,典型患者可呈肾病综合征样表现,最终肾功能减退以至衰竭。

(4)糖尿病眼病:糖尿病肾病是糖尿病最常见的慢性并发症之一,常与视网膜病变、神经病变同时存在,称为"三联病症"。临床表现为蛋白尿、水肿、低蛋白血症、血浆蛋白下降、血压升高,严重者可出现肾功能衰竭。

(5)糖尿病神经病变:神经系统任何部分均可受累,以多发性神经炎最常见,其次为自主神经病变如瞳孔缩小且不规则、对光反射消失、调节反射存在、无汗、少汗或多汗、心动过速、体位性低血压、饭后和午夜腹泻、便秘、尿潴留、尿失禁、阳痿等。

(6)糖尿病与脑血管病:在糖尿病合并脑血管病时,成为糖尿病的重要危险因素。其发病不受性别、年龄限制。其中缺血性脑血管病发生率明显高于出血性脑血管病。

(7)皮肤、关节病变:可发生皮下出血和淤斑,足部缺血性溃疡和疼痛以及营养不良性关节炎,受累关节可出现广泛骨质破坏和畸形。

(8)其他:皮肤有癣、疖、痈发生而非好发季节;结核,中年以后初发肺结核,对抗痨治疗疗效不满意,易形成空洞,发病率比正常人高3~5倍;反复尿路、胆道感染;皮肤瘙痒,外阴瘙痒、真菌性阴道炎;牙周炎、齿龈脓肿等。

(三)实验室及其他检查

1. 尿糖测定

尿糖阳性是诊断糖尿病的重要依据,24小时尿糖总量通常与代谢紊乱程度相一致,因而也是判断治疗效果的一个指标。但肾糖阈升高时,血糖虽已轻度或中度升高,尿糖仍可阳性。

2. 血糖测定

空腹及饭后血糖升高是诊断糖尿病的主要依据。空腹静脉血糖的正常值为3.3~5.6 mmol/L全血,或3.9~6.4 mmol/L血浆。

3. 口服葡萄糖耐量试验

为确诊或排除糖尿病而空腹或饭后血糖未达到糖尿病诊断标准者,须进行口服葡萄糖耐量试验。

4. 胰岛素释放试验

反映胰岛 β 细胞贮备功能,用于诊断糖尿病前期、亚临床期,并对糖尿病分型有意义。

5. 糖化血红蛋白测定

反复测定用于判断对糖尿病的控制程度。此法正常值为 $10.89 \pm 2.11(SD)$,糖尿病者可升高。

6. 糖化血浆蛋白测定

正常值为 $(3.70 \pm 0.63)\mu mol$,范围 $2.2 \sim 4.9$,糖尿病患者可升高为 9.67 ± 4.0(范围 3.8 ± 2.82)。

7. 其他

C 肽释放试验、血脂、尿比重、尿蛋白、尿酮体、血酮体、血液流变学、肾功能测定、CO_2CP、血 pH 值、血渗透压、心电图、眼底检查、肌电图等。

二、治疗要点

治疗糖尿病强调早期、长期、综合治疗及措施的个体化原则。目的是使血糖降到正常或接近正常的水平,纠正代谢紊乱,消除症状,防止或延缓并发症,维持良好的健康和劳动、学习能力,保障儿童的生长发育,延长寿命,降低病死率。治疗措施包括:①糖尿病教育和心理治疗;②饮食治疗,是重要的基础治疗措施,无论是 1 型或 2 型糖尿病,都应严格、长期地执行,要控制总热量,合理配餐,高纤维素、清淡饮食,戒烟酒;③运动疗法;④药物治疗,分口服降糖药物和胰岛素治疗;⑤糖尿病监测。

三、护理问题

(一)营养低于机体需要量

与物质代谢紊乱有关。

(二)知识缺乏

缺乏对糖尿病基本知识及防治技能的了解。

(三)有感染的危险

与机体防御功能低下有关。

(四)皮肤完整性受损

与皮肤微循环障碍有关。

(五)活动无耐力

与葡萄糖不能被利用、不能有效释放能量有关。

(六)潜在并发症

糖尿病酮症酸中毒和高渗性非酮症糖尿病昏迷。

四、护理措施

（一）一般护理

1. 注意休息,生活规律,睡眠充足,进行适当的运动。

2. 饮食护理是一项重要的基础护理措施,应严格和长期执行使血糖、尿糖恢复正常,并能供给足够的热量和必要的营养成分以保持身体正常代谢平衡,防止减少并发症的发生。

3. 运动可促进体重减轻并维持适当的体重,使胰岛素受体数上升,对胰岛素的敏感性提高;促进葡萄糖进入肌肉细胞,增加肌肉和组织利用葡萄糖,使血糖下降;促使肌肉利用脂肪酸,降低血清甘油三酯、极低密度脂蛋白,提高高密度脂蛋白,从而减少胆固醇,降低血压,有利于预防冠心病、动脉硬化等并发症的发生;改善血液循环与肌肉张力,防止骨质疏松;还可减轻患者的压力和紧张性,使人心情舒畅。运动锻炼的方式:有氧运动为主,如散步、慢跑、骑自行车、做广播操、太极拳、球类活动等,其中步行活动安全,容易坚持,可作为首选的锻炼方式。

4. 介绍主管医生,护士和病区环境及有关规章制度,使患者尽快适应病区环境。

5. 解释糖尿病的临床表现、治疗措施及预后,消除患者的顾虑,保持良好的情绪状态。

（二）病情观察与护理

1. 严重观察酮症酸中毒、低血糖昏迷、高渗性非酮症昏迷的临床表现;注意血糖、尿糖及血酮的变化,若患者出现四肢无力、头痛、头晕、呼出气体呈烂苹果味及恶心、呕吐、烦渴、尿量增多、脱水、意识障碍等,应立即通知医师;严密观察应用胰岛素后出现的低血糖反应,如心慌、脉搏快、出冷汗、面色苍白、饥饿、抽搐及昏迷等,立即通知医师并迅速给患者口服或注射葡萄糖。

2. 严密观察病情变化,熟悉糖尿病急、慢性并发症的临床鉴别。注意患者尿糖、尿酮、血糖、血酮的变化,如发现患者原有糖尿症状加重,且出现食欲减退、恶心、呕吐、极度口渴及尿量增多,伴有头痛、嗜睡乃至昏迷,应考虑有无酮症酸中毒昏迷或高渗性非酮症昏迷,并及时报告医师处理。

3. 遵医嘱及时采血、留尿,送检尿糖、尿酮、血糖、血酮、电解质及血气等。出现糖尿病酮症酸中毒时,应保持呼吸道通畅。应密切观察和详细记录患者意识状态、瞳孔、血压、脉搏、呼吸等变化,还应注意呼吸道、口腔、泌尿道、皮肤、眼睛、大便、肢体等的护理,防止并发症的发生。

（三）康复护理

1. 糖尿病是一种终身性疾病,应帮助患者及其家属掌握有关糖尿病的知识,树立战胜疾病的信心,积极控制血糖,预防慢性并发症的发生。

2. 帮助患者学会监测尿糖,学会胰岛素的注射方法,每日收集 4 次尿做尿糖定性试验。使用胰岛素的患者应学会注射消毒方法、注射方法、胰岛素剂量计算方法及胰岛素保存方法。

3. 掌握饮食控制的具体措施,坚持定时、定量进食。饮食清淡,菜谱应多样化,多食蔬菜。但要避免少吃主食、多吃副食的倾向。血糖控制较好时,可吃少量水果,但应禁烟酒。

4. 服用降糖药时,应指导患者观察药物疗效、不良反应及处理方法。教会患者识别低血糖反应,嘱其随身携带糖果,以备低血糖时食用。注意监测血糖、血压、血脂和体重的变化,定期检查眼底、肾脏及心血管状况等。

（王红霞）

第二十四章　神经系统疾病患者的护理

第一节　脑血栓形成

脑血栓形成是指脑动脉管壁自身病变使管腔狭窄、闭塞,或在狭窄的基础上形成血栓,致使脑局部血流中断,缺血缺氧,软化坏死,出现病变部位的神经系统症状,如偏瘫、失语、偏盲等。

一、护理评估

（一）病因和发病机制

最常见的原因是动脉粥样硬化,且常伴有高血压。少见的原因有各种动脉炎,如结核性、化脓性、梅毒性、钩端螺旋体感染、结缔组织病、变态反应性动脉炎等,也可见于真性红细胞增多症等疾病时。

在动脉管腔狭窄、内膜粗糙的基础上,如有血压降低、血流缓慢、脱水、血液黏稠度增加等因素,可促进脑血栓形成。

脑的任何血管均可发生血栓形成,但以颈内动脉、大脑中动脉为多见,基底动脉和椎动脉分支为次之。当血压降低、血流缓慢和血液黏稠度增高时,血小板,纤维蛋白,血液红白细胞逐渐发生沉积,而形成血栓。其次,各种原因的脉管炎,可引起内膜增厚,管腔变窄,亦可引起血栓形成,如常见的钩端螺旋体脉管炎、闭塞性动脉内膜炎、胶原纤维病的血管损害等,此外颈部外伤、感染、先天性血管变异也可造成脑血栓形成。

（二）病史

约1/3病例脑血栓形成前有一过性脑缺血发作史,其发作次数不等,多为2~3次,发生在血栓形成的同一血管或不同血管;发病前数日有头昏、头晕、头痛、周身无力、肢体麻木、言语不清或记忆力略显下降等。约有60%的患者起病有过度疲劳、兴奋、愤怒和气温突变等诱因,80%在安静状态下发病,其中约1/5在睡眠中发病。

（三）临床表现

1. 一般症状

很少有昏迷,少数可有意识模糊,只在损害较大血管时才发生昏迷。可有偏瘫或单瘫及失语等。颅内压增高不明显,故呼吸、血压、脉搏改变较轻。症状常在几小时或1~2天内逐渐加重,呈进行性发展。

2. 动脉闭塞的定位体征

1）颈内动脉系统血栓:其共同点是同侧大脑半球受累,出现对侧偏瘫及偏身感觉减退。如优势半球损害出现失语症,多为运动性失语。

（1）颈内动脉血栓形成:如突然发生闭塞,病情危重,可出现昏迷、抽搐或死亡;一般多出现眼交叉性偏瘫,即病侧出现一过性或永久性视力障碍和对侧偏瘫。同侧Horner征阳性,同侧颈部可听到杂音,颈动脉搏动减弱或消失。若基底动脉环内血运正常,颈内动脉逐渐闭塞可不出现任何症状。

（2）大脑前动脉血栓形成：偏瘫的下肢较上肢为重或下肢的近端较远端重。并可有精神障碍或排尿障碍。

（3）大脑中动脉血栓形成：最多见，偏瘫的上下肢瘫痪程度相近。大脑中动脉的皮层枝血栓形成，出现对侧面瘫和上肢重于下肢，或仅出现上肢单瘫和面瘫。

2）椎基底动脉系统血栓：其共同点是脑干和小脑受累，出现交叉性瘫痪，交叉性感觉障碍，多数颅神经麻痹和共济失调症状。

（1）小脑后下动脉血栓形成：引起延髓背外侧梗死，临床表现为突然眩晕、恶心、呕吐及眼球震颤、吞咽困难、声音嘶哑、同侧颈交感神经麻痹、面部浅感觉减退和肢体共济失调，对侧轻偏瘫和浅感觉减退，称为延髓外侧综合征。

（2）基底动脉血栓形成：一旦发生，病情十分严重，患者四肢瘫痪，延髓麻痹，昏迷；个别患者表现为闭锁综合征。患者意识尚存，但由于四肢瘫痪、双侧面瘫和延髓麻痹，只能依靠眼球上下运动来表达自己的意识活动。

（3）大脑后动脉血栓形成：可表现为顶枕综合征，偏盲和一过性视力障碍如黑蒙等相当多见，感觉性失语，半身剧痛，感觉障碍及颞叶的精神症状等。

（四）实验室及其他检查

1. 腰穿查脑脊液

多数正常，压力不高，清晰。大面积梗死时压力升高。

2. CT 检查

发病 24 小时后可见到相应部位低密度梗死灶，梗死后 2～3 周脑软化坏死，CT 平扫呈等密度不易显示，需做增强扫描。后颅窝梗死病灶由于骨性伪影干扰，CT 影像显示欠佳。

3. 磁共振（MRI）

比 CT 具有一定优越性。梗死后任何时候都能显示病灶异常信号影像，可以提供更多的切面影像，脑血管造影无骨性伪影干扰，并能显示后颅窝脑干内的较小病灶。

4. 血流变学指标

异常。

5. 单光子发射型计算机断层摄影（SPECT）

发病后即可见病灶部位呈灌注或减退区或缺损区。

6. 经颅多普勒超声（TCD）

根据收缩峰流速、平均流速、舒张期末流速及脉动指数等衡量颅内主要动脉血管的血流状况，梗死区常出现相应血管多普勒信号减弱或消失。

二、治疗要点

治疗原则是尽快改善脑的血液循环，增加缺血区域的血氧供应，消除脑水肿，减轻脑损伤，防止血栓继续扩延，及早开始功能锻炼，降低致残率并预防复发。

（一）急性期处理

急性期治疗的目的在于尽早地改善脑缺血区的血液循环，减轻脑水肿，促进脑神经机能恢复。

1. 处理脑水肿

对于脑水肿明显,伴有意识障碍者可立即予以吸氧及降颅压治疗。20% 甘露醇 250 mL,加压静脉滴注,每日 1 ~ 2 次,地塞米松每日 10 ~ 15 mg 加入甘露醇中或加于 10% 葡萄糖 500 mL 中静脉滴注,连用 3 ~ 5 天;10% 甘油 250 ~ 500 mL(1.0 ~ 1.2 g/kg),每日 1 ~ 4 次静脉滴注,连用 3 ~ 5 天。

2. 维持适当血压

血压不宜过低。

3. 扩充血容量,降低血黏度

低分子右旋糖酐 500 mL 加复方丹参 16 ~ 24 g 静脉滴注,每日 1 次,视病情需要连用 7 ~ 14 天。然后改为长期口服复方丹参片剂。

4. 溶栓治疗

脑血栓形成发生后,尽快恢复血供是“超早期”的主要处理原则。超早期是指发病 6 小时以内,应用此类药物首先需经 CT 证实无出血灶,患者无出血素质,并应监测出凝血时间、凝血酶原时间等。常用的溶栓药有:①尿激酶,是国内目前应用最多的溶栓药,可渗入血栓内,溶解新鲜血栓,使梗死血管再通,挽救缺血脑组织,应用越早,再通率越高。有人用其治疗 59 例,1 组 28 例,先用 2% 普鲁卡因 8 mL 加入 10% 葡萄糖液 40 mL 中于患肢对侧颈动脉滴注,继用尿激酶 2 万 U 滴入;Ⅱ组 31 例,单用尿激酶每日 2 万 U 静脉滴注。两组急性期治疗者显效率分别为 89.47% 和 59.0%(P < 0.05)。亚急性期治疗者,两组疗效相同。作者认为,急性期合用普鲁卡因颈动脉给药疗效颇佳。疗程中若有凝血时间异常或有皮肤黏膜出血倾向,应立即停药处理。该疗法因药源及使用条件所限,临床尚未普及。②组织型纤溶酶原激活剂(t‑PA):该药是纤溶系统的主要生理激活剂,是一种能迅速消除血栓的第二代溶栓剂。研究表明,它具有对血凝块有专一性,能选择性作用于血栓局部,不引起全身性纤溶状态;可静脉大剂量使用,无出血并发症;t‑PA 是一种人类天然蛋白质,无抗原性,重复使用安全,无过敏反应等优点,认为是一种十分理想的溶栓新药。由于药源缺乏,使用甚少。

5. 抗血小板凝聚药

阿司匹林 25 ~ 50 mg 每日 1 次;双嘧达莫 25 ~ 50 mg,每日 3 次,此外还有磺唑酮、前列腺素 E、盐酸培他定、己酮可可碱等。

6. 抗凝治疗

对临床表现为进展型脑梗死患者,可选择应用抗凝治疗。但有引起出血的不良反应。必须严格掌握适应证、禁忌证。对出血性梗死或有高血压者均禁用抗凝治疗。

7. 血管扩张剂

目前多数学者认为应用血管扩张剂不适当时,可加重脑水肿或使非病变区和颅外的血管扩张,反而降低了脑病区的血流量,故不主张脑血栓形成患者常规使用血管扩张剂。一般认为在发病 24 小时内应用血管扩张剂,若病情较轻,无明显脑水肿时,可适当延长应用时间;或者在脑血栓形成发病 2 周后,脑水肿已基本消退,可适当应用血管扩张药。选用的血管扩张剂有:静脉滴注 4% 碳酸氢钠溶液 200 mL,每日 1 ~ 2 次;吸入含 5% ~ 7% 的二氧化碳和氧的混合体;口服罂粟碱、烟酸、曲克芦丁、托哌酮等。近年来多采用钙拮抗剂,临床上常用的药物有:①尼莫地平,能选择性阻断病理状态下钙离子通道,降低钙离子向细胞内转移,减轻脑血管痉挛。常用量为 20～40 mg,每日 3 次。②尼卡地平,为较强钙离子拮抗剂,抑制钙离子内流,并能选择性地抑制脑和冠状血管的环磷腺苷磷酸二酯酶,使细胞内环磷腺苷水平上升,松弛血管平滑肌,产生明显的血管扩张作用,使脑血流量增加。常用量 20～40 mg,每日 3 次。③盐酸氟桂利嗪,能选择性抑制钙离子流入细胞内,解除血管痉挛,增加血流量,改善脑部氧供应;能抑制钙离子进入红细胞,防止红细胞锯齿状过程的发生,降低血黏稠度,维持红细胞变形能力,改善末梢血管的流通,增加脑组织的氧供应。常用量 5～10 mg,每晚 1 次。

(二)恢复期、后遗症期的治疗

治疗原则是促进肢体、语言、智力恢复、预防再梗死。

三、护理问题

1. 躯体移动障碍

与脑梗死压迫神经细胞和锥体束有关。

2. 生活自理缺陷

与偏瘫、认知障碍、体力不支有关。

3. 语言沟通障碍

与脑梗死部位、范围有关。

4. 吞咽困难

与神经肌肉损伤有关。

四、护理措施

(一)一般护理

(1)急性期应静卧休息,头放平,以改善脑部循环。对于脑水肿明显、伴意识障碍者,可立即予以吸氧及降颅压治疗,如静脉滴注地塞米松、甘露醇等。对血压偏高者,降压不宜过快过低,使血压逐渐降至发病前水平或 150/90 mmHg 左右。血压偏低者头应放平或偏低,可输胶体物质或应用升压药维持上述水平。

(2)注意营养,神志不清或吞咽困难者,可鼻饲,并每日注入足量的富有营养的流质。昏睡者,可喂流质或半流质。食物不宜过冷、过热,喂食时不宜过急,以免引起呛咳或呕吐。

(3)昏迷患者按昏迷护理常规护理。

(4)由于患者长期卧位,要加强皮肤、口腔及大小便的护理,防止褥疮的发生。早日进行被动、主动运动,按摩患肢,以促进血液循环。

(5)加强心理护理,由于老年人在病前曾看到过脑梗死后遗症对健康的危害,都存有不同程度的恐惧感,瘫痪和失语是造成自理能力的丧失,给患者增加了精神上的负担,要做好精神护理,安慰、照顾患者,使其积极配合治疗。

（二）病情观察与护理

（1）密切观察病情变化，注意患者的意识改变、呼吸循环状况、瞳孔大小及对光反射、体温、脉搏、血压等，并详细记录。发现异常，及时报告医生。

（2）应用双香豆素类或肝素等药物抗凝治疗时，应严格执行医嘱，密切观察皮肤、黏膜、大小便、呕吐物，注意有无出血倾向。如有出血立即通知医生。

（3）观察血压变化，备好止血药物，做好输血准备。

（4）使用链激酶或尿激酶溶栓治疗者，注意有无发热、头痛、寒战或其他过敏反应，观察有无出血倾向。如发现异常，及时报告医生处理。

（三）康复护理

（1）积极防治高血压、糖尿病、高脂血症、高血黏稠度等脑血管疾病的危险因素，尤其是患高血压的老年人，必须定期监测血压，定期有规律地服用降压药物。高脂血症能促进动脉粥样硬化和血液黏稠度增高等血液流变学变化，所以老年人应定期复查血脂、血糖、胆固醇等。注意劳逸结合，避免过度的情绪激动和重体力劳动。

（2）多食谷类、豆类、蔬菜、水果等高复合碳水化合物、高纤维、低脂肪的食物，少食甜食，戒除烟酒，保持大便通畅。

（3）出院时应注意指导患者避免过度劳累和精神刺激，加强瘫痪肢体功能锻炼，低脂饮食，多吃新鲜蔬菜，坚持语言训练。

（王红霞）

第二节　脑出血

脑出血是指非外伤性的脑实质内自发性出血，占全部脑卒中的 20%～30%，多数发生在半球，少数在脑干和小脑，是死亡率最高的疾病之一。

一、护理评估

（一）病因和发病机制

最常见的病因是高血压并有动脉硬化。少数是脑内小动脉畸形或动脉瘤、脑肿瘤、动脉炎、血液病、抗凝或溶血栓治疗等引起。

高血压及动脉硬化造成管壁缺氧，纤维样坏死，形成微动脉瘤和夹层动脉瘤。此外脑血管自身在解剖结构上的薄弱特点，在兴奋、激动、用力等诱因下，造成血压波动升高，致使血管破裂出血。另外高血压可引起血管痉挛，血管壁缺氧坏死出血。

（二）病理

80%的脑出血发生于大脑，形成脑内血肿。出血灶绝大多数位于内囊－基底核区。出血局限于丘脑附近者称为内侧型（或丘脑型）；局限于壳核、外囊和带状核者为外侧型（或壳核型）。如出血范围较大，扩延到内囊的内外两侧，则称为混合型或内囊出血。少数大脑内出血位于额顶、颞、枕叶皮质中。血液可破入脑室或蛛网膜下腔。另有约20%的脑出血,原发于脑干的脑桥和小脑半球。血肿因病期不同而呈不同状态,如呈凝固状、液化及囊腔形成。由于血肿压迫,血肿周围脑水肿使半球体积增大并向对侧移位形成脑疝,并扭曲,压迫脑干,继发脑干缺血、出血、坏死,常为脑出血致死的直接原因。

(三)病史

了解起病的方式、速度及有无明显诱因。是否在白天活动中发病,是否因情绪激动、过分兴奋、劳累、用力排便或脑力过度紧张。起病前有无头昏、头痛、肢体麻木和口齿不利。起病后主要的症状特点,是否存在头痛、呕吐、打呵欠、嗜睡等颅内高压症状。既往有无高血压、动脉粥样硬化、血液病和家族脑卒中病史。了解目前的治疗与用药情况,是否持续使用过抗凝、降压等药物。评估患者及家属心理状态,有无焦虑、恐惧、绝望等心理。

(四)临床表现

起病急骤,绝大多数患者出现不同程度的意识障碍,并伴有头痛、恶心、呕吐等急性颅内压增高症状。重症者迅速进入深昏迷,呕吐咖啡状胃内容物,面色潮红或苍白,双侧瞳孔不等或缩小,呼吸深沉,鼾声大作,大小便失禁或潴留。

根据出血部位可相应的出现神经系统症状和体征。

1. 内囊出血

脑皮质凝视中枢受破坏出现头与眼均偏向病灶侧。在出血灶的对侧出现中枢性面神经及舌下神经瘫痪,上下肢随意运动消失,肌张力降低或增高,腱反射开始减低,2～3周后亢进,腹壁反射、提睾反射减弱或消失。病理反射阳性。偏身各种感觉迟钝或丧失。内囊后部损害至视辐射时,产生偏瘫侧的同侧偏盲,即偏瘫、偏身感觉障碍及偏盲的"三偏"症状。优势半球受损可出现运动性失语;辅侧半球受损易出现各种体象障碍,如偏侧失认症、偏瘫失语症及多肢幻觉等。

2. 脑桥出血

常有针尖样瞳孔,中枢性高热,深昏迷,病灶侧周围型面瘫,病灶对侧肢体偏瘫,严重者则双侧面瘫与四肢强直性瘫痪。

3. 小脑出血

暴发型者突然死亡。多数突感后枕部剧痛、眩晕、呕吐、复视、步态不稳、眼震,而无肢体瘫痪,病情常迅速恶化进入昏迷。后期因压迫脑干可有去大脑强直发作,或因颅内压急剧升高产生枕大孔疝而死亡。

4. 脑室内出血

昏迷加深,体温升高,瞳孔缩小,呼吸不规则,并常有上消化道出血。

(三)实验室及其他检查

1. 脑脊液检查

脑出血常破入脑室系统而呈血性脑脊液,可占全部脑出血病例的86%～90%,约有15%的患者脑脊液清晰透明,蛋白增高。脑出血影响下丘脑,可有血糖及尿素氮升高。醛固酮分泌过多可致高血钠症,血液中免疫球蛋白增高。一周后脑脊液为橙黄或淡黄色,2～3周后脑脊液为清亮。

2. 尿

常可发生轻度糖尿与蛋白尿。有人报道脑出血病例中有 16% 出现暂时性尿糖增加，38% 出现蛋白尿。

3. 颅脑 CT 检查

CT 扫描显示的特征是出血区密度增高，据此可确定脑出血的部位、大小、程度及扩散的方向。急性期可显示脑实质或脑室内血肿，呈高密度块影，血液可扩散至蛛网膜下腔，血肿周围脑水肿呈低密度改变，血肿和脑水肿引起脑瘤效应，以及脑室扩大等脑积水表现。

二、治疗要点

本病的治疗原则是防止继续出血，保持呼吸道通畅，降低颅内压，注意水和电解质紊乱，防止并发症。

1. 就地抢救

急性期一般应在当地组织抢救，尽量减少搬动，如必须搬动，应尽量减少头部震动，以免加重出血。

2. 体位

为减少脑血流量，降低颅内压，应将头部抬高 15°~30°。侧卧位于偏瘫侧唾液及呼吸道分泌物等自然流出。

3. 保持呼吸道通畅

患者常因喉肌松弛、舌根后坠或因大量分泌物流入气管而阻塞呼吸道，可经口腔放置通气管或用拉舌钳将舌头外拉，保持呼吸道通畅。及时吸痰，清除口腔分泌物和呕吐物。雾化吸入。如痰液黏稠，形成痰栓阻塞气道，应及早做气管切开术。

4. 观察生命体征

在发病的头 4 小时内，每小时测血压、脉搏、观察神志、呼吸、瞳孔一次，在 8 小时内每 2 小时测一次，以后则每 4 小时测一次，以便及时了解病情变化，直到病情稳定为止。

5. 吸氧

适当给氧。

6. 头部降温

头部置冰帽及两侧颈动脉处放置冰袋，使头部降温，可减少脑耗氧量，有利于减轻脑水肿及促使脑细胞功能的恢复。

7. 控制高血压

维持血压在发病前原有水平，降低不可过快、过低。舒张压较低，脉压过大者不宜用降压药。血压过高，波动过大，易致继续出血，但血压过低易致脑灌注不良，加重脑水肿。常用利血平 0.5 mg 肌内注射或 25% 硫酸镁注射液 5~10 mL 肌内注射。严密观察血压变化。

8. 降低颅内压

减轻脑水肿是脑出血急性期挽救生命的最重要措施。可快速静脉滴注 20% 甘露醇 250 mL（20~40 分钟内滴完），每 6~8 小时 1 次，也可用 10% 甘油 500 mL 静脉滴注，每日

1～2 次,也可将地塞米松 5～10 mg 加入脱水剂内静脉滴注,使用 5～7 天。能减少脑脊液的生成,降低毛细血管的通透性,抑制垂体后叶抗利尿激素分泌,稳定溶酶体,稳定细胞膜,清除自由基,从而减轻脑水肿。糖尿病、消化道出血者忌用。可合用呋塞米。在脱水治疗过程中,要随时调整水、电解质平衡,避免水、电解质平衡紊乱的不良后果。

9. 止血

多数患者凝血机制无障碍,一般认为止血剂无效。但对脑实质内多发点状出血或渗血,特别是合并消化道出血时,可用西咪替丁 0.4 g 静脉滴注,每日 1～2 次。亦可选用 6 - 氨基己酸、酚磺乙胺等。

10. 营养、水和电解质的补充

昏迷时第 1～2 天,禁食,静脉补液,每日补 1 500～2 000 mL,如高热、多汗加量,注意速度要慢,注意补充钾盐。1～2 天,如仍昏迷不能进食,可给予鼻饲低盐流质饮食,注意补充热量、维生素,纠正水、电解质酸碱平衡。

11. 控制感染

对于昏迷时间较长,部分患者并发感染,针对可能查明的致病菌正确地选用抗生素。

12. 防治并发症

定时翻身、拍背、吸痰,加强口腔护理。尿潴留可导尿或留置导尿管,加强呼吸系统、循环系统、消化系统、泌尿系统、褥疮等并发症的防治。

13. 手术治疗

在 CT、磁共振引导下做颅内血肿吸除术。此法仅在局麻下施行,手术本身损害少,对各年龄组及有内脏疾病者均可进行。抽出血肿后,用尿激酶或精制蝮蛇抗栓酶反复冲洗,从 CT 结果看,血肿、脑水肿及脑占位效应可在短期消失,效果显著优于保守治疗,是一个有前途的手术方法。对小脑、脑叶、外囊出血应及时争取手术治疗。脑干的出血禁用。

14. 恢复期治疗

主要是瘫痪肢体的功能恢复锻炼,失活者应积极进行言语训练,应用改善脑循环及代谢的药物,并配合针灸、理疗、按摩、推拿等治疗。

三、护理问题

1. 意识障碍
与脑出血有关。
2. 潜在并发症
脑疝、消化道出血。
3. 生活自理缺陷
与偏瘫有关。
4. 有皮肤完整性受损的危险
与长期卧床、意识障碍、运动功能受损有关。
5. 感染症状
坠积性肺炎、泌尿系感染。

四、护理措施

（一）一般护理

（1）急性期绝对卧床休息。侧卧位，床头抬高 15°～30°，头置冰袋。尽量避免移动和不必要的操作，必要时更换体位及治疗或护理时，动作要轻，少搬动头部，翻身角度不宜太大，尽量保持安静。

（2）病情危重者发病 24～48 小时禁食，按医嘱静脉补液。不能经口进食者，可进行鼻饲，插入胃管后应抽胃液观察有无出血。对意识清醒吞咽无障碍者给流质或半流质饮食。

（3）松解衣领，有义齿者取出，舌后坠时用舌钳将舌牵出或口腔置入咽导管，及时吸尽气管、口腔分泌物及呕吐物。如呼吸道分泌物深，应捶背翻身后吸痰，不易吸出时，准备气管切开。

（4）及时给氧，保持呼吸道通畅。

（5）对于高热患者，应给予物理降温，头部置冰袋或冰帽。

（6）加强皮肤护理，定时翻身拍背，防止坠积性肺炎。保持床单清洁、平整、干燥、无皱褶。大小便失禁者及时更换衣裤，必要时留置导尿，注意保持皮肤清洁。加强护理措施，防止褥疮发生。在护理过程中应注意保暖，防止呼吸道感染。

（7）患者易并发口腔黏膜溃疡及真菌感染，故应认真做好口腔护理。

（8）两眼不能闭合时应注意保护眼睛，以免角膜干燥或损伤。

（9）大小便应保持通畅，尿潴留行导尿者应严格无菌操作，防止尿路继发感染，便秘者按医嘱给予缓泻剂或肥皂水灌肠。

（10）保持肢体功能有位置，防止畸形。注意瘫痪部位的保暖。

（11）恢复期护理参照脑血栓形成有关护理常规。

（12）出院患者嘱其除进行功能训练外，应注意避免情绪激动、剧烈活动、用力咳嗽或排便，以防止血压波动过大而再度发生脑出血。

（二）病情观察与护理

（1）密切观察病情变化，详细记录患者意识、瞳孔、体温、呼吸、血压、脉搏的变化。定时观察瞳孔、意识改变，如昏迷加深、病灶侧瞳孔散大、对光反应迟钝或消失，即为脑疝症状，应立即静脉滴注脱水降颅压药物，同时通知医生进行抢救。

（2）注意呼吸频率、节律及形态，如呼吸由深而慢变为快而不规则或呈双吸气、叹息样、潮式呼吸，提示呼吸中枢受到严重损坏，按医嘱给呼吸兴奋剂。呼吸过速者，注意可能引起碱中毒。

（3）观察心率、心律变化。观察呕吐物及大便的颜色及性质，如呕吐物为咖啡色及大便呈柏油样，应密切观察血压、脉搏变化，并做好输血准备。

（4）密切观察药物疗效及反应，如甘露醇要保持滴速不宜太慢，药液不要外渗。另外，还要及时查血、尿常规及血生化，防止发生水、电解质紊乱及肾功能障碍。同时输液速度不宜太快，以免增加心脏负担，影响颅内压。

（5）需开颅手术清除血肿者，要做好术前准备及术后护理。

（6）恢复期应配合针灸、按摩、理疗等，加强局部肌肉及关节的功能锻炼。

（三）康复护理

预防脑出血的发生和再发，关键是控制高血压病，定期监测血压，有规律地接受降压药物治疗等。适当的锻炼身体，如太极拳、太极剑和健身气功等。平时应生活规律、劳逸结合、心平气和、戒除烟酒，以防止诱发高血压性脑出血。脑出血的急性期病死率虽高，但如能及时抢救合理治疗，坚持康复训练，约有半数或更多的患者可能存活，半数以上的患者可重获自理生活和工作能力。此外，要教育患者要克服急躁、悲观情绪，预防再次发生脑出血。

（王红霞）

第三节　脑血管病的康复与护理

脑血管病，医学上又称"脑卒中"或"中风"，是由于脑动脉突然堵塞或破裂所导致的一类脑部疾病，其病因复杂，表现形式多样，特别是一些人发病突然，患者及家人面对这突如其来的疾病表现得不知所措。

随着脑卒中的诊断、治疗水平的不断提高，脑卒中患者的存活率不断提高，但同时带来患者的高致残率的特点日益突出，这对于脑卒中患者的生存能力和生活质量是个很大的挑战。脑卒中的康复能使致残率降至最低，有效地提高患者的生存能力和生活质量。据世界卫生组织发表的资料，脑卒中患者经康复后，第一年末约60%可达到日常生活自理，20%需要一定帮助；且30%在工作年龄的患者，在病后年末可恢复工作。在欧美康复医学发达的国家，特别是美国、加拿大等，脑血管病的康复流程是：在综合医院内的脑血管病病房实施急性期脑血管病早期康复，协助临床治疗，防止继发并发症的发生。实施早期坐位能力、进食能力的训练，为离开脑血管病病房进行下一步康复打下基础。这段时间一般为7天左右。然后患者转移到康复科做进一步康复治疗。这阶段以康复治疗为主，临床治疗为辅。康复治疗的任务是提高患者的肢体运动功能及日常生活能力，如站立平衡训练、转移训练、步行能力训练、交流能力训练及自行进食、如厕、洗澡、整容洗漱等训练。这段时间一般为20天左右。绝大多数患者经过这段时间训练后均可达到生活能力自理，回归家庭，其中80%转到社区医疗进行进一步康复训练。社区康复的任务是巩固已取得的康复效果，进一步提高运动功能、交流功能和日常生活能力。其中20%左右尚不能达到日常生活能力完全自理的患者直接转到脑血管病专科康复中心进行康复治疗，其目的是让患者能达到大部分日常生活能力自理，这一般为2个月左右。这就是所谓的急性脑血管病三级康复体系。

我国现代康复医学始于20世纪80年代初，起步较晚，近几年来发展较快。国家"九五"期间，由小国康复研究中心牵头，全国15家三级医院参加的"九五"攻关课题"脑卒中的早期康复"于2000年结题，这是我国第一次关于脑卒中康复的大样本、多中心、随机对照的临床试验研究,证明急性脑卒中早期康复是有效、安全和可行的,应该在综合医院中广泛开展。这项工作的完成,为脑卒中康复的普及和推广奠定了基础,大大推进了我国脑卒中康复医学的发展。国家"十五"攻关课题"脑卒中三级康复的研究",证明了二级康复在我国实施的可行性,为我国脑卒中的综合防治,脑卒中三级康复网络的建设提供了可靠的依据。另外在脑卒中康复的机制研究和引进新技术方面,也取得了明显进展。这些研究课题的完成,进一步提高了我国脑卒中康复的水平,在规范脑卒中康复治疗方面起到了重要的推动作用。

但由于我国经济和社会等原因,与西方国家相比,还有较大差距,集中体现在康复治疗体系不健全、康复治疗方法的不规范和普及程度低等方面,严重影响脑卒中患者的康复效果。脑卒中康复的无序是目前我国脑卒中康复过程中面临的很严峻的问题,也是影响脑卒中康复疗效的主要问题之一。一些医疗机构在开展脑卒中康复工作中随意性很强,没有按照中枢神经系统损伤后的特定的康复顺序进行康复,采用的康复手段也是多种多样,甚至一些未经论证有效的方法也用到患者身上。因此破坏了康复治疗的严谨性和科学性,当然更谈不上疗效,甚至可能产生严重的并发症。国外研究证明,按照规范的康复治疗指南进行康复,能明显提高脑卒中的康复水平和康复质量。因此,制定我国脑卒中康复治疗指南的工作势在必行。

脑卒中康复治疗指南的制定,能够有效解决目前我国脑卒中康复的无序状态,规范脑卒中康复治疗,提高我国脑卒中康复的整体治疗水平,利用有限的社会资源来造福广大脑卒中患者,使大部分患者达到生活自理,提高生活质量,减少对家属的依赖,减轻社会负担。还可以利用制定脑卒中康复治疗指南的契机,加强脑卒中规范化方案的宣传培训工作,力争在我国若干省市建立起规范化脑卒中康复体系,并辐射全国其他地区,以达到最终在全国范围形成具有我国特色的脑卒中规范化持续康复体系的目标,从根本上提高我国脑卒中的整体康复水平,减少致残人数,降低致残率,使我国大多数脑卒中患者受益,实现我国在脑卒中的康复方面与世界先进国家接轨。

一、康复医学的概论

(一)康复医学的概念

康复医学是随着社会的发展而发展的。由于社会老年人口的增加,残疾人数的增多,慢性疾病者对功能障碍的康复需求剧增,因此,在医学领域中产生了一门新兴的综合性学科——康复医学。它是社会经济、精神文明、医学科学发展的产物。

世界卫生组织认为:康复是指综合和协调地应用医学、社会、教育、职业等措施对残疾者进行训练或再训练,减轻致残因素造成的后果,以尽量提高其活动功能,改善生理自理能力,重新参加社会活动。

康复医学是一门促进病、伤、残康复的医学学科。与基础、预防、保健、临床共同组成全面医学。医学康复过程不仅仅是一种病后康复,它包括残疾的预防,并在引起病伤的同时就与一般常规治疗工作同时开始,即康复贯穿于残疾发生之前和发生瞬间直至社会康复的整个过程。康复医学就是把疾病、残疾和健康的问题放到整体的人与外界环境的统一体中看待。目前这门学科正在世界范围内兴起,并且认为是一种独立的医学体系,可称为"第三医学",是其他医学所不能替代的。这一概念的确立将会推动和促进康复医学的发展。

（二）康复医学的内容

康复医学包括康复预防、康复评定和康复治疗三部分。

1. 康复预防　可分三个层次进行：

（1）一级预防：防止导致残病的各种损伤、疾病、发育缺陷和精神创伤的发生。

（2）二级预防：在已发生伤病时防止产生永久性残疾，防止伤病成为残疾。

（3）三级预防：在轻度残疾或缺损后，要积极诊治，限制其发展，避免造成永久性严重残障，即防止残疾成为残障。

脑血管疾病的三级预防如下：

1）一级预防

（1）脑卒中的危险因素中有不可改变因素

①年龄：55岁以后每增加10岁患脑卒中危险增加2倍。

②性别：男性发病率高于女性。

③其他：还有种族、低体重儿、遗传因素与各种机制为媒介，包括遗传脑卒中危险因素、家庭共同文化生活环境及生活方式、环境与遗传因素共同作用。

（2）可改变的危险因素

①证据充分危险因素

高血压：是脑卒中主要的危险因素。血压与心血管病风险的关系是"持续的、一贯的并独立于其他危险因素"。血压越高，脑卒中风险就越大。血压，尤其是收缩压，随着年龄的增长而增高。Framingham研究发现，年龄55岁，血压正常的个体，出现高血压的终生风险为90%。年龄高于65岁的人2/3以上有高血压。指南指出，抗高血压治疗对脑卒中一级预防的益处非常明确。具体治疗方案的选择必须个体化，但血压的降低通常比用于实现这一目标的特定药物更为重要。2007年指南提出抗高血压治疗不能局限于血压的控制，而必须将患者作为一个整体看待，督促患者改变不良生活方式（戒烟、限酒、限盐、适当运动等），加强对患者的科普宣传以及对肥胖、脂质代谢异常进行干预等，都应被视为高血压防治的重要组成部分，以期达到预防高血压的发生和保护心、脑、肾等靶器官，杜绝或减少心肌梗死、脑卒中等终点事件的目标。在这一个核心思想的指导下，临床医务人员防治高血压的阵线将从"控制已经升高的血压"前移到"对抗可能升高的血压"。

吸烟：一些研究表明，吸烟是缺血性脑卒中的一个有效危险因素，吸烟可使出血性脑卒中的风险增高2~4倍。在所有脑卒中死亡病例中12%~14%系吸烟所致。吸烟与缺血性脑卒中和出血性脑卒中均存在明确的相关性，在青年人中尤其如此。被动吸烟也是脑卒中的一个重要危险因素，其风险较主动吸烟时近于加倍。由于被动吸烟的剂量明显低于主动吸烟，因此与被动吸烟有关的风险强度令人吃惊。吸烟与脑卒中的风险有明确的联系。流行病学研究显示，脑卒中的风险随着戒烟时间的延长而降低。指南建议节制吸烟并（对现吸烟者）戒烟。对于脑卒中预防也应考虑避免吸烟环境，业已表明，咨询服务、尼古丁替代和口服戒烟药物，对于吸烟者均有效，应予考虑。

糖尿病：非胰岛素依赖型糖尿病患者动脉粥样硬化及致动脉硬化的危险因素，如高血压、肥胖、血脂异常的风险均会增加。自从 1990 年起,这些疾病合并糖尿病的风险增加了 61%。日本人研究糖尿病患者血栓形成性脑卒中发病率是无糖尿者的 2 倍。指南指出糖尿病患者的脑卒中风险是可以降低的。针对高血糖、高血压、血脂异常和微蛋白尿症进行干预。指南建议在胰岛素依赖型或非胰岛素依赖型糖尿病患者中严格控制高血压(支持 JNC – 7,糖尿病患者血压 < 130/80 mmHg 的建议)作为全面风险降低方案的组成部分。

心房纤颤:无论有无心房纤颤所有的机械瓣膜病患者均需抗凝治疗。机械瓣膜患者无抗凝治疗者血栓栓塞的年发病率为 4.4/100,有抗凝者每年为 1/100。调整了其他血管危险因素后,心房纤颤可增加脑卒中风险 3 ~ 4 倍。在美国 230 万心房纤颤的患者中大约会有 6 万个脑卒中患者。未来 10 年心房纤颤相关性脑卒中估计会增加 2 倍。心房纤颤的发病率随年龄的增长而增加。估计 1/4 的 80 岁以上脑卒中是由房颤导致的。随机试验证实,使用华法林治疗,使脑卒中风险下降 60%,使用阿司匹林使脑卒中风险下降 20%。

脂代谢异常:指南指出,血脂和脂蛋白[总胆固醇、TG、LDL – 胆固醇、HDL – 胆固醇和脂蛋白(a)]可影响缺血性脑卒中的风险。一般而言,总胆固醇水平升高与缺血性脑卒中的发病率增高有关。HDL – 胆固醇水平降低是男性缺血性脑卒中的一个危险因素,但其对女性的影响还需要更多的资料来确定。

颈动脉狭窄:65 岁以上人群,7% 的男性、5% 女性颈动脉狭窄大于 50%。美国每年新发脑卒中 100 万例复发性脑卒中 20 万例和 24 万例 TIA 可以通过血运重建治疗颈动脉闭塞性疾病占新发脑卒中的 5% ~ 12%。

饮食与营养:在观察性研究中饮食的许多方面与脑卒中风险有关。来自前瞻性研究,广泛一致的证据证实增加水果和蔬菜摄入可以降低脑卒中风险。钠摄入量较高与脑卒中风险增高有关。在前瞻性研究中,钾摄入量较高则与脑卒中风险降低有关。钠和钾对卒中风险的潜在影响至少在一定程度上是通过血压介导的。通过减少钠和增加钾的摄入量来降低血压,建议钠摄入量为 ≤2.3 g/d,钾摄入量为 ≥4.7 g/d。从而可能降低脑卒中风险。

缺乏体力活动:有规律的体力活动对降低过早死亡和心血管病风险有明确的益处。体力活动对脑卒中的有益作用也已得到证实。现有的资料支持体力活动的益处。久坐的生活习惯与脑卒中风险的增高有关。流行病学的研究表明,锻炼对脑卒中的其他几种重要危险因素具有有益的作用,并可降低脑卒中风险。将美国疾病控制和预防中心(CDC)及国立卫生研究院(NIH)建议的有规律锻炼(每天不少于 30 分钟中等强度的体力活动),作为健康生活方式的组成部分是明智的。

肥胖与体脂肪分布,临床上,腹部肥胖的定义为男性腰围 > 102 cm 和女性腰围 > 88 cm。肥胖和超重在其他国家的流行率正在逐步增高,这种流行病也正在影响着儿童。越来越多的证据显示,体重增加可以剂量—效应方式增加脑卒中的风险的。流行病学研究提示,体重和腹部脂肪增加与卒中的风险直接相关。建议减轻体重,因为其可降低血压并可能由此降低脑卒中风险。

②证据不足或可能改变的危险因素

代谢综合征:中国人代谢综合征的判断标准:具备以下 3 项或更多。BMI 体重指数 ≥

$25 \ kg/m^2$；三酰甘油≥1.70 mmol/L；血高密度脂蛋白胆固醇，男<0.91 mmol/L，女<1.01 mmol/L；血压≥140/90 mmHg；空腹血糖≥6.1 mmol/L 或糖负荷后 2 小时血糖≥7.8 mmol/L。

睡眠呼吸暂停综合征：在可能改变的危险因素中，一项新的建议是对睡眠窒息者进行评价。这种疾病具有鼾声、日间嗜睡的特点，并伴有脑卒中风险的增加。睡眠窒息患者一夜中多次停止呼吸，以一种破坏正常睡眠的方式惊起吞气。指南建议医生要询问同床者和患者（尤其是那些腹部肥胖和高血压的患者）有关睡眠障碍的症状。

药物滥用：可卡因、安非他明、二醋吗啡等药物滥用可增加脑卒中的风险。一项研究发现药物滥用可增加任何年龄组脑卒中风险约 6.5 倍。在 35 岁以下组药物滥用组脑卒中风险的 RR 值为 11.2。

饮酒与饮食：对于饮酒指南认为男性≤2 杯/天和非妊娠女性≤1 杯/天的建议最好地反映了饮酒与脑卒中风险的科学关系。每天通过食用蔬菜、水果、豆类、肉类、鱼以及强化谷物和谷类（对于非妊娠和非哺乳女性），摄入叶酸（400 U）、维生素 B_6（1.7 mg/d）和维生素 B_{12}（2.4 μg/d）对降低脑卒中风险可能有益。

同型半胱氨酸：对于同型半胱氨酸水平升高的患者，目前还没有足够的证据推荐降低首次脑卒中风险的具体的治疗方法。在过渡阶段，考虑到其安全性和廉价性，在已知同型半胱氨酸水平升高的患者中应用叶酸和 B 族维生素可能有益。

2）二级预防：是针对发生过 1 次或多次脑卒中患者，通过寻找脑卒中事件发生原因，纠正所有可改变危险因素，达到降低脑卒中复发危险性的目的。对已经发生脑卒中的患者选择必要的影像学检查或其他实验室检查以明确患者的脑卒中类型及相关危险因素。

（1）病因预防：对于可改变的危险因素要进行病因干预，包括一级预防中的所有措施。如治疗高血压、心房纤颤、糖尿病等。

（2）抗血小板聚集药物：对于大多数缺血性脑卒中患者，建议使用抗血小板药物，干预血小板聚集，主要包括阿司匹林、双嘧达莫（潘生丁）、噻氯匹定和氯吡格雷等。缺血性脑卒中初次发作后应早期服用小剂量阿司匹林（50～150 mg/d）。

（3）脑卒中后认知障碍的干预：脑卒中后认知功能障碍以及痴呆的发病率较高，血管性痴呆是仅次于阿尔茨海默病的最常见的痴呆类型。脑卒中后早期应用阿司匹林进行干预，有助于防止痴呆的发生。对已经发生持续新认知功能障碍甚至痴呆患者，可以应用改善脑功能的药物，如胆碱酯酶抑制药等，积极增进智能水平。

（4）脑卒中后抑郁的干预：卒中后抑郁的发病率为 30%～50%，是影响患者预后的一项重要因素。对于已经发生抑郁的患者宜选择药物治疗，首选 5-羟色胺再抑制药，如氟西汀、西酞普兰，三环类、四环类等抗抑郁药，单一用药效果不佳时可辅予心理治疗。

3）三级预防

（1）预防脑卒中再发，进行康复预防：脑卒中再发危险平均每年 7%，危险因素多患者可高达 20%。因此控制危险因素、改变不良习惯和建立合理的饮食习惯，坚持服药对于减少脑卒中复发是非常重要的。当出现脑卒中先兆时及时到医院就诊，明确诊断及时治疗。

康复医学同临床医学一样，应以预防为主，保护患者，早期采取康复预防措施，防止残疾及功能障碍的发生发展。预防分三级。

①一级预防:防止致残性病损的发生。

②二级预防:一旦发生伤病,应积极治疗,将病损的影响控制在最低水平,防止残疾(失能)的发生。保持患者的个体能力维持在最高水平。

③三级预防:当残疾已经发生,则应积极开展康复治疗,防止残疾加重或成为残障。在此阶段治疗重点在于:提高患者的社会适应能力,减轻残疾的影响,如提供助行器、矫形器等器具,改善患者的运动功能,提高其生活质量和适应能力。

(2)预防和治疗脑卒中的并发症,改善患者的健康状况:良好的护理计划和护理技术对预防并发症是非常重要的。脑卒中后,患者长期卧床,不正确的体位,不正确的搬运和不正确的活动等,都可造成一定的并发症,如肩关节半脱位、肩手综合征、肩痛、压疮、深静脉血栓、废用综合征、关节挛缩、肌肉萎缩、直立性低血压、骨折、呼吸道感染等。这些并发症不仅给患者运动功能恢复带来不利影响,而且给患者增加痛苦,影响康复效果和积极性。因此,在护理过程中,应做到早预防,早发现,及时给予正确护理,以减少减轻并发症的发生。

4)制订合理康复计划,恢复职业性活动

(1)社区康复是减少和减轻脑卒中致残的关键:患者在出院后,经康复医生指导转向社区康复,保持在正规康复机构中学到科学性和连续性的正确训练。对社区康复网络中康复人员随时加以指导、评定,随时修订康复计划,达到康复目标,确保良好康复效果。

脑卒中患者的全面康复是需要多种康复途径完成。脑卒中的功能恢复是建立在大脑功能重组,即脑的可塑性的基础上的,而脑的功能重组可能需要很长时间,甚至是终身的。病情稳定后,依据患者的不同情况有几种康复途径。功能恢复比较好的患者,即基本达到生活可以自理,回社区和家庭继续进行康复医疗占50%～60%,20%～30%的患者由于病情较重或者存在其他需要长期康复的问题,言语、认知则需要到康复专业机构进行康复。10%～20%病情严重,如痉挛状态,机体根本没有起码的能力承担主动性康复训练。因此,脑卒中患者康复医疗应当形成一个网络,社区康复是重要一环。

社区康复是1976年世界卫生组织(WHO)提出一种有效而经济的康复途径,通过开展社区康复,使社区、家庭的人力、物力,技术资源得到充分利用,为患者、伤残者提供全面的康复照顾,这一倡议不仅扩大了康复的覆盖面,而且是医疗服务进一步延伸,节省了大量的康复费用。

社区康复目标,将医学的康复措施和非医学的康复措施结合在一起,减轻残疾预防疾病发生。训练患者去适应周围的环境,增强活动能力和社会参与能力。调整患者的周围环境和社会条件,以利于重返社会,最大限度地提高生活质量。康复目标应明确,要根据患者的残疾性质和程度以及对患者基本情况进行综合分析的结果而确定。患者主要功能障碍,最大可能达到的功能水平,最适应的训练时间,康复训练方法,达到所期望康复训练效果。制订的康复训练目标,有短期的和长期的,让患者每次有达到目标的喜悦和努力训练的方向,循序渐进。

满足脑卒中患者对康复的要求,还要提高患者自我的康复意识。涉及医疗、教育、就业、参与家庭生活与社会生活的各方面问题。急性期后病情稳定,机体功能恢复要达到基本生活自理,需要相当长时间,需要社区和家庭全方位的照顾。患者在最适于自己生活的空间里,通过社区康复人员及家庭成员的帮助,利用简单实用的训练器具,完成日常生活能力训练和社会交往能力训练。如果患者离开专业康复机构回到社区和家庭,不乐意使用在医院学到的技能,功能会逐步退化。由于社区康复网络开展不普及,绝大多数患者没有经过正规康复训练,产生过用、失用综合征。因此,建立健全社区网络康复体系势在必行,使更多脑卒中患者得到有效的预防和治疗。

(2)社区康复内容:日常生活动作训练,言语、认知、个人清洁卫生训练,步行,良肢位的摆放,心理护理等。患者的安全教育是康复的重要内容,包括饮食、使用物品、用药安全。安全是康复的首位,研究表明设计好预防跌倒措施可以减少跌倒9%,减少再住院28%,减少平均住院天数52%。鼓励患者参与社会活动,恢复以往的兴趣爱好,可以提高患者重新回到积极、活跃的生活状态,改善功能障碍。同时做好出行的健康教育。还要根据病情、年龄,恰到好处地做好性生活指导。

2. 康复评定

康复评定是指对残疾者的功能状况进行评定,是对患者各方面情况的收集、量化和分析,并与正常标准进行比较的全过程。康复评定是康复治疗的基础,其贯穿于康复治疗的全过程,没有评定就无法规划治疗、评价治疗。

康复评定不同于临床医学的临床诊断,是通过使用仪器或者不用复杂的仪器客观地、准确地评定功能障碍的性质、部位、范围、严重程度、发展趋势、预后或转归,以确定患者目前的功能障碍程度或残存功能或潜力,为制订康复治疗计划、判断疗效提供依据。康复治疗中可多次重复评定,以便不断修正治疗方案,改善治疗技术,提高治疗效果。康复评定可分为初期、中期和末期评定。其评定过程包括收集病史、分析讨论和制订治疗方案。

由此可看出,康复评定具有以下几个方面的特点:①评定方法标准化、定量化。②评定结果多以量表的方式记录。③评定分为初期、中期及末期进行,各期评定的目标不同。④实施人员往往由协作组共同完成,不是由一个人完成。⑤单项评定与综合评定相结合,重视专项的综合评定。

1)运动功能评定

(1)肌力评定:肌力是指肌肉收缩时所产生的最大力量。肌力评定是测定受试者在主动运动时肌肉或肌群的力量,以评定肌肉的功能状态。肌力评定对肌肉骨骼系统、神经系统的病损,尤其对周围神经系统病损的评定十分重要。常用的肌力测定方法有徒手肌力检查及器械肌力测试。肌力评定的注意事项:①受试者的主观因素对结果影响很大,测试前应取得受试者的充分合作,可做示范动作。②采取正确的测试姿势,测试动作应标准化,近端肢体固定并防止某些肌肉对受试肌肉的替代动作。③选择适当的测试时机,疲劳时、运动后或饱餐后不宜进行。④测试时应左右比较,尤其在4级和5级肌力难以鉴别时,应做对比观察。⑤做等长肌力测试时,规定肢体标准姿势,使关节处于正确的角度,以提高测试结果的可重复性和可比性。持续的等长收缩可使血压升高,持续的用力可加重心脏负担,故高血压和心脏病的患者忌用等长肌力评定。关节活动受限、关节积液或滑膜炎、软组织损伤后、关节急性扭伤或拉伤等为肌力评定的禁忌证。

(2)关节活动度评定:关节活动度(ROM)指关节运动时所达到的最大弧度,常以度数表示。关节活动度检查有主动检查和被动检查之分,主动关节活动度检查指依靠关节的肌肉主动收缩,而被动关节活动度检查指通过外力的作用使关节运动达到最大的弧度。关节活动度测定是衡量关节运动量的尺度。关节活动度评定的目的是发现关节活动范围障碍的程度;根据整体的临床表现,分析可能的原因;为选择治疗方法提供参考;作为治疗效果的评定手段。

关节活动度评定注意事项:①目前国内尚无统一的标准测定方法,但在同一单位内部必须统一,记录于文献时应有必要的说明。②检查者应熟悉各关节解剖和正常活动范围,熟练掌握测量技术,严格按照操作规范进行关节活动度测量,提高检查的准确性与可重复性。③采取正确的测试姿势体位,测量时固定部分不得移动,以免代偿性活动影响检查结果。④避免在按摩、运动锻炼及其他康复治疗后立即进行检查。⑤不同器械、不同方法测得的关节活动度值有差异,不宜互相比较。⑥关节活动度存在一定个体差异,因此应测健侧相应关节的活动度并比较。若双侧同时存在病变,则以正常关节活动范围做参考。

（3）平衡和协调功能评价:平衡指人体处在一种姿势或稳定状态,以及运动或受到外力作用时,能自动地调整并维持姿势的能力,是人体保持体位,完成日常生活动作的基本保证。协调指人体产生平滑、准确、有控制的运动能力、运动质量,包括按照一定的方向和节奏,采用适当的力量和速度,达到准确的目标等几个方面。平衡和协调之间有密切关系。

2）步态分析:步态是四肢关节、肌肉及躯干共同参与的有节律的活动,指足部运动的姿态,走或跑的方式。步态分析是研究步行规律的检查方法,旨在通过生物力学和运动学手段,揭示步态异常的关键环节和影响因素,从而指导康复评估和治疗,也有助于协助临床诊断、疗效评估、机制研究等。步态分析是康复评定的组成部分,广泛应用于临床康复,成为评估患者步行能力、步行状态及步行预后的重要手段。

常见病理步态如下:

（1）短腿步态:患肢缩短超过2.5 cm,同侧骨盆及肩部下垂,对侧腿摆动时,髋膝关节屈曲与踝关节背屈加大,出现斜肩步,患肢常用跖足行走来代偿。

（2）关节挛缩强直步态:由下肢髋、膝、踝等关节挛缩强直引起。髋关节挛缩者,骨盆前倾,步幅缩短;膝关节屈曲挛缩在30°以上者,表现坠落样步态;膝关节伸直挛缩者,患肢摆动时须髋外展及同侧骨盆上提;踝跖屈挛缩和马蹄足畸形者,行走时患肢足跟不能着地,摆动时膝髋过度屈曲,呈跨越步态。

（3）关节不稳步态:见于双侧先天性髋关节脱位、臀中肌损伤、佝偻病、痉挛性偏瘫、多发性神经炎等,行走时左右摇晃如鸭步。

（4）肌无力步态

①胫前肌步态:足下垂,摆动期髋及膝屈曲度代偿性增加,形成跨越步态。见于胫前肌瘫痪、腓总神经损伤等。

②股四头肌步态:股四头肌无力,不能保持稳定伸膝,臀大肌为代偿使髋关节伸展,膝关节被动伸直,造成膝反张畸形,患者需俯身用手按压大腿使膝伸直,称为扶膝步态。见于小儿麻痹后遗症、股神经损伤等。

③臀大肌步态:臀大肌无力时,伸髋障碍,后仰躯干使重力线落在髋关节后方,以维持

髋关节被动伸展,站立中期时膝关节绷直,形成仰胸凸腹的臀大肌步态。

④臀中肌步态:臀中肌无力时,不能维持髋关节的侧向稳定,躯干向患侧侧弯,以体重与内收肌的平衡来维持髋关节侧向稳定。双侧臀中肌受损时,行走时左右摇摆,称鸭步。

(5)肌痉挛步态

①偏瘫步态:一侧肢体瘫痪所形成的步态。患足下垂、内翻,膝伸直,下肢外旋,摆动时患肢经外侧绕弧线向前。见于脑血管病患者。

②交叉步态:又称为剪刀步,因髋关节内收肌痉挛,步行时两膝内侧互相摩擦,足尖着地,下肢呈交叉状态。见于高位截瘫患者。

(6)共济失调步态:小脑功能障碍患者行走时呈曲线前进,两上肢外展以保持平衡,全身运动不协调,摇摆不稳,称醉汉步态。见于小脑肿瘤、血管畸形等。

(7)慌张步态:帕金森病或其他基底核病变时,表现为步态短而急促,有阵发性加速,不能随意立停或转向。

(8)抗痛性步态:患肢负重时疼痛,为减轻疼痛缩短患肢支撑期,使健侧下肢摆动加速,步幅缩短。见于红斑性肢痛症、坐骨神经痛等。

3)日常生活活动能力评定:日常生活活动(ADL)是指人们在每日生活中,为了照料自己的衣、食、住、行,保持个人卫生整洁和独立的社区活动所必需的一系列基本活动。是人们为了维持生存及适应生存环境而每天必须反复进行的、最基本的、最具有共性的活动。ADL能力反映了人们在家庭、医院和社区中的最基本能力,在康复医学中是最基本和最重要的内容。ADL能力的评定是功能评估和康复诊断的重要组成部分,是确立康复目标、制订康复计划、评估康复疗效的依据。

ADL评定的内容很多,一般分为两类,即躯体或基本ADL(PADL or BADL),是在每日生活中与穿衣、进食、保持个人卫生等自理活动和与坐、站、行走等身体活动有关的基本活动;工具性ADL(IADL)指人们在社区独立生活所需的关键性的较高级技能,如家务杂事、采购、骑车、处理个人事物等,需借助工具,称为工具性日常生活活动能力。PADL反应较粗大的运动功能,常在医疗机构中应用,IADL反应较精细的功能多在社区老年人和残疾人中应用。

ADL评定的实施可通过直接观察和间接评定两种方式进行。前者是直接观察患者在实际生活中完成动作的情况来评定其能力,是最基本、最常用的方式。也可以在评定训练室进行ADL评定,在此环境中指令患者完成动作,较其他环境更易取得准确结果;后者通过询问患者本人或家属的方式了解一些不能或不便直接观察的活动,如洗澡、大小便控制等。

ADL评定注意事项:①评定应在患者实际生活环境中或在ADL能力评定室中进行,结果较准确,而且便于制订在此环境中的训练计划。②掌握适当的时间。例如,在通常穿衣服的时间进行穿衣技巧评定;在进餐时间评定进食情况。③评定前应与患者交谈,让患者明确评定的目的,了解患者的基本情况如肌力、关节活动范围、平衡能力等,取得患者的理解与合作;评定时让患者首先从相对简单和安全的项目做起,同时删去不安全或患者不可能完成的项目。④在评定如厕、穿衣和修饰过程中要维护患者的隐私,可通过询问或向家属了解的方式进行。⑤在分析评定结果时应考虑有关的影响因素,如患者的生活习惯、文化素养、职业、社会环境、评定时的心理状态和合作程度等。

4）认知功能评定：认知功能评定首先询问病史及临床观察，然后再选择合适的评定量表。认知评定的内容包括记忆力、注意力、定向力、综合思维能力、解决问题能力等方面。其中每一项都有具体的评定方法，主要在作业治疗中应用。

（1）记忆功能评定：记忆功能是人脑的基本认知功能之一。脑功能损害及情绪、人格障碍都可以影响记忆功能。记忆功能评定量表较多，如记忆功能障碍的初筛测验、韦克斯勒记忆量表、临床记忆测验等，可以分为单项记忆测验和成套记忆测验。

（2）注意力评定：注意力是一种重要的认知功能，几乎对认知功能的所有方面均有影响。由于患者受累的部位不同，注意力障碍亦有不同的临床表现，如耐力下降、注意分散、易受干扰及反应迟钝，同时常伴有时间、地点定向力障碍。对注意力的评定不是成套测试，可以根据需要选用。

5）失用、失认症评定：失用、失认症都是大脑半球特定功能部位损害而导致的高级脑功能障碍。失用症指在没有运动、感觉、反射或是理解、注意等方面障碍的情况下，患者对有目的或精细的动作，表现出无能为力的状态。病灶多位于顶叶。失认症指视、听、触等躯体外周各感受器及传入系统正常，但缺乏对感觉信息进行正确分析和识别的能力。病灶多位于非优势半球的顶叶。

（1）失用症评定：失用症的分类方法较多，日本相泽的分类方法（见表24-1）。

表24-1 失用症的分类、检查方法及病灶部位

失用症分类	检查方法	病灶部位
肢节运动失用 口腔颜面失用 步行失用 眼球运动失用 手指失用 躯干失用	根据相应部位，让患者完成某一项日常习惯的动作（如屈肘、握拳、睁眼、闭眼、伸出舌头、起立、走路等）	涉及优势半球均有可能。额叶（前运动区中心）
观念运动失用	让患者完成简单的动作（如敬礼）或使用物品（如划火柴）	以优势半球的顶叶为主，也有的位于两侧半球
观念失用	让患者完成一个连续的动作（如写信、装信、封信、贴邮票、邮信等）	优势半球的顶叶，枕叶呈弥散性脑病
构成失用	让患者按照医生给的样子画或摆出一个平面及立体的图形或积木构型 1. 完成图形 2. 搭积木 3. 用火柴杆组成图形 4. 临摹几何图形 5. 自画、临摹画房子、人物、钟表 6. 写字（听写、抄写）	优势半球、劣势半球顶叶
穿衣失用	观察患者穿脱衣服	劣势半球顶叶，枕叶

（2）失认症评定：失认症除表现为视觉失认、听觉失认和触觉失认外，还有单侧空间

失认、疾病失认、手指失认、空间关系及位置障碍等。

6)心理评定:主要是通过各种心理测评技术了解患者心理状况。在康复治疗初期了解是否存在心理障碍及程度,为制订康复计划提供依据;在康复治疗中期判断康复的效果及预后,为修改康复计划提供依据;在康复治疗后期为全面康复提出建议。

心理评定是测验心理和行为现象的技术和工具,是用较客观的数量化方法,对个体心理差异进行相对比较和分析的过程。根据患者伤残部位和性质的不同,心理评定分为智力测试、神经心理测试、人格测试、情绪测试、记忆力测试和心理症状测试等。心理评定的科学性很强,种类繁多,所以在临床应用中,一定要结合具体情况,选择恰当的测试方法,按照程序和要求进行,使评定结果准确。

7)言语功能评定

(1)失语症评定:失语症是由于脑部损伤使原已获得的语言能力受损或丧失的一种语言障碍综合征。表现为语言的表达和理解能力障碍,患者意识清醒,无精神障碍,能听到言语的声音和看见文字的形象,却不能理解其意义;无口咽部肌肉瘫痪、共济失调,却不能清晰地说话或说出的话语不达意,难以理解。常并发阅读、书写以及计算等方面的障碍。脑血管意外是失语症的最常见病因,其他包括颅脑损伤、脑部肿瘤、脑组织炎症及Alzheimer病等。

失语症评定的目的是判定有无失语症,失语症的类型、轻重程度,了解患者残存的交流能力,为制订治疗目标和选择合适的治疗方案提供客观依据。

目前尚无统一的评定方法。国外较为常用的评定方法是波士顿失语症检查法(BDAE)和西方失语症成套检查表(WAB),国内常用的是汉语失语症检查法。

(2)构音障碍评定:构音障碍指发音器官神经肌肉的器质性病变引起发音器官的肌无力、肌张力异常及运动不协调等,产生发音、共鸣、韵律等言语运动控制紊乱。

构音障碍评定的目的是了解构音障碍类型及程度,从而确定治疗目标,制订治疗方案以及评价治疗效果。包括评定发音器官神经反射、运动功能及言语功能等方面。

(3)言语失用:言语失用是指构音器官本身没有肌肉麻痹、肌张力异常等症状而不能执行自主运动进行发音和言语活动,是一种言语运动性障碍。由于引起言语失用的病灶位于大脑左半球语言中枢 Broca 区附近,故常伴有 Broca 失语。

8)神经电生理诊断

电诊断是一种神经电生理诊断,是记录神经肌肉组织的电活动,根据神经解剖学和神经电生理学的原则判断有无神经元(或轴突)变性;有无神经纤维脱髓鞘;有无神经—肌肉间传递障碍;有无原发性肌纤维病变,为临床神经肌肉疾病的诊断和功能评定提供依据。电诊断的方法包括:肌电图检查、神经传导测定、刺激式电诊断、各种反射检查等。

9)心肺功能评定:心肺功能评定已广泛应用于康复医学的临床与研究。心血管和呼吸系统虽然属于 2 个系统,但功能密切相关,功能障碍的临床表现接近。通过心肺功能评定了解心肺功能的动态变化及功能障碍的程度,有助于临床康复疗效及预后判断。

(1)心电运动试验(ECG):指通过逐步增加运动负荷,以心电图为检测手段,并通过试验前、中、后心电和症状及体征的反应来判断心肺功能的试验方式。其原理是通过增加心肌耗氧量揭示冠状动脉的供血情况。当冠状动脉病变时血液相对减少,不能满足心肌对氧的需要,在心电图上显示心肌供血不足的表现。临床用于冠心病诊断及冠状动脉储备、病变程度和预后的评估;心律失常鉴定;心功能、体力活动能力和残疾程度判定;指导康复治疗,评定治疗效果等。

(2)运动气体代谢测定:肺功能包括通气和换气两个基本部分。运动气体代谢测定指机体在运动时肺换气功能的评定。

测定指标:

①最大吸氧量[$V(O_2)max$]:指机体在运动时所能摄取的最大氧量,是反映心肺功能状态和体力活动能力的最好生理指标,通过极量运动试验直接测定。用于评估患者的运动耐力、制订运动方案和疗效。(VO_2)max 随年龄的增长减低,适当康复锻炼可以减轻衰退的程度。

②峰值吸氧量[(VO_2)peak]:严重心肺疾病的患者如果不能进行极量运动,可测定其运动终点时的吸氧量,称为 $V(O_2)$peak。作为疗效评定和运动方案制订的指标。

③代谢当量(METs):以安静、坐位时的能量消耗为基础,表达各种活动时相对能量代谢水平的常用指标。气体代谢测定是 METs 实测的基本方法。由于大量日常活动的METs 已经测得,所以临床上多采用人群平均 METs 值作为参考。

3. 康复治疗与护理

根据康复评定所明确的功能障碍情况和程度,规划设计康复治疗方案。包括运动体育、物理疗法、作业疗法、康复护理、语言矫治、心理疗法、假肢和矫形器装配、营养、药物、手术及我国传统的针灸、推拿、太极拳等康复手段。

1)物理疗法:应用力、电、光、声、磁、水和温度等物理因素来治疗患者疾患的方法叫作物理疗法(PT)。其中以徒手及应用器械进行运动训练来治疗伤、病、残患者,恢复功能或改善功能障碍的方法称为运动疗法;而利用电、光、声、磁、水和温度等物理因子治疗疾病,缓解疼痛等症状的疗法称为物理因子治疗或理疗。运动疗法技术多为主动性的康复治疗技术,即在治疗师的指导下,由患者主动地进行运动治疗活动;而理疗技术则是由治疗师对患者施以治疗,不需患者主动活动,故被视为被动性的康复治疗技术。国际上在通常的物理治疗康复工作中,运动疗法所占比重远远大于物理因子疗法,故国外往往把物理治疗等同于运动疗法。

2)作业疗法(OT):是为恢复患者的生活、工作能力,有目的、有选择性地从日常生活活动,职业劳动和认知活动中选择一些作业形式对患者进行训练,以缓解症状,改善或增强其躯体、心理和社会功能,使患者达到最大的生活自理,提高其生活质量,帮助其重返社会。作业疗法一词,是在 19 世纪由美国医生 George Barton 首先提出的。作业疗法早期主要用于精神病患者的综合治疗。第一次世界大战期间,肢体伤残患者的数量剧增,作业疗法得以用于伤员的治疗。第二次世界大战后,随着康复医学的兴起,特别是全面康复概念的提出,作业疗法的重点才逐渐转移到功能障碍的康复上来。随着作业疗法的发展,人们不断地探索和研究构成本专业的理论和技术内涵,使其日趋成熟。1951 年“世界作业治疗师联合会”成立后,作业疗法在世界各地广泛开展起来,成为康复治疗的一个重要组成部分。近年来,随着计算机等高新技术在作业疗法中的应用,其水平不断提高。

作业疗法现已与物理疗法并驾齐驱,同属于康复治疗中的两大治疗学科,它们不是按先后顺序排列,而是并列的。作业疗法具有很强的国情性,其在我国的发展受到了一定的制约。随着改革开放的进程,人们的思想观念、生活水平都发生了巨大变化。1996年,卫生部颁发了《综合医院康复医学科管理规范》,要求二级以上综合医院应设置康复医学科,至少应下设物理治疗室和作业治疗室。

作业疗法与物理疗法相比,在治疗目标、范围、手段和患者参与情况等方面都有很大区别。作业疗法主要使患者在生活适应力上发挥最大的潜能,不仅治疗躯体疾病,而且治疗心理疾病。其内容丰富,形式多样,具有浓厚的趣味性。功能的进步,劳作的成果,又进一步鼓励患者训练的信心与热情。作业治疗环境的设施与家庭接近,有利于患者较快地过渡到正常生活。

3)言语治疗与护理:又称为言语训练或言语再学习,是指通过各种手段对有言语障碍的患者进行针对性治疗。其目的主要是通过言语训练来改善患者的言语功能,提高交流能力。对经过系统训练效果仍不理想者,或因重度语言障碍而很难达到正常的交流水平时,应加强非言语交流方式的训练或借助于替代言语交流的方法如手势语、交流板和言语交流器等。

言语治疗在发达国家已有半个多世纪的历史,目前该领域已形成完整的教育体系。在我国,言语康复工作开始于20世纪80年代末到20世纪90年代初,近几年来有较快发展,但目前从事此项工作的人员仍然匮乏。因此,发展壮大言语治疗人员队伍和不断提高从业人员业务水平是当前的重要工作之一。

4)心理治疗与护理:是指医务人员以心理学理论为指导,运用心理学方法,如语言、表情、姿势、行为或其他心理学技术,影响和改变患者的心理活动,以缓解或消除患者的各种不良情绪、行为及症状,使之恢复健康。

心理治疗者一般为具有丰富的心理学、精神医学和临床医学知识的医务人员,并且还应具备良好的语言表达能力。心理治疗的对象主要是有较严重心理障碍或心身疾病的患者。心理治疗的机制是运用心理学技术来改变患者的心理活动,即影响和改变患者的认知、情绪、行为方式来达到治疗目的。

5)康复工程:是工程技术人员在康复理论和相关工程理论指导下,与各个康复领域的康复工作者、残疾人、残疾人家属密切合作,以各种工艺技术为手段,帮助残疾人最大限度地开发潜能,恢复其独立生活、学习、工作能力的科学。康复工程学是生物医学工程学的重要分支,是残疾人康复工作与工程学相结合而产生的一门应用科学技术,是现代机械学、电子学、计算机学、材料学、生物力学等与康复医学相结合的跨学科的边缘科学。

用工程的方法和手段,通过功能代偿和替代,最大限度地改善或扩大患者的潜能,是康复工程在康复医学中的主要任务。对由于脑血管意外、脊髓损伤和意外损伤造成的肢体伤残者,借助工程手段是主要的,有时甚至是唯一的康复方法。例如,对各种原因造成的截肢的患者,他们肢体功能的恢复和代偿将主要依靠工程的方法来实现。因此,康复工程在康复医学中占有重要地位,起着不可代替的作用。从这个意义上说,一个国家康复医学水平的高低与康复工程技术的发展水平有密切关系。

把残疾人使用的、特别生产或一般有效地防止、补偿、抵消残损、残疾或残障的任何产品、器械、设备或技术系统均称为残疾人辅助器具,一般又称为"康复器材"。如假肢、矫形器等。

　　6）中国传统康复疗法与护理：中国传统康复疗法是指在中医学理论指导下对患者进行康复治疗的方法，其主要手段有针灸、推拿、中药、拔罐、食疗、运动、调摄情志等，在现代康复治疗中常配合其他方法共同促进疾病的康复。

　　（1）针灸疗法：是中医药学的一个重要组成部分。几千年来，我国劳动人民和医学家在长期与疾病做斗争中，创立和发展了针灸治病的理论及操作方法，并总结了许多宝贵的临床治疗经验。它对于中华民族的繁荣昌盛做出了较大的贡献。

　　针灸包括针法和灸法，这是两种不同的治疗方法。针法是采用各种不同型号的金属针，通过刺入穴位，运用不同手法进行治病的方法；灸法是采用以艾叶为主要原料制成的艾条、艾炷，点燃熏灼体表一定部位进行治病的方法。两者所用的器材和操作方法虽不同，但都是通过刺激人体的穴位和经络，而起通达营卫，调和气血，疏利经络，调整机体各部功能的作用，达到防治疾病的目的。两者都是属于外治的方法。针法和灸法临床上常结合应用，习惯上把这两种方法相提并论，合称为针灸。

　　针灸疗法不仅历史悠久，内容丰富，而且具有适应证广，疗效明显，设备简单，经济安全等特点。是许多病者乐于接受的一种治疗方法。

　　①针灸治疗原则：针灸治疗原则是针灸治疗疾病必须遵循的准绳，整个治疗过程中，均应以治疗原则为指导。根据中医治疗疾病的基本思想，结合针灸治疗疾病的具体实践，常将针灸治疗原则归纳为补虚与泻实、清热与温寒、局部与整体、治标与治本、同病异治与异病同治、三因制宜等几个方面。

　　标本缓急：标与本、缓与急是一个相对的概念，在疾病的发生、发展过程中，标本缓急复杂多变。根据《内经》"治病必求于本""谨察间甚，以意调之，间则并行，甚则独用"的治疗思想和临床实践的经验总结，标本缓急的运用原则有以下4点。

　　A. 治病求本：治病求本，就是针对疾病的本质进行治疗。临床症状只是疾病反映于外的现象，通过辨证，由表及里，由现象到本质进行分析，找出疾病发生的原因、病变的部位、病变的机制，归纳为某一证型，这一证型大体上概括出疾病的本质。然后，针对这一具体证型立法处方，以达到治病求本的目的。如头痛，可由多种原因引起，如外感、血虚、血瘀、痰阻、气郁、肝阳上亢等，仅用止痛的方法选取局部腧穴治疗，虽可起到缓解疼痛的作用，但容易复发。必须针对引起头痛的原因，分别采取解表，养血、活血化瘀、化痰、理气解郁、平肝潜阳等法，选用相应经脉的腧穴予以治疗，才能收到根治的效果。

　　B. 急则治标，缓则治本：是标本施治原则中的变法之一。治本，是在一般情况下实施所必须遵循的治疗原则，然而在特殊情况下常有标本主次的不同，因而在治疗上也有先后缓急之分。如在某些标病处于紧急的情况下，如不及时处理解决标病，就可危及患者生命或影响本病，当务之急则应遵循"急则治标，缓则治本"的原则，先治其标，后治其本，当标病缓解之后再治其本病。如脊髓外伤后出现尿潴留，应先用按压中极穴的方法，救治标急，待尿潴留解除后再治其本。这说明治标视为应急所采取的权宜之计，而治本才是其根本目的。

　　C. 标本并重，标本兼顾：是标本施治原则中的变法之二。疾病是复杂的，千变万化的，特殊情况时还要灵活掌握，随机应变，才能万无一失。在标病和本病都处于危急或同等重要情况下,应标本同治。此时从时间、条件上都不允许单独治疗一方。如先治标则加重本病,若先治本病则标病更危急,所以必须标本兼顾。此外标本的关系不是绝对的、一成不变的,在一定的条件下有时可以相互转化的,因此在临症时还应掌握标本的规律,以便始终抓住疾病的主要矛盾,做到治病求本。

D. 补虚泻实:补虚泻实是指导针灸治疗的基本原则,运用针灸补虚泻实原则,除正确掌握针灸补泻的操作方法外,还必须熟悉本经补泻、异经补泻和子母补泻等方法。

a. 补虚:针灸补虚主要是通过补其本经、补其表里经和虚则补其母的方法选穴配伍,并结合针刺手法之"补法"的施用,达到"补"的目的。

某脏腑的虚证,尚未涉及其他脏腑者,均可选取本经腧穴,施用补法治疗。例如,肺虚者取肺经腧穴,大肠虚者取大肠经腧穴等。若涉及与之相表里的脏腑,均可选取与其相表里脏腑的经脉腧穴。此外,还可根据五行生克理论,采取虚则补其母的方法。

b. 泻实:针灸泻实主要通过采取泻其本经、泻其表里经和实则泻其子的方法选穴配伍,并结合针灸手法之"泻法"的施用,达到"泻实"的目的。

某脏腑实证,尚未涉及其他脏腑者,均可选取本经腧穴,施以泻法治疗。例如,肝实者选取肝经腧穴以泻之,胆实者选取胆经腧穴泻之等。泻其本经,一般多取本经合穴和本腑募穴;急症属实者,可取本经郄穴和井穴。若涉及与之相表里的脏腑,均可选取相表里经脉腧穴,并施以泻法治疗。此外,还可根据五行生克理论,采取实则泻其子的方法。

c. 补泻兼施:疾病的临床证候常表现为虚实夹杂,治疗上应当补泻兼施。若病属本虚标实之证,正气既衰又见邪实之象,则应泻实与补虚兼顾,或者先行补虚,而后泻实。同时还应根据虚实程度的轻重缓急,来决定补泻的多少与先后。例如,对邪实正虚的膨胀病,一味泻实或单纯补虚都是片面的,唯有虚实同治、攻补兼施才是理想之策。又如阴虚不能制阳引起的肝阳上亢之证,应育阴潜阳,宜补太溪、复溜以滋养肾阴,并泻太冲、行间以平降肝阳。

d. 三因制宜:"三因制宜",指因时、因地、因人制订,即根据季节(包括时辰)、地理和治疗对象的不同情况而制订适宜的治疗方法。因此,在治疗疾病时,需要根据各方面情况来考虑,如时令、气候、地理环境、个人体质、性格、年龄、生活习惯、病种、病情、耐受程度和职业等各种不同情况,运用不同的方法治疗,因此,在针灸推拿治疗中,需要遵循因时、因地、因人、因病制订适宜的治疗原则,并根据这个原则选取适当的治疗方法、治疗手法、治疗量。总之,应以急对急,以慢对慢,以重对重,以实对实,以轻对轻,以大对大,以小对小,以风对风,以水对水。

②针灸宜忌与不良反应:针刺虽然能赢得广大群众的欢迎,但如果操作不当,又常常可以引起某些不良反应,轻者增加患者痛苦,重者诱发某些医源性疾病,甚至于危及生命,酿致死亡的悲剧。

针灸的宜忌:

施术部位的宜忌:针灸施术时所选择的腧穴都有确切的位置,故要求术者必须熟悉腧穴的局部解剖特点,除了以刺血络、刺筋骨为目的的特殊刺法外,均应避开要害部位,以免刺伤内脏,或重要血管筋骨等处。《素问·刺禁论》说:"脏有要害,不可不察。"《素问·诊要经终论》也说:"凡刺胸腹者,必避五脏。"就是说人体的内脏各有一定的要害之处,不可不了解,术者应熟悉重要脏器所在位置,施术时应十分谨慎,若刺之过深,就会发生不良后果。又如《素问·刺禁论》说:"刺跗上中大脉,血出不止死""刺郄中大脉,令人仆脱色""刺臂太阴脉出血,多立死"。说明一旦刺伤重要血管,可引起血出不止,甚至死亡。对于特殊部位的腧穴,如后项部内为延髓,不可深刺;对于胸腹和腰背部,必须掌握分寸,严禁深刺;大血管附近的腧穴,操作时应慎重,如邻近动脉的委中、箕门、气冲、曲泽、经渠、冲阳等,乳中、脐中和小儿囟门部位也不宜针刺。

针灸的不良反应:针灸治病是一种安全、有效的治疗方法,但由于种种原因,有时也可有某种不良反应,如晕针、滞针、弯针等,须立即进行有效处理。

晕针:多见于初次接受针灸治疗的患者,也可因精神紧张、体质虚弱、劳累过度、饥饿空腹等引起。轻度晕针表现为头晕目眩,精神疲倦,恶心欲吐;重度晕针表现为面色苍白,心慌气短,出冷汗,脉细弱,甚则神昏,血压下降,脉微欲绝等症状。

处理:立即停针,起出全部留针,患者平卧,头部放低,松解衣带,保暖。轻者休息片刻,给饮温茶,即可恢复。重者指掐或针刺人中、合谷、内关、足三里、涌泉、中冲等急救穴,也可灸百会、气海、关云、神阙等。晕针缓解后,仍需让患者适当休息。

滞针:多见于患者精神紧张,针刺入后局部肌肉强烈挛缩等所致。

处理:嘱患者消除紧张,使局部肌肉放松;或延长留针时间,用循、摄、按、弹等手法,或在滞针附近刺一针,以缓解局部肌肉紧张。如因单向捻针而致者,需反向将针捻回。对精神紧张者,应先做好解释,消除顾虑。并注意行针手法,避免连续单向捻针。

弯针:术者进针手法不熟练,用力过猛,以致针尖碰到坚硬组织;或因患者在针刺过程中变动了体位,或针柄受到某种外力碰压等。

处理:出现弯针后,就不能再行手法。如针身轻度弯曲,可慢慢将针退出;若弯曲角度过大,应顺着弯曲方向将针退出。因患者体位改变所致者,应嘱患者慢慢恢复原来体位,使局部肌肉放松后,再慢慢退针。遇有弯针现象时,切忌强拔针、猛退针。

针刺时医者进针手法要熟练,指力要轻巧。患者的体位要选择恰当,并嘱其不要随意变动。注意针刺部位和针柄不能受外力碰压。

折针:发生折针的原因多为针具质量欠佳,针身或针根有损伤剥蚀。针刺时针身全部刺入腧穴内,行针时强力提插、捻转,局部肌肉猛烈挛缩。患者体位改变,或弯针、滞针未及时正确处理等所致。

处理:嘱患者不要紧张、乱动,以防断针陷入深层。如残端显露,可用手指或镊子取出。若断端与皮肤相平,可用手指挤压针孔两旁,使断针暴露体外,用镊子取出。如断针完全没入皮内、肌肉内,应在 X 线下定位,用手术取出。

感染:针刺虽可增强机体免疫力,但如不注意消毒,可容易引起局部感染。对已引起感染的部位进行局部消毒敷药,并可口服抗生素。

大出血:凡以大号粗针刺,尤在血管丰富或有比较大的动脉经过部位行针,一旦伤及比较大的血管,就可能引起大出血。对大出血的患者可采取手术治疗或压迫止血,同时予以冷敷。

神经损伤:不适当的针刺或穴位注射,既可以损伤外周神经,导致感觉障碍或肢体畸形等不良后果,又可以直接损伤中枢神经系统,引起昏迷乃至猝死。为了避免神经损伤,在针刺或穴位注射时,如遇到瞬时触电样感觉,应将针尖少许退出再行捻转或注药。在针刺项部或督脉经穴时,如术者突然感到进针阻力消失,即表示已通过硬脑膜或硬脊膜;如患者突然自诉有向四肢迅速放射的触电样感觉,则表明针尖已触及延髓或脊髓,应迅速退针,忌捻转提插。

内脏损伤:主要是施术者缺乏解剖学、腧穴学知识,对腧穴和脏器的部位不熟悉,加之针刺过深,或提插幅度过大,造成相应的内脏受损伤。如刺伤肝、脾,可引起内出血,肝区或脾区疼痛,有的可向背部放射。如出血不止,腹腔聚血过多,会出现腹痛、腹肌紧张,并有压痛及反跳痛等急腹症症状。刺伤心脏时,轻者可出现强烈刺痛,重者有剧烈撕裂痛,引起心外射血,即刻导致休克等危重情况。刺伤肾脏,可出现腰痛,肾区叩击痛,血尿,严重时血压下降、休克。刺伤胆囊、膀胱、胃、肠等空腔脏器时,可引起疼痛、腹膜刺激征或急腹症等症状。

处理:损伤轻者,卧床休息一段时间后,一般即可自愈。如损伤较重,或继续有出血倾向者,应加用止血药,或局部做冷敷止血处理,并加强观察,注意病情及血压变化。若损伤严重,出血较多,出现休克时,则必须迅速进行输血等急救措施。

为预防内脏损伤,术者要学好解剖学、腧穴学,掌握腧穴结构,明了腧穴下的脏器组织。针刺胸腹、腰背部的腧穴时,应控制针刺深度,行针幅度不宜过大。

堕胎:利用针刺某些经穴的堕胎作用,固然可以用作流产、引产和催产,但对某些正常孕妇必须加以注意,以免发生流产或早产。

针刺前的准备:

检查针具:目前常用的28、30号不锈钢针,用前应检查针尖是否带钩,针体有无扭曲、断裂等。

体位:针刺治疗时患者所处体位是否合适,对于正确取穴、针刺操作、持久留针和防止针刺意外等都有重要意义。对部分重症和体质虚弱,或精神紧张、畏惧针刺的患者,其体位选择尤为重要。一般以患者舒适、自然和便于操作为原则。常用体位如下:

仰卧位:仰卧体位自然舒适,全身放松,不易疲劳,宜于持久。适用于前身部的腧穴。

俯卧位:适用于后身部的腧穴。

侧卧位:适用于侧身部的腧穴。

仰靠坐位:适用于前头、颜面、颈前和上胸部的腧穴。

俯伏坐位:适用于头顶、后头、项背部的腧穴。

侧伏坐位:适用于侧头、面颊、颈侧、耳部的腧穴。

定穴和揣穴:针刺操作前医者须将施术的腧穴位置定准,腧穴的定位简称"定穴"。医者以手指在穴位处进行揣、摸、按、循,找出具有指感的穴位,称为"揣穴"。针刺前腧穴定位的具体步骤和方法是:

定穴:首先根据处方选穴的要求,确定所选腧穴的位置和相应取穴方法,逐一定取。

揣穴:在已定穴处用手指进行按压、捏掐等手法,当按压的局部酸胀感应比较明显处即是腧穴的所在处。

消毒:应用针刺必须严格注意消毒灭菌。针刺前的消毒灭菌范围应包括针具器械、医师的手指和患者的施针部位。

针具器械消毒：方法很多，以高压蒸汽灭菌为佳。

高压蒸汽灭菌：将毫针等针具用布包好，放在密闭的高压蒸汽锅内灭菌。一般在 $1.0 \sim 1.4 \ kg/cm^2$ 的压力、$115 \sim 123℃$ 的高温下保持 30 分钟以上，才可达到灭菌要求。

药液浸泡消毒法：将针具放在 75% 乙醇内浸泡 $30 \sim 60$ 分钟，取出擦干后使用。也可置于器械消毒液内浸泡（如 0.1% 苯扎溴铵加 0.5% 亚硝酸钠）。直接和毫针接触的针盘、镊子等也需进行消毒。经过消毒的毫针，必须放在消毒过的针盘内，外用无菌纱布遮覆。

医师手指消毒：医师的手，在施术前要用肥皂水洗刷干净，再用 75% 乙醇棉球涂擦后，才能持针操作。

施针部位消毒：在患者需要针刺的穴位皮肤上用 75% 乙醇的棉球擦拭，应从中心点向外绕圈擦拭。或先用 2% 碘酒擦拭，再用 75% 乙醇脱碘。

针刺角度：

直刺：针体与皮肤成 90° 角垂直刺入。

斜刺：针体与皮肤成 45° 角刺入。

横刺：又称沿皮刺，针体与皮肤约成 9° 角刺入。

进针方法：

快速进针：右手拇、示两指挟持针体，露出针尖，迅速刺入皮下，然后用左手拇、示两指稳住针体，右手再边捻边插使针达适当深度。

指切进针法：以左手拇指或示指的指甲切按在腧穴旁，右手持针，针尖紧靠指甲，将针刺入皮肤。此法多用于短针的进针，如针刺内关、太渊、照海等穴时。

夹持进针法：以左手拇、示两指夹持消毒干棉球，裹住针身的下端，露出针尖，将针尖固定于针刺腧穴皮肤表面，右手持针柄，使针身垂直，在右手下压时，左手同时用力，两手协同将针刺入皮肤。这种方法适用于长针的进针，如针刺环跳、风市、秩边等穴时。

提捏进针法：以左手拇、示两指将腧穴处的皮肤捏起，刺手从捏起部位的上端刺入。此法适用于短针及皮肤浅薄部位的腧穴，如针刺印堂、地仓、攒竹等穴时。

舒张进针法：用左手拇、示两指将腧穴处的皮肤向两侧撑开绷紧，使针从左手拇、示两指中间刺入。这种方法适宜于皮肤松弛部位的腧穴，如腹部天枢、关元等穴。

针刺手法：针刺手法是进针后的手法，有基本手法与辅助手法 2 种。

基本手法包括提插和捻转两种手法。提插是指针刺进入一定深度后，施以上下、进退的行针动作，即将针从浅层插入深层，再由深层提到浅层，如此反复上提、下插。捻转是指针刺进入一定深度后，施以前后、左右的行针动作，即将针向前、向后来回旋转捻动，反复多次。

辅助手法是为了促使得气，或加强针感，而在行针的基础上加用的手法。包括弹法、刮法、飞法、震颤法、青龙摆尾法、白虎摇头法、苍龟探穴法、赤凤迎源法等。弹法是用手轻弹针尾，使针体微震动；刮法是用拇指抵住针尾，以食指或中指的指甲轻刮针柄；飞法是以捻转为主，在做大幅度的捻转后松手，拇、示指张开，如飞鸟展翅状；震颤法是指持针做小幅度的快速颤动；青龙摆尾是指向病所斜刺后摆动针柄，如手扶舵；白虎摇头是指针刺得气后，以手持针轻摇，似手摇铃；苍龟探穴是指针入穴后多向探刺，由浅入深，如龟探穴；赤凤迎源是指针刺得气后,以提插捻转结合一捻一放,形如赤凤展翅飞旋。

留针与出针:当毫针刺入腧穴,行针得气并施以或补或泻手法后,将针留置在穴内者称为留针。留针是毫针刺法的一个重要环节,对于提高针刺治疗效果有重要意义。通过留针,可以加强针刺感应和延长刺激作用,还可以起到候气和调气的目的。针刺得气后留针与否以及留针时间久暂,应视患者体质、病情、腧穴位置而定。如一般病证只要针下得气并施以适当补泻手法后,即可出针,或留置10~20分钟。但对一些特殊病证,如慢性、顽固性、痉挛性疾病,可适当延长留针时间。某些急腹症、破伤风角弓反张者,必要时可留针数小时。而对老人、小儿患者和昏厥、休克、虚脱患者,不宜久留针,以免贻误病情。留针方法主要有以下两种。

静留针法:《素问·离合真邪论》有"静以久留"之说,即是针下气至后,让其自然地留置穴内,不再运针,到时出针。临床多用于对针感耐受性较差的慢性、虚弱性患者。此外,病情属虚或寒需行补法时,按"寒则留之"也用本法。

动留针法:《针灸大成》云"病滞则久留针",即将针刺入腧穴先行针待气至后,留置一定时间,在留针时间反复运针,称为动留针法,亦称间歇行针法。本法的作用在于增强针刺感应,达到补虚泻实的目的。此外,临床用于针后经气不至者,可边行针催气,边留针候气,直待气至。

医者对留针必须重视,首先要排除不适于留针的患者,如不能合作的儿童、惧针者、初诊者、体质过于虚弱者;其次要排除不宜留针的部位,如眼区、喉部、胸部等;再次要排除不宜留针的病情,如尿频、尿急、咳喘、腹泻等类病证。对需要留针、可以留针者,在留针期间,应时刻注意患者的面色和表情,防止晕针等意外发生。

出针是将针自腧穴退出的过程,一般左手用消毒的干棉球挟持体底部,右手捻转退针。如针下紧重时,可轻微捻转至松动后再上拔退针。

针刺注意事项:

患者过于饥饿、疲劳,精神过于紧张时,不宜立即进行针刺,体质虚弱的患者,宜采用卧位,针刺手法不宜过强。

妇女怀孕3个月者,不宜针刺小腹部腧穴。若怀孕3个月以上者,其腹部、腰骶部腧穴不宜针刺。至于三阴交、合谷、昆仑等一些活血通经的腧穴,在怀孕期间禁刺。妇女在月经期间,若非为了调经,亦不应针刺。

小儿囟门未闭合时,该部位腧穴不宜针刺。

皮肤有感染、溃疡、瘢痕或肿瘤的部位不宜针刺。

对胸、胁、腰背脏腑所居之处的腧穴,不宜直刺和深刺。肝大、心脏扩大、肺气肿等患者更应注意。如刺胸、背、胁、缺盆部位等腧穴,要严格掌握针刺角度、深度,防止伤及肺脏而使空气进入胸腔,导致创伤性气胸及其他事故的发生。

针刺眼区和颈部的风府、哑门等穴和脊椎部的腧穴,必须熟练掌握其操作手法,以免伤及重要的组织器官,产生不良的后果。

对于尿潴留等患者针刺小腹部的腧穴,要掌握适当的针刺角度和深度,以免误伤膀胱等器官而出现意外事故。

常有自发性出血或损伤后出血不止的患者,不宜针刺。

电针法:电针是以电针仪输出各种形式的脉冲电流,通过毫针作用于人体经络腧穴而达治疗目的的一种方法,是一种持续刺激的针刺方法。电针仪的常用输出电流有脉冲电、音频电流、交流电等,以音频电流为多用。电针取穴有一定的规律,即以经络取穴或以神经分布或神经节段分布选穴。一般同一对输出电极边接在身体的同侧,在胸、背部腧穴上使用时更不可将两个电极跨接在身体的两侧。单穴电针时,可选取有主要神经干通过的腧穴,将针刺入得气后接上电极的任何一个,另一电极可接在用水浸湿的纱布上,作为无关电极。通电以 15～20 分钟为宜,从低频到高频。

水针法:水针又称"穴位注射",是选用中、西药物注入有关腧穴而达针药双重作用的一种方法。

常用药物:根据病情需要,一般凡是可供肌内注射用的药物,都可供水针用。如各种痛证;常选用当归、红花、复方当归、徐长卿、肿节风、麝香等注射液或阿托品、0.1%～0.5%盐酸普鲁卡因等;如气血瘀滞经脉的麻木酸疼等症,多选用红花、三七、维生素 B_1、维生素 B_{12}、骨宁等注射液;如某些虚弱性疾病,可选用当归、人参、胎盘组织液、辅酶 A、ATP 等注射液;如炎症性疾病多选用板蓝根、田基黄、穿心莲、茵陈等注射液或各种抗生素。5%～10%葡萄糖注射液和生理盐水也可以采用。

穴位注射方法:取穴基本与体针所用穴位相同,根据病情选择有效主治穴位。选穴须精炼,点穴要正确,一般以 2～4 穴为宜。宜选择肌肉较丰满处的穴位,也可选择阿是穴,或检查时触到的呈结节、条索状等阳性反应。定穴后根据注射部位的具体情况和药量的不同,选择大小适宜的注射器和针头,将药液抽入注射器内,局部皮肤消毒后,将针头对准应刺入部位,快速刺入。按照毫针针刺的要求,刺到一定深度,慢慢地上下提插,出现酸胀感后,将针芯回抽一下,如无回血,即可将药液缓慢注入。注射时针感能扩散者为佳。

注射剂量:因药物不同,注射剂量有差别,如当归、红花、板蓝根等中草药制剂,每次剂量一般为 1～2mL。维生素、阿托品、抗生素等化学药品,一般应用原剂量的 1/10～1/2 为宜,葡萄糖注射液及生理盐水可根据具体情况,注入 5～20mL。

适应证:适用于多种常见病、多发病,如肺炎、支气管炎、支气管哮喘、胃溃疡、十二指肠溃疡、肠炎、菌痢、风湿性心脏病、神经衰弱、神经性头痛、腰肌劳损、血栓闭塞性脉管炎等。

注意事项:

注意药物的药理作用、配伍禁忌、不良反应和变态反应。凡能引起变态反应的药物(如青霉素、盐酸普鲁卡因等)必须先做过敏试验,阴性者方可应用。不良反应较严重的药物,应谨慎使用。

不要将药液注入关节腔、脊髓腔和血管内以免引起不良反应。如误入关节腔可引起关节红肿、发热、疼痛等反应。误入脊髓腔有损害脊髓的可能。

在有神经干通过的部位做穴位注射时,需注意避免损伤神经干。如针尖触到神经干,患者即产生触电感,此时切忌将药液推入,而应将针稍退出或改变进针的方向,再将药液注入。

孕妇的下腹、腰骶部及某些敏感部位,如合谷、三阴交、至阴等穴位处,一般不宜做穴位注射;年老体弱或初次治疗者,选穴宜少,注射药液不宜过多。

消毒要严密,防止感染。在躯干部注射不宜过深,防止刺伤内脏。

灸法:灸法是指运用艾绒或其他药物放在人体一定的部位,点燃后熏灼、温烫,通过经络的传导,调节脏腑功能,达到防治疾病的一种方法。《灵枢·官能》说:"针所不为,灸之所宜。"说明灸法很早就被人们所重视。

灸用材料:施灸的原料很多,但以艾叶为主,因艾叶气味芳香,辛温味苦,易于点燃,火力温和,不起火焰,且易渗透肌肤。《名医别录》载:"艾叶苦,微温,无毒,主灸百病。"临床应用时,将艾叶晒干,捣碾令细,筛去粉末,去其粗梗部分,剩下柔软纤维即是艾绒,以备应用。施灸时根据不同的灸法,将艾绒制作成艾条、艾炷等,还应备有生姜、大蒜、细盐、附子饼、凡士林等辅助材料。

灸的作用:

温经通络、行气活血:对经脉气血阻滞不通、关节痛有效。

温中散寒、回阳复脉:如脾虚泄泻、肾阳虚冷、月经不调、宫寒带下、夜尿频数都有良好效果。

培补元气、预防疾病:常灸关元、命门、足三里,可壮元阳,达到长寿养生的作用。

升举阳气、密固肌表:对卫阳不固、腠理不密、经常伤风感冒可温灸肺俞、大椎以密固肌表。对中气下陷的子宫脱垂、脱肛、胃下垂者,可灸百会,有提升阳气治疗内脏下垂疾病的作用。

活血化瘀、消肿止痛:灸法温热能散寒凝,使营气得行。如痈疽未熟,可使之消散,已熟者令之速溃,气不足而久不收口者使之生肌。

温经散寒、祛湿止痛:由于风寒湿邪、痹阻于经脉,不通致痛的病证也能用灸法取效。

施灸法:灸法种类很多,一般可分为艾炷灸、艾条灸、器具灸、温针灸和天灸等几类。其中艾炷灸和温针灸临床最为常用。

艾炷灸是指将艾绒制成锥形艾团置于一定腧穴或部位上点燃施灸。根据是否直接接触皮肤可分为直接灸和间接灸。直接灸又称着肤灸,是艾炷直接放置于皮肤上施灸,根据皮肤烧灼程度不同又可分为非化脓灸、发泡灸和化脓灸。间接灸又称隔物灸,是艾炷隔着物品或药物放置于皮肤上施灸,因而不直接接触皮肤。根据所隔物品的不同又可分为隔姜灸、隔蒜灸、隔盐灸、隔附子饼灸、隔葱灸等多种。

艾条灸是指将艾绒制成艾条点燃后在一定腧穴或部位上施灸,一般不直接接触皮肤。根据操作方法的不同分为固定灸、雀啄灸、回旋灸和太乙雷火灸。太乙雷火灸的艾条是在艾绒中掺入芳香理气、温经活血通络之药末卷制而成。

艾炷直接灸:

瘢痕灸:用黄豆大或枣核大的艾炷直接放在穴位上施灸,局部组织烫伤后,产生无菌性化脓现象,能改善体质,增强机体的抵抗力,从而起到治疗和保健作用。如《针灸资生经》中说:"凡着艾得灸疮,所患即瘥,若不发,其病不愈。"说明古代灸法,无论是治病,还是保健,一般要求达到化脓,即所谓"灸疮",认为能否形成灸疮是取得疗效的关键。目前临床上,常用此法对哮喘、慢性胃肠炎、发育障碍等疾病和体质虚弱者进行施治。

无瘢痕灸:近代对灸法的应用,有以达到温烫为主,不致透发成灸疮,称为无瘢痕灸(非化脓灸)。其方法是,先将施灸部位涂以少量凡士林,然后将小艾炷放在穴位上,并将之点燃,不等艾火烧到皮肤,当患者感到灼痛时,即用镊子将艾炷夹去或压灭,更换艾炷再灸,连续灸3~7壮,以局部皮肤出现轻度红晕为度。因其不留瘢痕,易为患者接受。本法适用于虚寒轻证。

艾炷间接灸:

隔姜灸:将新鲜生姜切成约0.5 cm厚的薄片,中心处用针穿孔数孔,上置艾炷,放在穴位施灸,当患者感到灼痛时,可将姜片稍许上提,使之离开皮肤片刻,旋即放下,再行灸治,反复进行。或在姜片下衬一些纸片,放下再灸,直到局部皮肤潮红为止。本法简便易行,一般不会引起烫伤,临床应用较广。此法多用于治疗外感表证和虚寒性疾病,如感冒、咳嗽、风湿痹痛、呕吐、腹痛、泄泻等。

隔蒜灸:用独头大蒜切成约0.5 cm厚的薄片,中间用针穿孔数孔,放在穴位或肿块上(如未溃破化脓的脓头处),用艾炷灸之,每灸4~5壮,换去蒜片,每穴一次可灸5~7壮。因大蒜液对皮肤有刺激性,灸后容易起疱,故应注意防护。本法多用于治疗肺痨、腹中积块及未溃疮疖等。

隔盐灸:又称神阙灸,本法只适于脐部。其方法是:患者仰卧屈膝,以纯白干燥的食盐,填平脐孔,再放上姜片和艾炷施灸。如患者脐部凸出,可用湿面条围脐如井口,再填盐于脐中,如上法施灸。加放姜片的目的是隔开食盐和艾炷的火源,以免食盐遇火起爆,导致烫伤。此法对急性腹痛、吐泻、痢疾、四肢厥冷和虚脱等症,具有回阳救逆之效。

太乙针灸与雷火针灸:两者主要是药物处方不同,皆将药物研细末,掺入艾绒内,外用桑皮纸卷成爆竹状,外用鸡蛋清封固。施灸时,将一端烧着,用7层布包裹其烧着的一端,立即紧按于应灸处灸熨,冷后再烧,反复7~10次为适度。用于风寒湿痹、半身不遂等。

温针灸:是针刺与艾灸相结合的一种方法,适用于既需要针刺留针又适宜艾灸的病证。操作时应先将毫针刺入穴位,行针得气后在针柄上方缠绕一团艾绒,或于针柄上放置一段艾条施灸,直到针柄上艾绒燃尽为止。

温灸器灸:温灸器又名灸疗器,是一种专门用于施灸的器具。施灸时,将艾绒或加药物的艾绒,装入温灸器的小洞,点燃后,将温灸器盖扣好,置于应灸部位,直到皮肤红润为度。一般需要灸治者均可采用。

灯草灸:即用灯芯草一根,麻油浸之,燃着后,于应灸穴上爆之。多用于治疗小儿惊风、痄腮、消化不良腹痛、痧胀等。

白芥子灸:亦称"发泡灸",是将白芥子研成细末,用水调和敷于应涂的腧穴或患处。利用其较强的刺激作用,促使皮肤发疱,借以达到治疗目的。可用于治疗口眼歪斜,关节痹痛,配合其他药物治疗哮喘。

注意事项:

实热证及阴虚发热者,不宜用灸法。

施灸时,对颜面、五官、阴部和大血管的部位,不用瘢痕灸。

妊娠期妇女的腹部及腰骶部不宜施灸。

施灸时注意安全,注意防止艾火脱落,防止烧伤皮肤和衣物。

如因施灸过重,皮肤出现小水疱,可任其自然吸收。如水疱过大,可用消毒的毫针从基底部刺破水疱,放出水液,再涂以甲紫,并以纱布包敷。中有化脓,可用消炎药膏涂敷。

施术的诊室,应注意通风,保持空气清新,避免烟尘过浓,污染空气,伤害人体。

三棱针:三棱针是体表浅刺络脉放血的针。用不锈钢制成,长 2~3 寸(1 寸约 3.33 cm),针柄呈圆柱形,针身呈三棱形,尖端三边有刃,针尖锋利。适用于络脉壅滞,血瘀不散所致的疼痛,疖肿,或邪热亢盛所致的高热抽搐等症。

操作方法:

点刺法:针刺操作前,在选定的针刺部位上下用手指向针刺部位推按,使局部的血液积聚,然后拇指、示指捏紧针刺部位,并暴露腧穴,另手拇指、示指持针柄,中指抵于针尖部,针尖露出 3~5 mm,对准腧穴,快速刺入 3~5 mL 深,立即出针,轻轻挤压针孔周围,使出血少许,随后用消毒干棉球按压针孔出血。此法常用于四肢末端穴位,如十宣、十二井和耳尖等穴。

散刺法:又叫豹纹刺,施术时可在患处局部或红肿部位四周点刺出血或前后左右如豹纹般散刺出血。此法常用于顽癣、水肿、疖肿、扭伤、挫伤后局部瘀肿等。

刺络法:先用带子或橡皮管结扎针刺部位的上端(近心端),然后迅速消毒,以拇指压在被针刺部位的下端,另手持三棱针对准被刺部位的静脉,刺入血管内立即退出,使其流出少量血液,然后用无菌干棉球按压止血。此法常用于治疗急性吐泻、中暑发热等,多取用曲泽、委中等穴。

挑刺法:用手按压施术部位两侧,或捏住局部皮肤,另手持针刺入皮肤内 1~2 mm,迅速向上一挑,将皮肤挑破出血即可;或再刺入 5 mm 左右深,将针身倾斜并使针尖轻轻提起,挑破皮下部分纤维组织,然后局部消毒,覆盖敷料。此法多用于肩周炎、颈椎病变、多发性毛囊炎等。

适应证:三棱针刺络放血具有开窍、泄热、通络活络、消肿止痛之功,各种实证、瘀血疼痛等均可应用。多用于某些急症和慢性病,如昏厥、高热、中风闭证、咽喉肿瘤、目赤肿痛、顽癣、扭挫伤、痔疾、小儿疳积、痹证、丹毒、指(趾)麻木等。

注意事项:

应注意严格消毒,防止感染。

操作方法宜轻、宜浅、宜快,出血不宜过多,避免刺伤过深,损害其他组织,更不可伤及动脉。

体质虚弱者、孕妇及有出血倾向者,均不宜使用本法。

皮肤针:是一种扣刺肤表的针。针体由 5~7 枚不锈钢针装嵌呈莲蓬状,装 5 枚针者称"梅花针",装七枚针称"七星针",针尖不宜太锐,各个针锋必须平齐,针柄要富于弹性,可用塑料、金属、有机玻璃、牛角或竹筷制成。适应证较广,一般疾病均可应用。对头痛、高血压、肋间神经痛、神经衰弱、胃肠疾患、神经性皮炎、近视及肌肤麻木等,均有较好的疗效。

③耳针疗法:耳针是在耳部穴位用针刺防治疾病的一种方法。它的治疗范围较广,操作也方便,并可用于外科手术麻醉,对疾病的诊断也有一定的参考意义。耳与整个机体有着密切联系,耳朵的任何一个部位都与机体的某个特定的局部遥遥相应,当人体发生疾病时,常会在耳的相应部位出现"阳性反应"点。如压痛、变形、变色、水疱,就是耳针防治疾病的刺激点,又称耳穴。

（2）拔罐法：拔罐法古称角法，又称吸筒法，是一种以罐为工具，借助热力排除其中空气，造成负压，使之吸附于腧穴或应拔部位的体表，而产生刺激，使局部皮肤充血、淤血，以达到防治疾病目的的方法。

①罐的种类：罐的种类很多，目前临床常用的有竹罐、陶罐、玻璃罐和抽气罐等。

竹罐：用直径 3～5 cm 坚固的竹子截成 6～10 cm 不同长度，磨光而成。这种罐的优点是取材容易，制作简单，轻巧价廉，且不易损坏，适于药煮，临床多有采用。缺点是易爆裂漏气。

陶罐：用陶土烧制而成，罐的两端较小，中间略向外凸出，状如瓷鼓，底平，口径大小不一，口径小者较短，口径大者略长。这种罐的特点是吸力大，但质地较重，容易摔碎损坏。

玻璃罐：用玻璃制成，口径大小不一，多呈球形，优点是质地透明，使用时可以观测罐内皮肤的淤血程度，便于掌握时间，缺点也是容易摔碎。

②拔罐前的准备

分析病情，选择施术部位：根据病情，采取恰当体位，暴露施术的部位和腧穴。

局部清洁消毒：用 75% 的乙醇棉球消毒皮肤。

局部涂抹润滑液：若要行走罐和转罐手法，施术部位要涂抹润滑液，以润滑皮肤，防止损伤皮肤。润滑液配方：浸泡药液（由红花、川牛膝、急性子、桃仁、防风加 50 度白酒浸泡 3 日而成）60 mL，按摩乳 20 mL，甘油（或液状石蜡）20 mL，水 400 mL。

备齐燃火材料和器具：常用 95% 的乙醇作为燃料；点火工具可用止血钳，也可自制，做法是用较粗铁丝仿止血钳式样做成，一端手握，一端扎牢或夹牢棉花团。

③拔罐的方法：拔罐的方法有多种，可分为火罐法、水罐法、抽气罐法，其操作如下。

火罐法：利用燃烧时火的热力排出罐内空气，形成负压，将罐吸在皮肤上。具体操作有以下几种。

闪火法：用镊子夹 95% 的乙醇棉球，点燃后在罐内绕 1～3 圈再抽出，并迅速将罐子扣在应拔的部位上。这种方法比较安全，是常用的拔罐方法。但须注意的是点燃的乙醇棉球，切勿将罐口烧热，以免烫伤皮肤。

投火法：投火法是一手持罐，罐体横置，另一手用镊子把点燃的小乙醇棉球送入罐中，迅速把罐体横向移动扣在身体施术部位 。使用投火法，只可横向移动，不宜从上向下吸拔，以免棉球下落伤及皮肤或烧着物品。

滴酒拔法：滴酒拔法是将乙醇或白酒滴入玻璃罐底部，然后转动罐体，使酒附布均匀，点燃后迅速扣拔于施术部位。注意：罐内滴酒切不可多，滴入后勿忘转动罐体使酒均匀，以免流下烫伤皮肤。

隔物拔法：先选好治疗部位，敷以隔热片（无眼铜钱、胶木瓶盖、捏成的小薄面饼等），再以燃烧的乙醇棉球置于摆好的隔物上，把罐体扣在其上即可。此种拔法好处是取材方便，安全性强。

煮罐法：此法一般适用竹罐。即将竹罐倒置在沸水或药液之中，煮沸 1～2 分钟，然后用镊子挟住罐底，颠倒提出液面，甩去水液，乘热按在皮肤上，即能吸住。这种方法所用的药液，可根据病情决定。

④拔罐法的应用：临床拔罐时，可依据不同病情，选用不同的拔罐法。

留罐：又称坐罐，即拔罐后将罐子吸拔留置于施术部位 10~15 分钟，然后将罐起下。此法是常用的一种方法，一般疾病均可应用，而且单罐、多罐皆可应用。

走罐：又称推罐，一般用于面积较大、肌肉丰厚的部位，如腰背部、大腿部等。可选用口径较大的罐，最好用玻璃罐，罐口要平滑，先在罐口或欲拔罐部位涂一些凡士林油膏等润滑油，再将罐拔住，然后用右手握住罐子，上、下往返推移。至所拔皮肤潮红、充血甚或淤血时，将罐起下。

闪罐法：将罐吸拔后立即取下，反复吸拔多次，至皮肤潮红为度。适应于肌肉较松弛、吸拔不紧或留罐有困难处，或局部皮肤麻木、功能减退的虚证患者。注意闪罐多采用火罐法，所用的罐不宜过大。

留罐法（坐罐法）：拔罐后将罐留置一定时间，一般留置 5~15 分钟。注意罐大吸拔力强应适当减少留罐时间；夏季拔罐及肌肤薄弱处，留罐时间也不宜过长，以免起疱损伤皮肤。

刺血拔罐：此法又称作刺络拔罐。即在应拔罐部位的皮肤消毒后，用三棱针点刺出血或用皮肤针叩刺，然后将火罐吸拔于点刺的部位上，使之出血，以加强刺血治疗的作用。一般针后拔罐留置 10~15 分钟。

药罐：此法是指先在抽气罐内盛贮一定的药液，常为罐子的 1/2 左右，常用的如生姜汁、辣椒液、两面针酊、风湿酒等，或根据需要配制，然后按抽气罐操作法，抽去空气，使罐吸附在皮肤上。

⑤启罐法：启罐称脱罐，用一手拿住火罐，另一手将火罐口边缘的皮肤轻轻按下，或将火罐特制的进气阀拉起，待空气缓缓进入罐内后，罐即落下。切不可硬拔，以免损伤皮肤。若启罐太快，易造成空气快速进入罐内，则负压骤减，易使患者产生疼痛。

⑥注意事项

拔罐时要选择适当体位和肌肉丰满的部位。若体位不当、移动，骨骼凸凹不平，毛发较多的部位，拔罐容易脱落，均不适用。

拔罐时要根据所拔部位的面积大小而选择大小适宜的罐。若应拔的部位有皱纹，或火罐稍大，不易吸拔时，可做一薄面饼，置于所拔部位，以增加局部面积，即可拔住。操作时必须动作迅速，才能使罐拔紧、吸附有力。

用火罐时应注意勿灼伤或烫伤皮肤。若烫伤或留罐时间太长而皮肤起水疱时，小的无须处理，仅敷以无菌纱布，防止擦破即可；水疱较大时，用消毒针将水放出，涂以甲紫药水，或用无菌纱布包敷，以防感染。

皮肤有过敏、溃疡、水肿及心脏、大血管分布部位，不宜拔罐。高热抽搐者，以及孕妇的腹部、腰骶部位，亦不宜拔罐。

（3）推拿疗法：推拿作为一种医疗和保健方法，在几千年的发展历史中，既为人类的健康发挥了不可磨灭的作用，又使自身发展成为一门独立的学科。随着科技的进步和社会的发展，人们在重新认识非药物疗法的优越性时，对推拿这种不药而愈的自然疗法越来越重视。

①推拿的基本作用

a. 调整脏腑，补虚泻实。

b. 疏通经络,行气活血。

c. 温养经脉,通利关节。

d. 理筋整复,消肿止痛。

e. 调畅心身,健身延年。

②推拿的作用机制:

推拿对神经系统的作用:推拿对神经系统的作用,其推拿手法和不同的刺激强度,对神经系统引起的作用也不相同。如轻手法有镇静、抑制作用;中、重级推拿手法有兴奋作用;过强和手法反而使神经抑制。推拿手法对自主神经有很大的影响,因此推拿能引起内脏、血管、腺体等功能活动的改变。对精神方面的作用,也是不能忽视的。推拿与神经节段性反射也有一定的关系,如推拿项及上背部时对颈、胸部器官,推拿腰、臀部时,对腹、盆腔器官等的活动,都有一定的影响。推拿时脑电测定出现 α 波增强的现象,可能是由于推拿引起的内抑制发展所致。

推拿对循环系统的作用:推拿疗法可加速静脉血和淋巴的回流,可以促进浮肿和损伤部位的水肿吸收。推拿治疗后血液内的红细胞、白细胞都有明显变化。推拿引起血管排空,可使大循环中动脉部分的阻力降低,因此就减轻了心脏的工作。对高血压患者进行腹部推拿,能降低血压。

推拿对呼吸系统的作用:推拿能使肺活量明显提高。在对肺气肿患者的推拿观察中,发现术后横膈运动加强,有效肺泡通气量增加,残气量和呼吸无效腔减少,肺功能得到提高,肺活动能力改善;对感冒、急性鼻炎患者推拿,能明显减轻鼻塞、流涕等症状。由上可见,推拿对呼吸系统功能具有良好的调整和显著的增强作用。

推拿对消化系统的作用:推拿对消化系统有直接和间接两个方面的作用。直接作用是指手法的直接作用力可促使胃肠管腔发生形态和运动功能变化,促使其内容物的运动和变化,即促使胃肠蠕动速度的加快和力量的加大,从而加快或延缓胃肠内容物的运动排泄过程;间接作用是指手法的良性刺激,通过神经的传导反射作用,可增强胃肠的蠕动和消化液的分泌,促进对食物的消化吸收过程,加强消化系统的功能。

推拿对泌尿系统的作用:推拿可调节膀胱张力和括约肌功能。如按揉肾俞、丹田、龟尾、三阴交等穴既可治疗小儿遗尿症,又可治疗尿潴留。动物实验证实,按揉半清醒状态下家兔的“膀胱俞”,可使平静状态的膀胱收缩,内压升高。

推拿对免疫系统的作用:推拿可以调节免疫功能。如对实验性接种肿瘤小白鼠的中脘、关元、足三里穴施术,能抑制实验性小白鼠移植性肿瘤细胞的增殖,且治疗组推拿后其一般状况明显好于对照组;同时又对小白鼠的免疫功能进行了测定,发现治疗组的自然杀伤细胞值明显高于对照组,说明推拿能提高机体的免疫功能,从而发挥抑制肿瘤细胞的作用。又如对健康者背部足太阳膀胱经处施用平推法 10 分钟,可以使白细胞的吞噬能力有不同程度的提高,淋巴细胞转化率、补体效价也增高。

推拿对内分泌系统的作用:按揉脾俞、膈俞、足三里,擦背部足太阳膀胱经并配合锻炼后,部分糖尿病患者的胰岛功能增强,血糖不同程度降低,尿糖转阴,“三多一少”症状有明显改善。在甲状腺功能亢进患者颈 3 ~ 5 棘突旁敏感点施用一指禅推法,可使其心率明显减慢,其他症状和体征都有相应改善。推拿能增高血清钙,可治疗因血钙过低引起的痉挛。对佝偻病患者施用掐揉四缝穴、捏脊等手法后,其血清钙、磷均有上升,有利于患儿骨骼的发育和生长。

推拿对肌肉和关节的增强作用:推拿手法能提高肌肉的张力及工作能力,降低其疲劳度及减少肌肉萎缩之程度,在一定程度上还能影响细胞的胶质状态。推拿能使肌群获得更多的血液,使肌肉中含糖量增高,并可增强肌肉的代谢,改善肌肉的营养,因而对治疗和预防肌肉疲劳、肌肉萎缩、肌痉挛等都有一定的效果。

推拿可增强肌腱和韧带的弹性,促进关节滑液的分泌和关节周围的循环,消除关节囊的挛缩和肿胀现象。

推拿对皮肤的摩擦作用:推拿手法最先接触皮肤,对皮肤直接发生摩擦作用。皮肤里有皮脂腺、汗腺、丰富的毛细血管、淋巴管和末梢神经。这些组织对身体起着保护、分泌、调节体温等作用。推拿手法摩擦能使皮肤表层衰老的细胞脱落,改善皮肤的呼吸,有利于腺体的分泌。强烈的手法可使皮肤里产生一种类组织胺的物质。这种物质能活跃皮肤的血管和神经,引起毛细血管扩张,血液的流速量加强,从而改善皮肤的营养,并可使局部温度升高,又能通过末梢神经传到中枢,影响整个机体。

推拿镇痛的作用:疼痛是一种较为特殊的感觉和生理变化,与病理因素及心理因素有关。任何刺激,如力、热、酸碱度、渗透压等只要超过一定的限度,就会引起同样的疼痛感觉。这一刺激限度,就是人们所说的"痛阈"。因此,疼痛依据于两个方面,一方面是伤害性刺激量的高低,另一方面是机体对伤害性刺激的敏感程度。推拿治疗,既能降低伤害性刺激,又能降低机体对伤害性刺激的敏感性,而发挥止痛作用。

循环障碍:当血液循环发生障碍时,组织所需的营养和氧气供应不足或停止,酸性代谢产物堆积,加之钠—钾泵运行障碍,酸性代谢产物、钾离子都是强烈的致痛物质,刺激局部感觉神经末梢,引起疼痛。推拿治疗具有促进局部血液循环,尤其是微循环的作用,能使病变组织血供增加,局部致痛物质减少而疼痛缓解或消除。

机械压迫、牵拉:由于局部炎症肿胀,使组织内压急骤增高,尤其在一些骨纤维性管道内的肿胀,如腕管、腱鞘,更为严重。局部组织内压增高,一方面直接刺激神经末梢,另一方面可压迫小血管而导致局部血液循环障碍,引起疼痛。肌肉痉挛、关节错缝、椎间盘内容物突出,均可引起相同的结果。推拿治疗,既能消除肿胀,缓解肌肉痉挛,又能正骨复位,解除突出物压迫,解除机械性压迫、牵拉而消除疼痛。

炎症介质刺激:由于局部损伤和其他因素,病灶周围炎症反应,产生大量炎症介质,如缓激肽、前列腺素等炎症介质具有致痛作用。推拿治疗,使这些炎症介质加快了与酶的接触而被破坏,或进入静脉血、淋巴液而被运走,使炎症介质浓度降低而止痛。

③推拿手法:是指操作者用手或肢体其他部分,按照一定的技术要求和规范化的动作在体表操作的方法。由于刺激方式的不同、强度的差异、时间的长短,形成了许多动作有别的基本手法,如推法、拿法、按法、摩法等。把 2 个以上的基本手法结合起来操作,就形成复合手法,如按揉法、推摩法等。把一连串的手法按某种固定的方式组合起来操作,则称为复式操作法。据不完全统计,我国有文字记载的推拿手法百余种,至于流传于民间而尚未定型的手法则不计其数。

摆动类手法:以前臂、腕、掌做协调的连续摆动而形成的一类手法称为摆动类手法。

本类手法包括一指禅推法、𢳇法和揉法等。

一指禅推法：以拇指指端、指面或偏峰着力于一定的部位或穴位上，通过前臂及腕关节的协调摆动，带动拇指指间关节做屈伸活动的手法称为一指禅推法。

𢳇法：以小指掌指关节背侧着力，通过前臂的旋转摆动及腕关节的屈伸活动，做连续不断往返滚动的手法称为𢳇法。

揉法：用手掌大鱼际或掌根，或手指螺纹面部分，吸附于一定的部位上，做轻揉、缓和的回旋揉动，称为揉法。用大鱼际着力称大鱼际揉法；用掌根着力称掌揉法；用手指螺纹面着力称指揉法。

摩擦类手法：用指、掌或肘部在体表做直线往返或环旋活动，使之产生摩擦的一类手法，称为摩擦类手法，包括摩法、擦法、扫散法、推法、抹法、搓法等。

摩法：摩法是医者用手指或手掌做按式，在患者伤痛处做摩擦移动和旋回动作，此法常与按法配合运用。摩法常运用于颈、躯干、腹、四肢等部位，为临床施治中常用的一种手法。摩法种类很多，这里只选以下 3 种：

直摩法：医者用手掌或并拢的手指，在患者体表做力均匀地摩擦。

斜摩法：医者以单手或双手置于患者体表，按照部位及所取方向进行摩擦。

合摩法：医者用双手置于患者肢体两侧，按伤势范围进行摩擦。

擦法：用手掌掌面或大、小鱼际，手掌尺侧缘着力于一定部位，进行往返摩擦，使之产生一定热量的一种手法称为擦法。

其中用全掌着力摩擦又称掌擦法；用大鱼际着力摩擦称为鱼际擦法；用小鱼际着力摩擦称小鱼际擦法；用手掌尺侧缘着力摩擦称侧擦法。

扫散法：用拇指螺纹面桡侧及示、中、环、小指端着力于一定部位往返擦动的一种手法。患者端坐位，医者对面站立，以一手扶住其头部一侧，另一手拇指自然伸直或微屈曲，余四指指间关节自然屈曲，以拇指螺纹面桡侧和余四指指端着力，腕关节放松，用前臂带动腕关节及掌指部在头部一侧自患者头维起，沿少阳胆经来回擦动，左右两侧交替操作。

推法：用指或掌、肘部着力于人体一定部位或穴位上，做单方向的直线（或弧线）推动的一种手法称推法。可分为指推法、掌推法、肘推法等。

抹法：是用手指按住皮肤，以均等的压力抹向一边的一种推拿手法。一般多用拇指平面，双手同时操作。抹法的特点是均匀持续的压力，缓缓移动。头痛时可结合应用抹法，一般用双手拇指从印堂穴分开抹向太阳穴，然后再沿头部两侧抹向风池穴或者抹向听宫穴。反复 2~3 次，病者常觉头目清醒。还可用于使肿胀的组织消肿。

搓法：患者坐于椅上，医者以两手全掌着力，在患者一定部位上像搓面一样自上而下地内外搓擦。手法要轻快，有节律，切勿粗暴。

此法是在其他手法施术之后运用的一种手法。多用于四肢部位，有通经活络、活血止痛的作用。

振动类手法：以节律性轻重交替活动，持续地作用于肢体，使之产生振动感觉的一类手法称为振动类手法。振动类手法包括抖法、振法、颤法等。

抖法：用双手或单手握住肢体远端，微用力做小幅度的上下或左右连续抖动的一种手法称为抖法。抖法分为上肢抖法和下肢抖法，其操作方法为：

上肢抖法:患者坐位,上肢放松。医者站于其前外侧,上身略微前倾,用双手握住患者的手腕部(手不能握得太紧,也可握前臂远端,也可单手握手式),慢慢将其向前外侧方向抬起 70°~80°,然后稍用力做连续小幅度、较高频率的上下(握手掌左右)抖动,使肘、肩关节及上肢肌肉有舒适感。

下肢抖法:患者仰卧,下肢放松。医者站于其足侧,双手分别握住患者的两踝部,将其抬起至离床面约 30cm,然后做上下并兼有内旋的连续抖动,使大腿及髋部有舒松感。下肢抖动的幅度应比上肢大些,而频率则应较慢些。

振法:用手掌或手指着力在人体的一定部位或穴位上,做连续不断快速颤动的一种手法称为振法。用手掌着力称掌振法,用手指着力称指振法。以中指螺纹面或示、中环指螺纹面或掌面置于施术部位,略下压,全神贯注指部或掌部,手部和前臂肌肉略紧张,主动施力,使手指或手掌有规律地上下连续震颤。

颤法:以指、掌在一定部位做快速颤动的手法称为颤法。以指、掌在一定部位施加适度压力。前臂主动颤动发力,使指、掌在着力部位产生快速的颤动。

挤压类手法:以指、掌在一定部位按压或对称挤压,使之产生挤压感觉的一类手法称为挤压类手法。常用的有按法、点法、捏法、拿法、捻法、拨法、挤法、挤法等。

按法:按法是最早应用于治病的传统手法之一,在《内经》中有多处提到按法的使用。由于本法动作较为简单,便于掌握,在临床应用中又有很好的治疗效果,因此至今仍为各种推拿流派中的常用手法。按是压抑的意思,用手指或手掌面着力在体表某一部位或穴位上逐渐用力下压,称为按法。《医宗金鉴》中述:"按者,谓以手往下抑之也。"《厘正按摩要术》说:"按字从手从安,以手探其穴而安于其上也。"按法使用时的动作要领应掌握:按压方向要垂直,用力要由轻到重,稳而持续,使刺激充分透达到肌体组织的深部。切忌用迅猛的爆发力,以免产生不良反应,给患者增加不必要的痛苦。由于本法的刺激强度大,临床应用时常与揉法结合使用,组成按揉复合手法,即在按压力量达到一定深度时再作小幅度的缓缓揉动,使手法刚中兼柔,既有力而又柔和。按法的具体动作很多。《厘正按摩要术》中有用"大指面直接按之,或两手对过合按之,其于胸腹,则又以掌心按之"。一般常用的以指按法与掌按法为多。与按法动作相似的有压法、点法、勾点法、掐法、蝶转法、扪法、抵法、拨法等。

点法:用指端或屈曲的第 1 指间关节突起部或尺骨鹰嘴突起部着力于人体一定部位或穴位向下按压的一种方法。其中用指端着力的称指点法,用指间关节着力的称指节点法,用尺骨鹰嘴着力的称肘点法。

指点法:指点法常用拇指端点压。术者手握空拳,拇指伸直并紧靠于示指中节,指间关节伸直,以拇指端着力于施术部位,持续垂直向下按压。

指节点法:

屈拇指点法:手握空拳,拇指屈曲,指端依附于示指中节桡侧缘,拇掌指关节伸直,用拇指间关节背桡侧着力持续点压治疗部位 。

屈示指点法:示指指间关节屈曲,掌指关节伸直,其他手指相握成实拳,拇指螺纹面紧压示指末节桡背侧助力,以示指第 1 指间关节突起部分着力持续点压治疗部位。

肘点法:肘关节屈曲,前臂尽量和施术部位的平面保持垂直,手半握拳,另一手掌按压在该手背侧掌指部助力,以尺骨鹰嘴突起部着力持续点压治疗部位。

捏法:捏法的基本操作方法,是以拇指和其余四指在病变部位捏拿软组织后,手指做对合收缩或以旋转动作向前移动。捏法常与揉法相配合,交替运用,此手法也叫揉捏法,根据不同部位,可选用三指捏法和五指捏法。

拿法:拿法是用手指提拿病变部位的皮肤及皮下组织、肌肉、肌腱。视患者体质情况和病变范围的大小,用拇指和另外两指或四指提拿。指腹着力,将伤部组织钳起,一并向上提拿,使钳住的组织呈半圆顶型,然后突然放松,由轻至重,以达到深层组织。在提拿时,方向应与肌腹垂直,也就是纵行肌腹横向提拿。按此手势重复数遍。

捻法:用手指捏住一定部位,做快速捻转搓揉的手法称为捻法。以拇指与示、中指的指面,或与示指的第二节指骨桡侧面相对用力,捏住被操作的手指或脚趾。以掌指关节的活动为主,做快速地捻转搓揉。

弹拨法:用掌根或手指指面按于人体穴位或一定部位上,适当下压并做于肌纤维垂直方向拨动的一种方法称弹拨法,又称拨法、拨络法、抻法等,其中用掌根着力称掌弹拨法,同指面着力称指弹拨法,用拇指扁峰着力称偏峰拨法。常用拇指弹拨法。腕关节背伸,用掌根着力或拇指伸直,余四指支撑以助用力,用拇指面着力于治疗部位,或拇指伸直,余四指自然屈曲,用拇指偏峰着力于治疗部位,适当用力下压至一定的深度,一般待有酸胀感时,再做与肌纤维或肌腱、韧带或经络成垂直方向的来回拨动。若单掌或单手指力量不足时,可用叠掌或双手拇指重叠弹拨。

拧法:挟持一定部位的皮肤,做一扯一放的手法称为拧法,民间又叫"扯法""揪法"。拇指与屈曲后的示指第二节指骨桡侧相对着力,或屈曲后示指第二节指骨的尺侧与中指第二节指骨的桡侧面相对着力,挟持一定部位的皮肤。以腕关节的活动为主,将皮肤扯起,然后迅速放开,反复地一扯一放。

挤法:以指端对称性向中间挤按的手法称为挤法。以一手的拇、示指或两手的拇指对称着力。两指对称用力向中间挤按。

插法:用示、中、环小指端由肩胛骨内下缘向斜上方斜入的一种方法。患者坐位,肩背部肌肉放松,医者站于其后,一只手扶按患者被插一侧肩部并向后下推按,另一只手示、中、环、小指并拢并伸直,用指端部由肩胛骨内下缘向斜上方插入,两手相对用力,呈合拢之势,使指间插入肩胛骨与肋骨间 2~3 寸,持续 1 分钟左右,随后将插入一只手缓缓收回。可重复操作 2~3 次,然后再插对侧。一般右侧用左手插,左侧则用右手插。

踩跷法:用双足前部着力踩踏腰骶等部位的一种方法称踩跷法。患者俯卧,在胸部和大腿部各垫 3~4 个枕头,使腰部腾空,医者双手扶住固定在墙上的横木,双足前部踩踏于患者腰部,利用膝关节轻度的屈伸活动,身体有弹性的上下起伏踩踏。

叩击类手法:"叩"即敲打,"击"即击打,重叩为击,叩和击只是力量的轻重不同。用手指、手掌、拳背、掌侧等部位有节奏叩击拍打体表的一类手法,称叩击类手法。包括有拍法、拳击法、掌击法、捶法、小鱼际击法、啄法、小指侧击法、弹击法等。

拍法:是用指或掌轻轻拍打身体的一种推拿手法。可以单手或双手进行。用力须轻巧而又有弹力,所以要求腕关节的活动非常灵活。在双手操作时,还要求双手动作协调。可分为指拍、指背拍和掌拍三种。

拳击法:用拳背击打体表一定部位的一种手法,又称掌背击法。手握空拳,腕关节伸直,肘关节伸屈,带动前臂,用拳背平击治疗部位。

掌击法:

掌根击法:医者手指自然散开,微屈,腕关节伸直或略背伸,以掌根为着力点,运用前臂的力量击打治疗部位。

掌心击法:医者手指自然松开,微屈,腕关节伸直或略背伸,以掌心为着力点,击打治疗部位。

侧击法:医者手指自然伸直,腕关节略背伸,用单手或双手尺侧掌指关节部或小鱼际部有节奏地纵叩劈打治疗部位。

合掌击法:医者手指自然伸直并拢,两手掌相合紧贴,腕关节背屈,以前臂的旋转运动带动腕关节,使两掌小指尺侧轻击治疗部位。

捶法:单手或双手自然握拳,在施治部位捶击的一种方法。手腕微屈,拳孔向上,用手掌及小指尺侧着力称侧捶;腕关节伸直,拳心向下,用大、小鱼际,掌根,示、中、环、小指背侧着力称俯捶;手腕伸直,拳心向上,用拳背着力称仰捶。

小鱼际击法:用小鱼际击打体表一定部位的一种手法。手指自然伸开,腕关节轻度背伸,并桡偏,用前臂主动用力击打体表治疗部位。

啄法:用五指端着力啄击体表的一种方法。五指微屈分开成爪形,或聚拢成梅花形,运用腕部自然屈伸,带动指端轻轻击打治疗部位。

弹击法:用手指弹击体表的一种方法。用拇指指腹紧压住示指指甲或中指指甲,然后将示指或将中指迅速弹出,用示指指甲部或中指指甲部连续弹击治疗部位。

运动关节类手法:运动关节类手法是肢体、关节进行被动运动的一类手法,称为被动关节类手法。本类手法包括摇、背、板、拔伸等多种手法。

运动关节类手法适用于防治肢体关节酸痛、运动功能障碍等病症。通过对肢体关节作被动活动,可起到整复关节、肌腱错位,松解粘连,促进气血流通及滑利关节等作用。若手法运用得当、恰到好处,常有立竿见影之功效。

摇法:用一只手握住(或扶住)被摇关节近端肢体,另一只手握住关节远端的肢体,做缓和回旋转动的一种手法称摇法。

摇颈:一只手托住下颌部,一只手扶住头顶,双手以相反方向缓使头摇转。

摇肩关节:一只手扶住患者肩部,另一只手握住腕部或托住肘部,做环转摇动。

摇肘关节:一只手固定肘关节上端,一只手握腕关节上端环转摇动。

摇腕:一只手握住腕上,一只手握住手掌环转摇动。

摇腰:患者坐位,一只手按住其一侧腰部,另一只手扶住对侧肩部,两手协调用力摇动。

摇髋关节:患者仰卧,屈髋屈膝各呈90°,医者一只手按住膝部,一只手托住足跟,做髋关节的环转摇动。

摇踝关节:一只手托住足跟部,一只手握足前掌背部环转摇动。

扳法:扳法是推拿常用手法之一,其性质同摇一样,也是属于被动运动。临床上常用于治疗四肢关节功能障碍及脊椎小关节错缝等症。因此也可认为是一种正骨手法,用双手向同一方向或相反方向用力,使关节伸展或旋转,称为扳法。本法常在摇法使用的基础上应用,在某些情况下,可谓是摇法的加强手段。由于扳法力的传递比摇法更为直接,因此在使用时必须谨慎,要严格掌握扳法的适应证和手法技巧。扳法不是一个大幅度的被动运动,不能在不确定位置的情况下使用,而必须把要扳的关节极度伸展或旋转;在保持一定位置的基础上,再做一个稍为加大的动作幅度。本法的动作要领应掌握:一要稳妥。扳法应该是一种被控制的、短暂的、有限度的、分阶段的被动运动。二要准确。要预先确定活动范围和部位,一达到目的,随即停手。三要轻巧。每个关节都有其一定的活动范围和运动方向,扳时要因势利导,不能超出其生理功能,更忌强拉硬扳急躁从事。本法在临床如能运用得当,则不失为一种行之有效的手法,特别是对因颈腰椎小关节错缝所致的颈肩腰腿痛有良好的治疗效果,对脊柱侧弯、生理弧度改变以及关节错位等具有整复作用。

颈椎板法:

颈椎斜扳法:患者取坐位,头略前俯,颈部放松,医者站于其侧后方,用一只手扶住其后脑部,另一只手托起下颌部,两手协同动作,使头向患侧慢慢旋转(即左侧病变向左侧旋转;右侧病变向右侧旋转)。当旋转到一定幅度时(即有阻力时),稍停顿片刻,随即用劲再做一个有控制的、稍增大幅度(5°~10°)的快速扳动,此时也可常听到"喀喀"的响声。一达到目的,随即松手。

颈椎旋转定位扳法:患者取坐位,颈项部放松,医者站于侧后方,用拇指顶按住患椎棘突旁,并嘱患者颈部慢慢前屈,至医者拇指下感到有棘突运动、关节间隙张开时,即稳住在此角度,再嘱其向患侧侧屈至最大幅度,然后医者用另一只手托住下颏部,并向患侧方向慢慢旋转(注意旋转时头不能后仰、抬起),当旋到有阻力时,随即稍用力做一个有控制的、稍增大幅度的快速扳动。与此同时,顶按棘突的拇指要协调使劲,将患椎的棘突向对侧推动,此时也可听到"喀喀"一声,拇指下并有棘突的跳动感,标志手法成功。

胸背部扳法:

扩胸牵引扳法:受术者坐位,两只手十指交叉相扣置于枕后。术者立其身后,双手扶住受术者两肘部,并用一侧膝部顶住其胸椎部位,嘱受术者配合深呼吸做俯仰动作,当后伸到一定限度时,以膝为支点,两手向后上方拉起,形成扳动。

对抗复位扳法:受术者坐位,两手十指相扣置于枕后。术者立其身后,两只手从其腋下穿过,握住前臂中下段,一侧膝关节顶住受术者的胸椎部位。两手下压前臂,两前臂则上抬其上臂,膝向前下方抵顶,形成扳动。

拉肩推扳复位法:受术者俯卧位,术者立于一侧,一只手拉住对侧肩部,另一只手拇指或掌根顶在需要扳动的胸椎棘突旁,缓慢将肩拉起,感到有明显阻力时,做快速、有控制的扳动。

腰椎扳法:临床上常有斜扳、旋转扳、后伸扳三种手法选用。

腰椎斜扳法:患者取侧卧位,位于下面的下肢自然伸直,上面的下肢屈髋屈膝。医者面对患者而立,一只手掌(或前臂下沿)按住其肩前部,另一只手用肘部抵住其臀部,而后双手协同用力,做相反方向上的缓慢推动,使其腰椎被动扭转,当旋转到最大限度(有阻力),再做一个稍增大幅度的、有控制的突发性扳动,此时可听到"喀喀"的响声,表示手法成功。

腰部旋转扳法:患者坐位,腰部放松,两手交叉置于后颈部。助手双手固定其下肢。医者一只手拇指顶按住需扳动的棘突,另一只手从患者腋下穿过,按住对侧肩后部,然后让患者主动慢慢弯腰,当前屈至拇指下感到棘突活动时为止,再向同侧侧屈至一定幅度,使病变节段被限制在这个脊柱曲线的顶点上。然后按在患者肩上的手下压使之旋转到有阻力时,再施增大幅度的旋转扳动,同时顶推棘突的拇指协调推按。

腰部后伸扳法:患者俯卧,屈肘,两手放于颌下或头前。医者站于一侧,一只手按压其腰部,另一只手将其下肢托起并向后扳伸。两手协同用力,使腰椎向后过伸扳动。另一种方法是医者用膝部顶压患者腰椎,两只手分别握住患者两踝慢慢向上提拉,使腰椎过伸,如此一拉一放,可重复 5~8 次。

肩关节扳法:

上举:患者坐位,医者半蹲站于其前侧,将患肢手搭在医者肩后,肘部放在医者上臂部。医者两手抱住患者肩部,然后慢慢站起并同时将患肢抬起。

内收:患者坐位,将手置于胸前,医者紧靠其背后稳住其身体,用一只手扶住患肩,另一只手握住其肘部做内收扳动。

后伸:患者坐位,手自然下垂。医者站于患侧,用一只手扶住其肩部,另一只手握住腕部向后扳动并做屈肘动作。屈肘时要使掌沿脊柱上移。

外展:患者仰卧。医者一只手按住患肩部,另一只手握住其肘部向外牵拉扳动,同时做旋内及旋外动作。也可在上肢外展位,医者站于患者侧方,用上举扳法进行外展扳动。

肘关节扳法:受术着仰卧位,术者一只手握其肘上部,一只手握其腕部,先使肘关节做缓慢的屈伸活动,再在相应的功能位上进行扳动。

其他关节的扳法:腕关节、髋关节、膝关节、踝关节等的扳法均与肘关节的扳法相似,都是在屈伸的基础上进行相应功能位上的扳动。

拔伸法:拔伸即牵引、牵拉之意。医者固定肢体或关节的一端,牵拉另一端,或者用对抗力量将关节或肢体牵拉、牵引,使其伸展的手法,称为拔伸法,又称为牵拉法或牵引法。医者手握患者关节远端,沿患肢纵轴方向牵拉、拔伸,或者医者用手分别握住患肢关节的两端,向相反方向用力拔伸、牵拉。

颈椎拔伸法:患者坐位,医者站于其后,用双手拇指顶住枕骨后方,余四肢分别托住下颌部,两前臂分别压住患者两肩,然后逐渐用力向上拔伸。或者用一侧肘部托住下颌部,前臂绕过对侧耳后用手掌扶住枕骨部,另一只手亦扶于后枕部,然后逐渐用力将颈椎向上拔伸。

肩关节拔伸法:患者坐位,令助手固定患者身体,医者两手握其前臂与肘部拔伸,或医者以一足抵住腋下,两手握住腕部向下拔伸。或者让患者坐于低凳,患肢放松,医者站于其后侧,双手握住其腕部慢慢向上牵拉拔伸。

腰部拔伸法:助手固定患者两腋下,或让患者两只手抓床头,医者两只手分别握两踝部,向下用力拔伸。

腕关节拔伸法:双手握住患者掌指部,逐渐用力拔伸,同时患者上身略向后仰,形成对抗牵引。

指间关节拔伸法:一只手握患者腕部,另一只手捏住患指端,两手同时向相反方向用力拔伸。

踝关节拔伸法:医者一只手托住足跟部,一只手握住足背部,同时用力拔伸。

(7)中药疗法:是在中医理论的指导下运用中草药配方或中药制剂促进疾病康复的方法。中医理论认为中药具有行气活血、消肿散瘀止痛、接骨续筋、舒筋活络、补气养血、生肌拔毒等作用,所以中药在临床康复治疗过程中使用的范围较广。中药疗法可分为内治法和外治法。

(8)饮食疗法:饮食疗法,是指将中药与食物和调料配制成药膳,用以防治疾病和强身健体,具有服食方便、防治兼顾、效果显著等特点。食疗的形式有鲜汁、药茶、饮料、汤、药酒、药粥、蜜膏、药饼、药糕、菜肴等。使用中应注意根据患者疾病的特点、季节特点、体质特点选择适当的药物和配制形式。

(9)调摄情志疗法:情志是指人体对客观事物的不同心理反应,包括喜、怒、忧、思、悲、恐、惊七种变化,中医理论认为不同的情志变化对机体产生不同的影响,而人体功能状态的变化也会影响情志的变化。中医调摄情志的具体方法有劝说开导和以情胜情,劝说开导相当于现代的精神支持和疏导疗法,以情胜情即有意识地采用另一种情志活动,去战胜、控制因某种情志刺激过度而引起的疾病。

(10)传统体育疗法:传统体育运动疗法有太极拳、五禽戏、八段锦等。太极拳运动可使中枢神经系统功能、循环功能、呼吸功能得到改善,免疫力增强;可增强肌肉的力量和关节的灵活性,对防止骨质疏松、延缓衰老具有一定的作用。因此太极拳对高血压、神经衰弱、心肺疾病均有一定的康复作用。太极拳作为我国传统武术项目,有很多流派,目前较为流行的有杨式太极拳、二十四式太极拳。练习太极拳,不管选择何种流派,都应掌握动作要领,保持正确的姿势,集中精神,每天练习 1~2 次,一般在傍晚进行。

二、脑血管病的康复原则及流程

(一)脑卒中的康复原则

1. 康复应尽早进行

在缺血性脑卒中时,只要患者神智清楚,生命体征平稳,病情不再发展 48 小时后即可进行。高血压、实质性脑出血一般宜在 14 天后进行。

2. 康复实质是"学习、锻炼、再锻炼、再学习"

调动剩余脑组织的重组和再功能。要求患者理解并积极投入才能取得康复成效。

3. 除运动康复外尚应注意言语、认知、心理、职业与社会康复等。

4. 脑卒中的特点是"障碍与疾病共存",故康复应与治疗并进。同时进行全面的监护与治疗。

5. 在急性期,康复运动主要是抑制异常的原始反射活动,重建正常运动模式,其次才是加强肌肉力量的训练。卒中康复是一个改变"质"的训练,旨在建立患者的主动运动,要保护患者,防止并发症发生。

6. 要严密观察和关切卒中患者有无抑郁、焦虑。它们会严重地影响康复进行和功效。

7. 约 40% 的脑卒中患者可有复发,对此应加强相应预防措施。

8. 业已证实一些药物,如苯丙胺、溴隐亭分别对肢体运动和言语功能的恢复,以及巴氯氛对抑制痉挛状态有效,可选择应用。可乐定、哌唑嗪、苯妥英钠、地西泮、氟哌啶醇对急性期运动恢复产生不利影响,故应少用或不用。

(二)脑卒中的康复流程

1. 卧床期(急性期,早期)

体位交换,保持良好体位,进行被动运动,起坐训练,床上运动训练和开始 ADL 训练。

2. 离床期

坐位运动、平衡运动,起坐训练,言语训练,认知功能训练,ADL 训练,开始作业疗法(OT)训练。

3. 步行期

步行训练(平行杠内,跨步与两点步行与拐杖步行训练等);上下阶梯,跨栏等实际步行训练以至最后的独立步行训练。言语、认知,ADL 与 OT 继续训练。

三、脑血管病康复护理的基本技术

参见本书有关内容。

(王红霞)

第二十五章　外科疾病患者的护理

第一节　急性腹膜炎

腹膜炎是腹腔脏腹膜和壁腹膜的炎症,可由细菌、化学、物理损伤等引起。按病因可分为细菌性和非细菌性两类;按临床经过可将其分为急性、亚急性和慢性三类;按发病机制可分为原发性和继发性两类;按累及的范围可分为弥漫性和局限性两类。急性化脓性腹膜炎累及整个腹腔称为急性弥漫性腹膜炎。急性腹膜炎的病因和发病机制有以下几个方面。

一、护理评估

（一）病因和发病机制

1. 继发性腹膜炎

临床最为常见,约占98%。往往继发于腹腔内脏器的穿孔、破裂、炎症或手术污染。致病菌多为大肠杆菌、厌氧菌,其次是链球菌和葡萄球菌,一般多为混合感染。

2. 腹腔脏器穿孔或破裂

如急性阑尾炎穿孔和胃十二指肠溃疡穿孔,或坏疽性胆囊炎穿孔等。由于胃肠道内容物流入腹腔,对腹膜造成化学性刺激或细菌感染,导致腹膜炎的发生。此外,腹部损伤合并外伤性胃、肠、膀胱或肝脾破裂,亦可引起腹膜炎症。

3. 腹内脏器炎症扩散

如急性阑尾炎、急性胰腺炎、女性生殖器官化脓性炎症等,含有细菌的渗出液;或绞窄性肠梗阻所致的肠坏死,细菌透过坏死肠壁,进入腹腔,都可引起腹膜炎。

4. 腹腔手术污染

如胃肠吻合口渗漏或无菌操作不严,污染腹腔,均可继发腹膜炎。

5. 原发性腹膜炎

原发性腹膜炎又称自发性腹膜炎,腹腔内无原发性病灶。致病菌多为溶血性链球菌、肺炎双球菌或大肠杆菌。细菌进入腹腔的途径一般为:①血行播散,致病菌如肺炎双球菌和链球菌从呼吸道或泌尿系的感染灶,通过血行播散至腹膜。婴儿和儿童的原发性腹膜炎大多属于这一类。②上行性感染,来自女性生殖道的细菌,通过输卵管直接向上扩散至腹腔,如淋病性腹膜炎。③直接扩散,如泌尿系感染时,细菌可通过腹膜层直接扩散至腹膜腔。④透壁性感染,正常情况下,肠腔内细菌是不能通过肠壁的。但在某些情况下,如肝硬化并发腹水、肾病、猩红热或营养不良等机体抵抗力降低时,肠腔内细菌即有可能通过肠壁进入腹膜腔,引起腹膜炎。原发性腹膜炎感染范围很大,脓液的性质与细菌的种类有关。常见的溶血性链球菌的脓液稀薄,无臭味。

胃肠内容物或致病菌进入腹腔后,腹膜充血、水肿、液体大量渗出,稀释腹腔内毒素。开始时渗液清,随着炎症发展,渗出液变为混浊或脓液。

腹膜炎后,根据患者的抵抗力、感染严重程度和治疗措施,往往会产生不同的后果。当机体抵抗力强、感染程度轻和治疗及时,病变周围的脏器和大网膜互相粘连,病变仅局限于病灶局部,或局限性腹膜炎,炎症甚至可完全吸收消退而痊愈。如果炎症渗出液未能完全吸收而积聚于膈下、肠袢间、髂窝或盆腔等处,则可形成局限性脓肿。局限性腹膜炎也可发展成弥漫性腹膜炎。

腹膜炎时,大量液体渗出,引起脱水和电解质紊乱、血浆蛋白减低和贫血。此外,细菌和毒素吸收,导致低血容量和感染中毒性休克。肠管麻痹、高度扩张,可迫使膈肌上升,影响肺功能和气体交换,能加重休克。

(二)临床表现

询问患者既往病史,尤其注意有无胃、十二指肠溃疡病史,慢性阑尾炎发作史,其他腹内脏器疾病和手术史;了解近期有无腹部外伤史;对儿童,需了解近期有无呼吸道、泌尿道感染病史,营养不良或其他导致抵抗力下降的情况。

1. 腹痛

这是腹膜炎最主要的症状。腹痛多自原发病变部位开始,继而波及全腹,但仍以原发病变部位最重。疼痛多为持续性、深呼吸、咳嗽、变动体位时加重,患者常呈屈曲体位。但也有部分老年患者腹痛轻微,或仅有腹部不适,应引起注意。

2. 恶心、呕吐

最初为反射性呕吐,呕吐物为胃内容物,晚期常因肠麻痹,呕吐物为黄绿色、味苦,甚至为肠内容物。呕吐并不能减轻腹痛、腹胀。

3. 一般状况

如为胃肠道急性穿孔、实质性脏器破裂而引起的腹膜炎,病初体温可不高,以后体温逐渐上升。但在年老体弱的患者,体温可不高但出现精神萎靡,脉搏细数。此外患者还可出现口渴、尿少、皮肤干燥等脱水症。

4. 腹部体征

腹式呼吸运动减弱或消失,明显腹胀、压痛、反跳痛和肌紧张,在原发病灶部位最明显。这些体征早期仅限于病灶附件,晚期至全腹。通常,老人、幼儿或极度虚弱的患者腹肌紧张程度可较轻微,局限于盆腔内的腹膜炎症,也多无明显肌紧张。胃、十二指肠溃疡穿孔时,受胃酸和肠液的刺激,腹肌紧张非常明显,可表现为木板样强直。腹部叩诊可因胃肠胀气而呈鼓音。消化道穿孔时,气体溢入膈下,可使肝浊音界缩小或消失。腹腔内积液多时,可叩出移动性浊音。肠管麻痹,肠鸣音减弱或消失。

(三)实验室及其他检查

1. 实验室检查

白细胞计数及中性粒细胞比值增高,但病情危重或机体反应低下的患者,白细胞计数可不增高而仅有中性粒细胞比值增高,甚至有中毒颗粒出现。

2. X线检查

可见大、小肠普遍胀气和多个液气平面等麻痹性肠梗阻征象。胃肠道穿孔时多数可见膈下游离气体。

3. B 超检查

可查出腹内有不等量的液体。

4. 腹腔穿刺

可抽到混浊或脓性液体,依抽出液体颜色、气味、混浊度、涂片检查、淀粉酶测定和细菌培养等,有助判断病因。

二、治疗要点

治疗目的是清除病灶,消除引起腹膜炎的病因,清理或引流腹腔,促使腹腔脓性渗出液尽早局限、吸收。治疗方法为手术疗法和非手术疗法,绝大多数需采用手术治疗。

(一)非手术疗法

应在严密观察和做好手术准备的情况下进行。

1. 适应证

①原发性腹膜炎和盆腔器官感染引起的腹膜炎。②局限性腹膜炎或弥漫性腹膜炎已趋局限或已局限为腹腔脓肿。③发病时间较短、临床表现较轻的腹膜炎可暂不手术。

2. 治疗措施

①禁食水,取斜坡位,胃肠减压,补充液体,纠正水、电解质紊乱和酸碱平衡,必要时输血或血浆以维持血容量。②诊断未明确之前,原则上不用止痛药。③抗生素应用,在引起化脓性腹膜炎(尤其来源于阑尾穿孔、肠穿孔者)的病菌中,需氧菌和厌氧菌感染常混合存在,以大肠杆菌和脆弱类杆菌为常见,两者可起协同作用,使感染发展,抗菌治疗需兼顾两者。世界卫生组织推荐联合应用氨苄西林 + 庆大霉素 + 甲硝唑治疗化脓性腹膜炎和腹腔脓肿。氨苄西林对肠球菌和其他革兰阳性菌有效,庆大霉素则治疗大肠杆菌和其他革兰阴性杆菌,甲硝唑则主要对付厌氧菌特别是脆弱类杆菌。近年发现 30% 的革兰阴性杆菌对氨基糖苷类抗生素耐药,主张用第三代头孢菌素头孢曲松。当然有条件时根据药敏或细菌培养选用抗生素最好。

(二)手术治疗

手术应根据患者的具体情况而定,选择适当的麻醉,切口应便于处理原发病灶。对病因未确定者,可先做一右脐区小切口,注意切开腹膜时有无气体或脓液溢出,根据气体及渗出液的性质,结合初步探查结果,确定病灶部位,向上或向下扩大切口。手术目标主要是修补消化道穿孔,切除坏死的胆囊或肠管等。如原发病灶因各种原因不能切除,应改做腹腔引流术,待情况允许再做彻底性手术。一般情况下,渗液吸净后腹腔可以不必冲洗,但腹腔污染严重时,应尽量冲洗干净,通常只做腹壁切口引流,但对下列情况仍主张放置引流:①穿孔或坏疽病灶未能切除或留有较多坏死组织;②病灶部或腹腔内继续渗血;③胃肠道穿孔缝合或消化道吻合后有泄漏可能;④腹腔内有较多脓液难于吸收或在局限性脓肿切开后;⑤肝胆系统或胰腺损伤,缝合后有可能发生胆汁或胰液泄漏。

(三)术后处理

为促进胃肠功能恢复,针灸、中药常有帮助。术后营养支持早期可用全胃肠外营养,以后用胃肠营养支持。尽管如此,由于患者的全身情况,原发病、腹膜炎的程度,处理的早晚等因素,仍有相当高的病死率,医护人员在处理时应全面考虑,严密注意变化及时处理,不可掉以轻心。

三、护理问题

（一）体液不足

由于恶心、呕吐、腹腔内及肠道内液体积聚等原因所致。

（二）活动无耐力

由于发热、毒血症和疼痛等所致。

（三）体温过高

由于腹腔内感染、毒血症等所致。

四、护理措施

（一）一般护理

1. 半卧位，以利于腹腔内脓液流至盆腔使炎症局限。

2. 患者一般须禁食、胃肠减压、静脉补液、抗休克治疗。

3. 在观察期间，不得随意使用止痛剂和搬动患者。

4. 如用中药治疗，经胃管注药后应夹管 2 小时。

5. 做好心理护理，使其配合治疗。

（二）病情观察与护理

1. 定时测量体温、脉搏、呼吸、血压、尿量及腹部体征变化，对休克患者还应监测中心静脉压及血气分析数值。

2. 密切观察腹痛部位、性质、疼痛程度、有无反跳痛、腹肌紧张程度及范围、有无腹胀等，特别在保守治疗阶段更显重要。此外应注意有无脱水、酸中毒、休克等，并详细记录于护理单上，发现异常及时报告医生。

3. 腹腔穿刺是明确急性腹膜炎的性质，了解腹内脏器有否破裂或属哪个脏器破裂等诊断之用的一项重要手段，护士应协助医生做好物品准备。

（三）手术前、后的护理

1. 术前准备

（1）取半卧位，以利腹腔渗液流至盆腔，减少毒素吸收。如有休克应取平卧位。

（2）禁食，静脉输液，维持水、电解质平衡。

（3）按胃肠减压，并保持通畅，观察记录引流量及性质。

（4）做好手术区域皮肤准备，给麻醉前用药，输血准备等。

2. 术后护理

（1）定时测体温、脉搏、呼吸、血压等。观察腹部触痛等体征变化。

（2）经过麻醉后阶段和血压稳定后，取半卧位。

（3）继续禁食，施行胃肠减压和输液，直至肠鸣音恢复和排气后，开始进流食；如无腹胀，逐渐改为半流食、普食。

（4）继续采用抗感染以及上述非手术疗法护理措施。

（5）若带有腹腔引流，应注意观察引流液，保持引流通畅，及时更换敷料。

（6）病情初步好转时，鼓励患者在床上活动，继而下床活动，有利于恢复过程。

（7）术后 3~5 天体温仍增高，须注意有无腹部触痛区、排便次数增多和里急后重感、尿频等，及时通知医生检查有无腹腔残余脓肿，以便及时处理。

（四）健康教育

1. 提供疾病护理、治疗知识

向患者说明非手术期间禁食、胃肠减压、半卧位的重要性，教会患者注意腹部症状和体征的变化。

2. 饮食指导

讲解术后恢复饮食的知识，鼓励其循序渐进、少量多餐，进食富含蛋白质、能量和维生素的食物，促进手术创伤的修复和切口愈合。

3. 康复指导

解释术后早期活动的重要性，鼓励患者卧床期间进行床上活动，体力恢复后尽早下床走动，促进肠功能恢复，防止术后肠粘连。

4. 做好出院患者的健康指导，术后定期门诊随访。

（王惠新　倪艳　胡翼南）

第二节　胸部损伤

胸部损伤不论在战时或平时均相当多见。胸部损伤有胸壁软组织、骨骼、胸膜和胸内脏器的损伤。在损伤时常常是在一个人身上多种损伤，诊断十分困难，病情非常危重，造成严重的呼吸和循环功能障碍。病情发展迅速，如抢救不及时，伤员可在短期内死亡。

一、护理评估

（一）病因及发病机制

根据损伤暴力性质不同，胸部损伤可分为钝性伤和穿透伤；根据损伤是否造成胸膜腔与外界沟通，可分为开放性胸部损伤和闭合性胸部损伤。钝性胸部损伤多由减速性、挤压性、撞击性或冲击性暴力所致，损伤机制复杂，多有肋骨或胸骨骨折，常合并其他部位损伤；器官组织损伤以钝挫伤与裂伤为多见，心肺组织广泛钝挫伤后继发的组织水肿常导致急性呼吸窘迫综合征、心力衰竭和心律失常；伤后早期容易误诊或漏诊，钝性伤患者多数不需要开胸手术治疗。穿透性胸部损伤多由火器或锐器暴力致伤，损伤机制较清楚，损伤范围直接与伤道有关，早期诊断较容易；器官组织裂伤所致的进行性出血是伤情进展快、患者死亡的主要原因，相当部分穿透性胸部损伤患者需要开胸手术治疗。

（二）临床表现

胸部损伤常可造成肋骨骨折、气胸、血胸、血心包等。现将这几组病症分述如下：

1．肋骨骨折

（1）症状：肋骨骨折部位疼痛，患者在深呼吸、咳嗽、转动体位时明显加重。伤后呼吸道分泌物常增多，但因胸痛不愿咳嗽排痰，易致肺不张和感染，出现呼吸困难。伤后咯血或痰中带血，表示有肺挫伤。

（2）体征：①骨折处软组织挫伤或淤斑；②明显压痛点往往就是肋骨骨折处，有时可扪及骨折断端或摩擦感；③前后压迫胸廓时，骨折处剧痛，即挤压试验阳性；④多肋多（双）处骨折可见伤处胸壁塌陷及反常呼吸运动，患者常发绀、呼吸急迫、脉快、血压低，甚至休克；⑤合并气胸、血胸时，有相应的临床表现。

（3）X线检查：伤情允许时应立即取立位检查，X线不但可以了解骨折的情况，而且可以了解胸内并发症，如气胸、血胸、肺损伤后不张，纵隔是否增宽，创伤性膈疝等情况。在X线检查时应注意，肋骨青枝骨折及肋软骨骨折，肋骨完全断裂在没有移位的情况下，有时不易发现骨折，但在6周后再一次摄片，骨折处可发现骨痂形成而明确骨折。

2．连枷胸

3根或多根肋骨的双处骨折，或多发性肋骨骨折合并胸骨骨折或肋软骨脱位时，造成胸壁软化，形成浮动胸壁（连枷胸），出现反常呼吸，易导致严重的低氧血症和循环功能紊乱，如不及时处理可导致呼吸和循环功能衰竭。

3．气胸

气胸在胸部损伤中的发生率仅次于肋骨骨折。气胸的形成多由于肺组织、支气管破裂，食管破裂，全层胸壁破裂，驱使空气进入胸膜腔所致。一般分为三类：闭合性、开放性和张力性气胸。

（1）闭合性气胸：自觉症状随气胸的程度而异。小量气胸，肺萎陷30%以下者，常无明显症状；较大量气胸，可出现胸闷和呼吸短促；大量气胸可发生呼吸困难。

检查时，可见伤侧胸、肋间饱满，呼吸运动减低，叩诊伤侧胸部呈鼓音，听诊呼吸音减弱或消失，心脏和气管向健侧移位。X线检查可见肺萎陷，气管及纵隔向健侧移位。

（2）开放性气胸：患者出现疼痛、呼吸困难、发绀，甚至休克。胸壁伤口随呼吸运动可听到"噗噗"响声。气管向健侧移位。伤侧胸部叩诊呈鼓音，听诊呼吸音减弱或消失。胸部X线检查可显示伤侧气胸、肺萎陷程度及纵隔移位程度；有时可伴有胸腔积液。

（3）张力性气胸：患者表现为严重或极度呼吸困难、烦躁、意识障碍、大汗淋漓、发绀。气管明显移向健侧，颈静脉怒张，多有皮下气肿。伤侧胸部饱满，叩诊呈鼓音，呼吸音消失。胸部X线检查显示胸腔严重积气，肺完全萎陷、纵隔移位，并可能有纵隔和皮下气肿。胸腔穿刺时可见到高压气体将针芯向外推。不少患者有脉细快，血压降低等循环障碍表现。

4．血胸

均有明显创伤史，且常与气胸并存。小量出血即500 mL以下者，成人可无明显的失血征，只能在X线检查时发现。500～1 000 mL的中量出血，可表现失血征，如脉快而弱，呼吸费力，血压下降。1 000 mL以上的大量出血，可因急性大量失血引起血容量迅速减少,心排血量降低,发生失血性休克,出现面色苍白、出冷汗、脉搏细速、躁动不安,由于积血压迫膈和纵隔出现呼吸困难、发绀。大量积血可见肋间隙饱满、呼吸运动减弱、气管向健侧移位,胸部叩诊呈实音。合并气胸时,则上部为鼓音,下部为实音,听诊呼吸音减低或消失。

X 线检查有液血胸、肺萎缩、纵隔移向健侧。

胸腔穿刺可抽出不凝固的血液。

5. 皮下气肿和纵隔气肿气管、支气管、肺及食管外伤破裂,均可造成纵隔及皮下气肿,多同时并有气胸。

(1)皮下气肿:常是肺组织及支气管损伤的一个临床表现。一般肺表浅裂伤及支气管末梢破裂,仅发生气胸。但如有胸膜粘连,气体不能进入胸腔,则可沿胸壁软组织间隙达皮下,自伤部向四周蔓延,形成范围程度不同的皮下气肿。皮下气肿仅有轻度不适感。检查时见气肿各部皮肤肿胀,扪之有捻发音。

(2)纵隔气肿:纵隔气肿常是支气管、气管、食管破裂的一个临床表现。有的可合并张力性气胸。临床上表现为气肿沿颈根及颈面部向前胸部蔓延。纵隔气肿能引起严重的呼吸循环功能障碍,特别破裂口较大合并张力性气胸时,病情更为严重。纵隔大量积气,纵隔内大血管受压,腔静脉首先受到影响,导致循环功能紊乱。重度纵隔气肿,患者常有显著呼吸困难、发绀、脉快、血压下降等休克症状。患者还可有头昏、头痛。临床检查气肿各部皮肤肿胀,致静脉充盈,阴囊胀大如球形,触之有捻发音。如有细菌感染,可有发热、全身中毒症状及胸骨后痛。

胸部透视或摄片可见纵隔胸膜下有不规则的气带,上纵隔尤为显著,胸骨后及胸大肌等肌肉间均可见顺肌纹放射状不规则的空气影响。

6. 心包填塞

心脏刺伤引起的出血,由于伤口常不大,血液积存在心包内,形成血心包。引起心包内压力急剧上升,对心脏产生压迫,临床上出现心包填塞症,使血液回流受阻,中心静脉压升高,回心血量减少,心排血量随之减低,冠状动脉供血不足,心肌缺血缺氧,造成急性循环衰竭。患者心前区闷胀压痛、烦躁不安。心尖搏动微弱,脉搏细速,心律不齐,颈静脉充盈、怒张,血压下降,脉压小。叩诊混浊音界增大,听诊心音遥远。

X 线检查:心影扩大,透视见心搏微弱、血气胸等,严重出血者不做常规 X 线检查,应及早手术探查。

心包穿刺:可抽出积血。

心电图检查:对判断心肌损伤的部位,有无传导系统或冠状动脉损伤提供参考资料。

(三)实验室及其他检查

1. X 线检查

如伤员伤情许可,应借胸部 X 线检查协助诊断。

2. 胸腔穿刺

是诊断胸部损伤的简易手段,疑有血、气胸,胸腔积液,脓胸等均应做胸腔穿刺术,并收集胸液标本做检查和药敏。

此外,在对胸部损伤紧急处理后,还应对其他部位做详细检查,注意颅脑、腹部、脊椎等的合并伤。

二、治疗要点

(一)非手术治疗

1. 首先保持呼吸道通畅,用导管清除呼吸道淤积物,必要时使用支气管镜吸出分泌物或施行气管切开术,气管切开既便于吸引又可减少呼吸道无效腔改善呼吸。神志不清者,可行气管内插管。

2. 纠正休克,解除引起休克的原因如出血应补充血容量。

3. 尽早闭合胸膜腔,如开放性气胸伤口应及时包扎封闭,对气血胸应尽早施行穿刺排气排液和及时采用胸腔闭式引流术,早期闭合胸腔是防治并发症——脓胸的主要措施。

4. 维持胸廓的正常活动,如损伤造成的胸壁疼痛和浮动肋骨骨折,均可限制胸廓呼吸活动和发生反常的呼吸运动,严重影响呼吸道的通气功能,除给予适量的镇痛剂外,应按伤情采用肋间神经封闭,加压包扎或牵引固定浮动胸壁等处理。

5. 给氧和抗生素预防感染。

6. 严重合并伤如颅脑伤、胸腹腔内脏器破裂等引起早期死亡的重要因素之一,应根据损伤的轻重缓解决定处理的次序。

(二)手术治疗

开放性胸部损伤,力争早期彻底清创并一期缝合;胸腔内进行性出血应剖胸止血;胸内异物若体积较大、形状不规则、带有泥沙及碎布,或靠近心、大血管,宜开胸取出;支气管、食管破裂或广泛肺裂伤引起张力性气胸、严重纵隔气肿时应于胸骨切迹上切开皮肤、皮下及筋膜,紧急排气减压,并胸膜腔引流,若不见好转,则开胸修补;血心包经穿刺排血后没有改善,须切开心包清除积血,胸腹联合伤可酌情剖腹、剖胸或胸腹联合探查。

三、护理问题

1. 潜在窒息
由外伤、异物堵塞、气管切开、分泌物堵塞、神志不清、衰弱等因素引起。

2. 清理呼吸道无效
由于创伤、分泌物黏稠、疼痛、衰弱、合并脑外伤、药物等因素引起。

3. 低效性呼吸型态
由于外伤、疼痛、恐惧等因素引起。

4. 气体交换受损
由于外伤、血气胸、呼吸道梗阻、继发感染等因素引起。

5. 体液不足或潜在体液不足
由于外伤、失血、引流、摄入减少等因素引起。

6. 心输出量减少
由于外伤、失血休克、心脏压塞等因素引起。

7. 组织灌注量改变
由于外伤、休克、DIC 等因素引起。

8. 疼痛

由于创伤、插管、感染等因素引起。

9. 恐惧

由于外伤、手术疼痛等因素引起。

四、护理措施

（一）一般护理

1. 根据病情,放置于复苏室或抢救室。

2. 体位取半卧位,保持呼吸道通畅,及时清除呼吸道分泌物或异物。

3. 做好心理护理,安慰患者,使其消除紧张情绪,配合治疗。

4. 对有开放性创伤的患者,应配合医师及时处理伤口,注意无菌操作。对伤口污染或组织破坏较重的患者,可应用抗生素预防和控制感染,并肌内注射破伤风抗毒血清1 500 U;血胸的患者如胸膜腔穿刺抽出血性混浊液或穿刺液细菌培养阳性,应按急性脓胸处理。

5. 如伤后患者不能进食,应给予全胃肠外营养疗法。病情允许进饮食后,可选用清淡、易消化吸收的食物或要素饮食。

6. 根据医嘱应用镇痛、镇静药物,以尽量减轻患者的痛苦,使其能够得到安静休息和恢复生活起居。

7. 严重的损伤或有明显缺氧现象时,应给予氧气吸入。一般用鼻导管给氧,氧流量3 ~ 5 L/min,直至缺氧现象改善,生命体征平稳一段时间后方可停用。

（二）病情观察与护理

密切观察病情变化,做好相应的护理,胸部创伤的严重程度不仅在于伤口的大小,更重要的是在于脏器损伤的严重程度。胸部创伤病情多变,所以密切观察伤情变化对于每一个胸部损伤的患者均十分重要。

1. 对生命体征的观察

随时观察血压,呼吸、脉搏,一般每15 ~ 30 分钟测一次,病情平稳后改为1 ~ 2 小时测一次,次日酌情改为4 小时一次。

2. 对休克的观察

胸部损伤严重的患者,常由于急性大失血,剧烈的疼痛以及因胸膜和肺损伤,导致呼吸、循环功能障碍而发生休克。当发现患者烦躁不安,面色苍白,出冷汗,脉快细弱,脉压小,尿量减少,中心静脉压降低,并有不同程度的呼吸困难则可考虑为休克。应迅速建立静脉通路,补充血容量,给氧,应备好气管切开包、胸穿包,做好术前准备。

3. 对反常呼吸的观察

此种呼吸多发生于多根、多处肋骨骨折造成胸壁软化者。吸气时局部隆起,使患侧肺不能扩张,纵隔随呼吸摆动,若不及时发现,及早处理,可因此导致心肺功能衰竭甚至死亡。发现此种情况除给氧外应局部放置1 ~ 1.5 kg 沙袋压迫或以厚敷料加压包扎,必要时可做牵引或手术固定。

4. 对张力性气胸的观察

当患者出现呼吸极度困难,发绀,出汗,休克等症状,伤侧胸部向外鼓出,叩诊高度鼓音,听诊呼吸音消失,伴有局部性或广泛性皮下气肿或纵隔气肿时,应考虑为张力性气胸,应立即在患者第二肋间锁骨中线处插针排气,做好闭式引流准备,并协助医生进行抢救。

5. 对咯血的观察

胸部损伤患者常因支气管和肺受损而引起咯血,要注意观察咯血的量及性质。痰中带血丝为轻度肺、支气管损伤,安静休息数日后可自愈。咯血或咳大量泡沫样血痰,常提示肺、支气管严重损伤。对这样的患者首先要稳定情绪,鼓励咳出支气管内积血,以减少肺不张的发生。大量咯血时,行体位引流以防止窒息,并做好剖胸探查的准备。

6. 对伤口和切口的观察

对清创前的伤口,除了观察有无渗血和漏气外,还需要观察伤道,了解伤道的径路和可能伤及的器官。例如,对心肌前区的细小伤口也需想到可能伤及心脏。要注意观察有无心包填塞症状(如血压低、脉压小,颈静脉怒张,心音遥远,静脉压升高,心浊音界扩大等)。

7. 对皮下气肿的观察

皮下气肿在胸部损伤患者中较为多见,气体进入组织间隙中,逐渐向皮下蔓延,局部可有肿胀,压之有捻发音。一般单纯性皮下气肿首先出现于胸部外伤处,而后向四周扩散,患者仅有局部不适和压痛,无其他影响,要向患者做解释,免除顾虑,如能除去病因往往不需特殊治疗,一周内气体可自行吸收。如观察不细致,处理不及时,胸腹腔或纵隔的气体压迫血管,尤其是压迫肺静脉时,可引起患者肺水肿及循环障碍,甚至危及生命。

8. 对合并损伤的观察

胸部损伤的患者,多数经纠正呼吸循环障碍后,病情能较快地控制,好转。如经处理后病情仍未好转,又不能用胸部损伤解释者,要注意多发伤的存在。除严密观察生命体征外,应注意观察发现有无合并颅脑、腹、脊柱、四肢等部位的损伤。

(三)症状护理

1. 协助患者咳嗽排痰

手术后清醒的患者,应鼓励其咳嗽,做深呼吸,定时翻身拍背,协助排痰,并注意记录痰的色、质、量。辅助患者咯痰是胸部损伤的重要常规护理工作,对保持呼吸道通畅,促进肺膨胀,减少并发症有重要作用。如血压稳定,咳嗽时患者宜采用坐姿或半坐卧位,护士位于患者背后,用两手分别扶住手术切口前后部位,伸开手掌紧贴于切口上,略加压力,嘱患者咳嗽,这种能减轻咳嗽时伤口振动所引起的疼痛,从而使患者有效地咳出痰液。此外饮些温开水也有助于咳嗽。术后 24 小时内,一般宜每隔 1～2 小时辅助患者咳嗽一次,以后 2～4 小时咳嗽一次,直至双肺呼吸音清晰为止。

2. 注意保持口腔清洁

患者未清醒前,可用棉签协助清洗口腔,清醒可给予开水含漱。

3. 根据伤情,鼓励患者早期活动

患者意识完全清醒,生命体征平稳,可先做上肢被动活动,以后随着病情的好转逐渐地增加活动量及上、下肢和主动活动。一般情况下,患者拔除胸腔引流管后即可下床活动。全肺切除或心脏手术的患者,应根据情况延长卧床时间。

（四）胸腔闭式引流的护理

胸腔闭式引流又称水封式引流。胸腔内插入引流管,管的下方置于引流瓶水中,利用水的作用,维持引流单一方向,避免逆流,以重建胸膜腔负压。胸腔闭式引流的目的:排除胸腔内液体、气体,恢复和保持胸膜腔负压,维持纵隔的正常位置,促使术侧肺迅速膨胀,防止感染。故对胸腔闭式引流的护理是否完善对于患者的病变是至关重要的。

1. 严格无菌操作,防止感染

①胸腔引流装置在术前应准备好,并严格执行灭菌措施。②引流瓶及乳胶管应每日更换一次,严格无菌技术,接头处要消毒,瓶内装无菌盐水。③引流口处敷料应 1~2 天更换一次,如有脱落、污染,或分泌物渗湿,则应及时更换。④始终保持引流瓶低于床沿,尤其在搬动患者时,更应注意引流瓶的高度决不允许高于引流管的胸腔出口平面。

2. 保持引流通畅

①检查引流管是否通畅:如观察到玻璃管内水柱随呼吸而升降,或水封瓶内不断有液体滴出,均说明引流管是通畅的。②患者取半卧位,水封瓶放置于较低的位置。引流管的内径及长度要适宜,上段固定在床沿,下段应保持垂直,勿使引流管扭曲或受挤压。③鼓励患者多变动体位及坐起咳嗽,做深呼吸运动,以利胸膜腔内积液排出,促进肺膨胀。④定时挤压引流管:可每隔 1~2 小时,在引流管近胸端用手反复挤压(从上往下挤)以防引流管阻塞。

3. 注意观察引流瓶中引流物的量与性质

观察引流液量、性状。如出血已停止,引出胸液多呈暗红色;创伤后引流液较多,引流液呈鲜红色,伴有血凝块,触之引流胸管温度高,考虑胸腔内有进行性出血,应当立即通知医师,并准备剖胸手术。

4. 胸腔引流管的拔除及注意事项

24 小时引流液小于 50 mL,脓液小于 10 mL,无气体溢出,患者无呼吸困难,听诊呼吸音恢复,X 线检查肺膨胀良好,可去除胸管。方法:安排患者坐在床缘或躺向健侧,嘱患者深吸一口气后屏气拔管,迅速用凡士林纱布覆盖,再盖上纱布、胶布固定。对于引流管放置时间长、放置粗引流管者,拔管前留置缝合线,去管后结扎封闭引流管口。拔管后最初几小时观察患者有无胸闷、呼吸困难、引流管口处渗液、漏气。管口周围皮下气肿等,并给予处理。

（五）健康教育

1. 胸部损伤患者常需要作胸膜穿刺、胸腔闭式引流,操作前向患者或家属说明治疗的目的、意义,以取得配合。

2. 向患者说明深呼吸、有效咳嗽的意义,鼓励患者在胸痛的情况下积极配合治疗。

3. 告知患者肋骨骨折愈合后,损伤恢复期间胸部仍有轻微疼痛,活动不适时疼痛可能会加重,但不影响患侧肩关节锻炼及活动。

4. 胸部损伤后出现肺容积显著减少或严重肺纤维化的患者,活动后可能出现气短症状,应嘱患者戒烟并减少或避免刺激物的吸入。

5. 心肺损伤严重者定期来院复诊。

（王靖 胡翼南 倪艳）

第三节 尿石症

尿石症是泌尿外科的常见病。

一、护理评估

(一)病因和发病机制

泌尿系结石的成因复杂,目前认为是多种因素共同作用的结果。结石的形成与尿液内所含的胶体与晶体平衡失调,或盐类代谢紊乱密切相关。泌尿系的梗阻、感染、内分泌紊乱、代谢紊乱、长期卧床及饮水不足等均可促进结石的形成。此时,尿液内的晶体,如草酸及尿酸钙等发生沉淀。尿液中有细菌、脓块或脱落的细胞等,则以其为核心,晶体附着在核心上逐渐扩大形成结石。

尿路结石主要在肾、膀胱内形成,绝大多数输尿管结石来自于肾结石,尿道结石来自于膀胱结石。结石的成分多为草酸盐,其次为磷酸盐及尿酸盐等;极少数为阳离子如钙、镁、铵基等形成的结石。单个结石的成分多为混合性,形状常呈椭圆或扁圆形,也可随肾盂、肾盏的形态形成鹿角形。尿石症容易引起尿路梗阻、感染及肾功能不全。尿路结石的长期刺激,可诱发癌变。

(二)临床表现

1. 肾和输尿管结石

主要表现是与活动有关的疼痛和血尿。其程度与结石的部位、大小、活动与否及有无损伤、感染、梗阻等有关。极少数患者可长期无自觉症状,直到出现感染或积水时才发现。

(1)疼痛:结石大、移动小的肾盂、肾盏结石,可引起上腹和腰部钝痛。结石活动或引起输尿管完全性梗阻时,出现肾绞痛,发作时伴出汗、恶心呕吐。疼痛位于腰部或上腹部,并沿输尿管行径向下腹和外阴部放射;可伴明显肾区叩击痛。结石位于输尿管膀胱壁段和输尿管口处或结石伴感染时可有尿频、尿急、尿痛症状,尿道和阴茎头部放射痛。

(2)血尿:患者活动或绞痛后出现肉眼或镜下血尿,以后者常见。有时活动后镜下血尿是上尿路结石的唯一临床表现。

(3)其他症状:结石引起严重的肾积水时,可触到增大的肾脏;继发急性肾盂肾炎或肾积脓时,可有发热、畏寒、脓尿、肾区压痛。双侧上尿路完全性梗阻时可导致无尿。

2. 膀胱结石

典型症状为排尿时尿流中断,阴茎头部剧痛,改变体位可使症状缓解。儿童常手牵拉阴茎,阴茎处于半勃起状。此外,有尿频、尿急、尿末痛等膀胱刺激症状。多见排尿有终末血尿。有时表现为排尿困难,尿滴沥状。

如无梗阻或感染体征不明显。当结石梗阻发生尿潴留时,可触及膨胀的膀胱。合并感染时膀胱区有压痛,巨大的结石可于肛诊时触及。

（三）实验室及其他检查

1. 尿液检查

常规检查尿液中有无红细胞、脓细胞及晶体,并应测定尿 pH、钙、磷等。

2. 血液检查

了解钙、磷及尿酸等水平;甲状旁腺素（PTH）测定,以了解甲状旁腺功能。

3. 结石成分测定

化学定性或定量分析,了解结石含有的主要成分。

4. B 型超声检查

了解尿石部位、大小、肾及输尿管积水情况。

5. X 线检查

泌尿系平片能发现 95% 的尿石;不显影的阴性结石通过尿路造影检查可以发现,其中排泄性尿路造影还可以了解肾功能情况。

6. 膀胱镜检查

可直接观察到膀胱内结石的情况,并可同时进行碎石及取石术。检查禁忌证:①尿道狭窄以致无法插入膀胱镜;②膀胱容量小于 50 mL（易招致膀胱穿孔）;③膀胱急性炎症期;④全身出血性疾病;⑤1 周内使用过膀胱镜;⑥心血管功能严重不全,全身衰竭。

二、治疗要点

直径小于 0.6 cm 的肾、输尿管结石,且表面光滑、无尿路梗阻等并发症时,可先采用保守治疗,如饮水利尿、饮食调节、控制感染、药物排石以及解痉止痛等。对结石较大,保守治疗无效以及合并严重梗阻、感染、肾功能损害的患者可考虑手术治疗,传统手术方法有肾盂切开取石术、肾实质切开取石术、肾部分切除术、肾切除术等。

近年来国内体外冲击波碎石术（ESWL）、经皮肾镜取石术及经尿道输尿管肾镜取石术等新技术的应用,已使很多患者免除了传统的开放性手术。

三、护理问题

（一）疼痛

与结石刺激引起的炎症、损伤及平滑肌痉挛的关。

（二）排尿形态异常

与结石或血块引起尿路梗阻有关。

（三）潜在并发症

血尿、感染。

四、护理措施

（一）一般护理

1. 心理护理

加强与患者进行交流沟通,消除患者焦虑、恐惧心理。解释特殊检查及治疗的有关事项,让患者了解有关知识,达到积极配合治疗的目的。

2. 肾绞痛护理

肾绞痛发作时,卧床休息,同时按医嘱皮下注射阿托品 0.5 mg,绞痛剧烈者加用哌替啶 50~100 mg,肌内注射。进行局部热敷、针灸等,可缓解疼痛。对膀胱结石引起的疼痛,改变体位,如侧卧排尿,能缓解疼痛和排尿困难。

3. 促进排石

采取鼓励患者多饮水以增加尿量,按医嘱用利尿、排石的中草药和溶石药物等措施,并适当运动,促进结石的排出。

4. 防治感染

按医嘱使用抗生素预防控制感染。

（二）术前护理

1. 执行泌尿外科一般护理常规。

2. 手术前 1 天晚给镇静药,晚 12 点后禁食。

3. 手术日晨需做术前结石定位拍腹部平片者,肥皂水灌肠 1 次,以防因术前或做特殊检查使结石移位,给手术造成困难。

4. 按医嘱给术前用药。

（三）术后护理

1. 执行外科手术后护理常规。

2. 了解术中情况、手术名称、血压及输血情况等。

3. 行肾盂或肾切开取石者,应特别注意出血情况,严密观察血压、脉搏、尿液及引流液的性质。术后至少卧床一周,防止继发性出血。耻骨上膀胱切开取石术后,应注意引流通畅,使膀胱保持在排空状态,以利手术创口愈合;引流不畅、阻塞可造成切口裂开,甚至尿瘘。

4. 术后 1~2 天,肠蠕动恢复后,给半流质或普通饭,鼓励患者多饮水,防止结石再发。

5. 伤口放烟卷引流者,保持敷料干燥。一般在术后 3~5 天无渗液时拔除。

6. 有肾盂与输尿管支架导尿管引流者,应接床旁无菌引流瓶,妥善固定,防止脱出,保持其通畅。

7. 分别记录引流管流出的尿量和尿道排出的尿量。

8. 保持床铺干燥平整,注意翻身,防止压疮发生。

（四）健康教育

1. 经常向患者宣传卫生知识,使患者了解患尿石症的病因、病理、症状及预防知识,加强患者康复信心。

2. 向患者讲述饮水、饮食注意事项,适当体育活动的重要意义,争取患者从生活细节中防病治病以及定期检查,防止结石复发。

3. 宣传体外震波碎石的原理,避免碎石时声波等刺激而引起循环系统的改变。

4. 宣传震波碎石后可有绞痛、血尿等反应。震波碎石后,半个月复查腹部平片,以观察碎石排出情况。必要时需重复碎石。

5. 对手术患者讲解手术的目的、术式、患者放置引流管、卧床、活动、血尿等知识。

(邵红娟　张新　赵肖敏)

第四节　良性前列腺增生症

良性前列腺增生简称前列腺增生,是老年男性常见病。

一、护理评估

(一)病因和发病机制

前列腺是一个环绕后尿道起始段的粟形器官,由腺体和间质组成,间质又由平滑肌和纤维组织组成。一般认为前列腺增生为间质增生,增生可引起排尿障碍。排尿障碍进一步加重可引起慢性尿潴留,严重时出现充盈性尿失禁、继发感染和结石,甚至导致肾、输尿管积水和肾功能损害。长期排尿困难所致的腹内压增高还可引起腹外疝和痔。

(二)临床表现

1. 尿频

是最初症状,夜间较明显。早期因前列腺充血刺激引起,随梗阻加重,残余尿量增多,膀胱有效容量减少,尿频更加明显。

2. 排尿困难

进行性排尿困难是前列腺增生最重要的症状,发展缓慢。轻度梗阻时排尿迟缓、断续、尿后滴沥。梗阻严重时排尿费力、射程缩短,尿线细而无力,终呈滴沥状。

3. 尿潴留

梗阻严重者膀胱残余尿增多,长期可导致膀胱收缩无力,发生尿游留,并可出现充溢性尿失禁。前列腺增生的任何阶段,可因受凉、劳累、饮酒等使前列腺突然充血、水肿,发生急性尿潴留。

4. 其他症状

前列腺增生时因局部充血可发生无痛血尿。若并发感染或结石,可有尿急、尿痛等膀胱刺激症状,少数患者晚期可出现肾积水和肾功能不全表现。

5. 国际前列腺症状评分(IPSS)

询问患者有关排尿的 7 个问题,根据症状严重程度对每个问题进行评分(0 ~ 5 分),总分为 0 ~ 35 分(无症状至非常严重的症状)。其中 0 ~ 7 分为轻度症状;8 ~ 19 分为中度症状;20~35 分为重度症状。尽管 IPSS 分析力图使症状改变程度得以量化,但仍会受到主观因素的影响。

体格检查:急性尿潴留时,下腹部膨隆。耻骨上区触及充盈的膀胱。直肠指检,前列腺增大、表面光滑,富于弹性,中央沟变浅或消失。可按照腺体增大的程度把前列腺增生分成三度。Ⅰ度肿大:前列腺较正常增大 1.5~2 倍,中央沟变浅,突入直肠的距离为 1~2 cm;Ⅱ度肿大:腺体呈中度肿大,大于正常 2~3 倍,中央沟消失或略突出,突入直肠 2~3 cm;Ⅲ度肿大:腺体肿大严重,突入直肠超过 3 cm,中央沟明显突出,检查时手指不能触及上缘。

（三）实验室及其他检查

1. B 超检查

可测量前列腺体积、内部组织结构是否突入膀胱。经直肠超声检查更为精确,经腹壁超声可测量膀胱残余尿量。

2. 尿流动力学检查

尿流率测定可初步判断梗阻的程度:若最大尿流率 < 15 mL/s,提示排尿不畅;< 10 mL/s 提示梗阻严重。评估最大尿流率时,排尿量必须超过 150 mL 才有诊断意义。应用尿动力仪测定压力—流率等可鉴别神经源性膀胱功能障碍、逼尿肌和尿道括约肌功能失调以及不稳定性膀胱逼尿肌引起的排尿困难。

3. 血清前列腺特异抗原（PSA）测定

前列腺体积较大、有结节或较硬时,应测定血清 PSA 以排除合并前列腺癌的可能。

二、治疗要点

良性前列腺增生治疗的目的在于改善排尿症状,缓解并发症,保护肾功能。由于不是所有前列腺增生的老人都有排尿困难症状,排尿困难的严重程度也与前列腺增生程度不成正比,所以施治与否及怎样施治仅取决于排尿困难症状。不同的患者应接受个体化的治疗。目前认为治疗可分为四大类方法:①密切随访与等待;②药物治疗;③手术治疗;④微创治疗。

若无排尿困难症状就不必治疗。只要注意气候变化、防止受凉、预防感染、禁酗酒吸烟和摄入辛辣食物,勿动怒忧愁,保持心态平和,适当多饮水,避免憋尿,就足以延缓或避免排尿困难症状的出现。即使前列腺体积有所增大,注意保健足矣,无须治疗。

药物治疗:主要有 α 受体阻滞剂、激素、降胆固醇药物,以及中草药等。常用的 α 受体阻滞剂有特拉唑嗪和哌唑嗪,口服每日 1~5 mg。激素类以 5α 还原酶抑制剂最为常用。

手术治疗:

1. 适应证

排尿困难,影响生活及工作,尿流率小于 10 mL/s 者均应考虑手术治疗。伴有膀胱结石、憩室、肿瘤,有尿潴留史,残余水超过 60 mL,肾功能损害,尤应及早手术。严重肾功能损害患者,宜先行膀胱引流,肾功能恢复后再行手术。

2. 手术方法

（1）耻骨上经膀胱前列腺切除术：此种方法目前比较广泛应用。其优点为方法简单，易于掌握，同时可在直视下进行，并可同时处理膀胱内结石、憩室或肿瘤等并发症。术后效果比较满意。

（2）耻骨后膀胱外前列腺切除术：亦较常用，效果也较好，但不能同时处理膀胱内并发症为其缺点。

（3）经会阴前列腺切除术：手术较安全，但因手术视野小，操作复杂，且亦引起阳痿、尿失禁和直肠损伤，目前基本放弃此方法。

（4）经尿道前列腺切除术（TURP）：TURP 在术中和术后的出血量较少，术后的渗血天数也少，并发症少，手术痛苦较小，住院时间也较短。近年来该项手术国内正在逐渐开展。

其他治疗：

1. 扩张疗法

有人经尿道气囊扩张、金属扩张器扩张及手术中经膀胱手指扩张等方法，可扩张至 F30~42，症状可以明显改善。此种治疗仍属姑息治疗的范畴，适于不能耐受手术的患者。

2. 支撑管置入法

在前列腺尿道部位置入适当长度支撑管，将压迫该部尿道的增生腺体撑开保持尿道通畅，对不能接受手术者不失为简便则可靠的治疗手段。

3. 射频或微波热疗

是近几年兴起的治疗方法，亦可试用。

4. 冷冻治疗

此术损伤小，出血较少，手术时间短，于局部麻醉下进行，故患者易接受，适用于一般情况差的老年人，但有尿道狭窄或直肠有病变得不宜施行冷冻治疗。

三、护理问题

（一）排尿形态异常

与膀胱出口梗阻、逼尿肌受损、留置尿管和手术刺激有关。

（二）疼痛

与逼尿肌功能不稳定、导管刺激、血块堵塞冲洗管引起的膀胱痉挛有关。

（三）潜在并发症

TUR 综合征、尿频、尿失禁、出血。

四、护理措施

（一）术前护理

1. 患者对手术的恐惧心理得到缓解。患者因长期排尿困难，反复尿潴留而迫切要求手术，但因高龄或有心肺肾功能障碍，对手术能否进行，手术效果如何无心理准备，护士应针对老年患者特点，反复耐心解释手术的必要性，详细告知治疗方案，尤其是术前准备工作的重要性与手术效果之关系，使患者消除恐惧心理，保持良好状态，积极配合做好术前准备。

2. 协助患者进行全身检查,包括心、肺、肝、肾等功能检查。

3. 协助患者进行膀胱镜检查,尿培养,残余尿测定及血液生化检查。

4. 由于排尿困难可能影响肾功能,术前应记录尿量,有泌尿系感染者,需抗感染治疗。

5. 如有留置尿管或耻骨上膀胱造瘘,应充分引流尿液,并用1∶5 000 呋喃西林溶液冲洗膀胱。

6. 术前口服己烯雌酚 2～3 mg,每日 3 次,使前列腺收缩,减少手术中出血。

7. 手术日晨肥皂水灌肠 1 次。

8. 去手术室带三腔导尿管、蘑菇头尿管各 1 根。

(二)术后护理

1. 执行泌尿外科手术后护理常规。

2. 取平卧位,3 天后改半卧位。

3. 手术后,患者常安有气囊导尿管,需接受膀胱冲洗装置,进行持续膀胱冲洗,以免血液在膀胱内凝固,堵塞导尿管。一般持续冲洗 6～12 小时,后改为每日冲洗 2～4 次。

4. 密切观察血压、脉搏的变化,血压降低,脉搏加快,通知医师及时处理。术后手术野出血不止,可随尿液引出。应检查留置气囊导尿管气囊内充液情况,一般可充水 20～30 mL,以压迫前列腺窝,达到止血作用。出血较多时可在膀胱冲洗液中加入氨甲苯酸或凝血质,注入后夹管保留药物 30 分钟左右,并可重复用药。亦可用 4～5℃ 低温生理盐水冲洗。或注射止血剂。如气囊导尿管已拔除,则应再置入。

5. 术后 5 天内一般不做肛管排气或灌肠,避免因用力排便而引起前列腺窝出血。便秘时可按医嘱给缓泻剂。

6. 术后按医嘱应用抗菌药物防治感染。要定时清洁尿道外口的分泌物。

7. 加强口腔和皮肤护理,鼓励和协助患者咯痰,定时翻身,保持皮肤清洁干燥,预防并发症。

8. 在拔尿管前 2 天,夹闭导尿管,每 3～4 小时间断放尿 1 次,训练膀胱的排尿功能。

9. 拔除耻骨上膀胱造瘘者,注意是否有漏尿情况,敷料浸湿者应及时更换。

10. 持续导尿 10～14 天拔除尿管。拔除尿管 1 周后,做尿道扩张,预防尿道狭窄。

(三)健康教育

1. 患者出院后要多饮水,勤排尿,忌烟酒及辛辣刺激性的食物,加强营养,适度活动,避免感冒,经常进行会阴部括约肌舒缩锻炼,3 个月内避免较剧烈活动。

2. 按医嘱定期复查尿流率,以防尿道狭窄。

3. 指导永久性膀胱造瘘的患者学会造瘘管的家庭护理,定期更换造瘘管,防止感染和结石形成。

(张新 赵肖敏 邵红娟)

第五节　肾损伤

　　肾位置较深,受到腰肌、椎体、肋骨和前面的脏器保护,不易受到损伤。但肾实质脆弱、包膜薄,受暴力打击时会发生破裂;肾在脂肪囊内有一定活动度,被暴力推移时会牵拉肾蒂,造成损伤。

　　肾损伤平时多为闭合性损伤,战时多为开放性损伤,以成年男性多见。

一、护理评估

（一）病因

1. 开放性损伤

因刀刃、枪弹、弹片等锐器直接贯穿致伤,常伴有胸、腹部损伤,伤情复杂而严重。

2. 闭合性损伤

直接暴力,如腰腹部受撞击、跌打、挤压使肾发生损伤或肋骨、椎骨横突骨折片刺伤肾。间接暴力,如高处跌下时发生的对冲伤、突然暴力扭转所致肾或肾蒂损伤。

肾本身存在病变,如肾积水、肾肿瘤、肾结核或肾囊性疾病等,或儿童因肾周围保护组织薄弱,有时即使受轻微的打击,亦可造成肾损伤。

（二）临床表现

1. 休克

多数患者均有不同程度的休克表现,常伴有严重的血尿和腰部包块。如休克重而血尿轻,则应想到广泛的肾损伤或肾盂破裂的可能。有时肾脏仅有轻伤,但因腹腔内其他脏器损伤重,休克可能显著,在诊断上应加之鉴别。

2. 出血和血尿

是肾脏损伤最常见和最重要的症状,常与肾损伤程度成正比。轻度损伤可为显微镜下血尿,肾实质破裂和肾盏、肾盂相通时,则出现肉眼血尿。但肾蒂血管裂伤,输尿管完全断裂或被血块堵塞,可不出现血尿。有时血尿停止 1～2 周,因感染而发生继发性出血。

3. 肿块和疼痛

多因局部组织创伤和血、尿外渗至肾周围组织所致。疼痛加剧,患侧出现明显腰肌痉挛、压痛和叩击痛。肿块的大小,与出血和尿外渗的多少成正比。尿渗入肾周围组织12～36 小时,可引起蜂窝织炎,体温急剧上升,局部疼痛更为剧烈。

4. 肾周围感染

如果尿外渗和出血较轻,继发感染的机会较小,如肾周围组织的尿外渗较重,则感染的机会较大。如有感染,伤后数日伤员体温升高,局部压痛和肌紧张等体征亦随之增加。

5. 其他

可发现皮肤擦伤、裂伤、肿胀明显、肌紧张和压痛,可伴有腹膜刺激征。也可有发热及其他脏器损伤。

（三）实验室及其他检查

1. 尿常规

可见大量红细胞。

2. 血常规

了解有无活动性出血及继发感染情况。

3. X 线检查

（1）X 线平片：对初步诊断为肾损伤的患者在情况允许的情况下，应首先拍包括肾、输尿管、膀胱的腹平片。

（2）静脉肾盂造影：对肾损伤的伤情分类至关重要。

（3）动脉造影：怀疑肾蒂伤者应行动脉造影以明确诊断。

（4）CT 检查：为无损伤性检查，使用方便、迅速，能精确地估计肾实质伤情，显示肾皮质裂伤、尿外渗、肾周血肿范围以及血管损伤。

（5）其他：核素肾扫描是安全、简单的检查，敏感性较 CT 差。B 超可观察肾周血肿的大小、出血程度及对侧肾脏情况。逆行性尿路造影可能导致感染，不宜应用。

二、治疗要点

肾损伤的处理与损伤程度直接相关。轻微肾挫伤经短期休息可以康复，多数肾挫裂伤可用保守治疗，仅少数需手术治疗。

（一）紧急治疗

有大出血、休克的患者需迅速给以抢救措施，观察生命体征，进行输血、复苏，同时明确有无合并其他器官损伤，做好手术探查的准备。

（二）保守治疗

1. 绝对卧床休息 2~4 周，病情稳定，血尿消失后才可以允许患者离床活动。通常损伤后 4~6 周肾挫裂伤才趋于愈合，过早多离床活动，有可能再度出血。恢复后 2~3 个月内不宜参加体力劳动或竞技运动。

2. 定时测量血压、脉搏、呼吸、体温，注意腰、腹部肿块范围有无增大。观察每次排出的尿液颜色深浅的变化。定期检测血红蛋白和血细胞比容。

3. 及时补充血容量和热量，维持水、电解质平衡，保持足够尿量。必要时输血。

4. 应用广谱抗生素以预防感染。

5. 使用止痛、镇静剂和止血药物。

（三）可吸收性肾动脉栓塞术

遇有下列情况可以施行：①动脉造影显示血管图像中断、造影剂漏出血管；②无肾动脉栓塞、内膜损伤和肾蒂断裂。肾蒂没有完全断裂者用吸收性栓塞剂行肾动脉栓塞术，常常得到良好的止血效果。栓塞剂可用自体血凝块或明胶海绵。

动脉栓塞术后严密观察：①股动脉穿刺处有无出血或血肿；②足背动脉搏动；③下肢皮肤温度；④血尿的变化与尿量。肾缺血引起的疼痛可对症治疗。栓塞后继续卧床休息。

（四）手术治疗

有以下情况应及早施行手术治疗：①开放性肾损伤；②经检查证实为肾粉碎伤；③经检查证实为肾盂破裂；④静脉尿路造影检查时损伤肾不显影，经肾动脉造影证实为肾蒂伤；⑤合并腹腔器官损伤。至于尿外渗是否需要手术治疗，视其程度、发展情况及损伤性质而定。

（五）并发症及其处理　常由血或尿外渗以及继发性感染等所引起。腹膜后尿囊肿或肾周脓肿要切开引流。输尿管狭窄、肾积水需施行成形术或肾切除术。恶性高血压要作血管修复或肾切除术。动静脉瘘和假性肾动脉瘤应予以修补，如在肾实质内则可行部分肾切除术。持久性血尿可施行选择性肾动脉造影及栓塞术。

三、护理问题

（一）血尿

与肾损伤有关。

（二）疼痛

与损伤后局部肿胀，尿外渗有关。

（三）组织灌注量改变

与重度肾损伤出血有关。

（四）活动无耐力

与损伤后活动受限有关。

（五）有感染的危险

与损伤后免疫能力低下有关。

（六）焦虑

与损伤后心态变化有关。

四、护理措施

（一）一般护理

1. 患者入院后应绝对卧床休息，注意保暖，观察皮肤色泽及肢体温度，必要时给予休克卧位，即是病情稳定后也应卧床休息3~4周。

2. 做好导尿管的护理，保持引流通畅，及时倾倒并记录尿量，严格无菌操作，发现血块时须抽吸干净或用生理盐水冲洗。

3. 配合医生做好各项实验室及特殊检查，随时做好术前准备工作。

4. 加强皮肤护理，保持床单清洁干燥、平整，防止褥疮发生，防止感染。

5. 加强心理护理，清除患者紧张、不安等不良情绪，积极配合治疗。

（二）病情观察与护理

1. 密切观察病情变化，定时测量血压、脉搏、呼吸、体温等生命体征。并注意患者一般症状。如患者出现血压下降、脉搏加快、呼吸增快、面色苍白、精神不振、躁动等情况，提示有休克发生，应按休克处理。

2. 肾损伤应注意观察腰腹部情况，注意有无压痛、肌肉痉挛及肿块；观察腹膜刺激症状,腹膜刺激症状是肾挫伤渗血、渗尿刺激后腹膜所致,其加重与好转可反映病情的变化。

3. 泌尿系损伤常伴有其他脏器损伤,应严密观察患者症状与体征的变化,随时做好抢救准备。

4. 定时检查尿液、红细胞计数和血红蛋白,验血型、备血,测中心静脉压等,观察血尿变化,记录每小时尿量,如尿液颜色逐渐加深,说明出血加重,反之则病情好转。

5. 观察及预防感染的发生

(1)早期应用抗生素,可预防或治疗感染,并可防止由于感染所致的继发性出血。

(2)每日测体温4次,如果患者体温超过38.5℃,可给予降温措施。

(3)定期检查白细胞总数,如白细胞总数升高,说明已有感染发生。

(三)手术前、后的护理

1. 术前准备

(1)按普通外科术前准备。

(2)密切观察病情变化,包括面色、脉搏、血压、腹部体征、血红蛋白等,如有休克,应立即给予抗休克治疗。

(3)绝对卧床休息,以免活动后加重出血。

(4)注意观察肾区浸润、肿胀情况,有无腹膜炎的表现。

(5)每4小时留一次尿标本,进行动态观察。

(6)疑有内脏损伤时,术前留置胃管。

(7)留置导尿管。

(8)其余按医嘱执行手术前护理常规和准备。

2. 术后护理

(1)术后卧床休息2~4周。

(2)严密观察血压、脉搏变化,每半小时至1小时测量1次,并记录。休克未好转者应继续抢救,根据病情输血、输液。

(3)观察术后第一次排尿时间、尿量及颜色,并记录。

(4)术后有引流者,按尿路引流护理。

(5)观察切口引流物性状、颜色、量等。敷料湿者,须及时更换。如用纱布填塞止血,应于术后一周开始逐渐取出,在3~5日内取完。必要时可再在伤口内留置引流物。

(6)行胃肠减压者,应保持减压通畅,至肠鸣音恢复时拔出。术后无腹膜刺激症状时,1~2天可进流质饮食,2天后改半流质,然后逐渐恢复正常饮食。

(7)其余执行手术后护理常规。

(四)康复护理

1. 告诉患者卧床2~3周的意义以及观察血尿、腰部肿块、腹部疼痛的意义。

2. 宣传饮食及适当多喝水的意义。

3. 宣传卧床期间保护皮肤的意义。

4. 宣传疾病的转归情况。

5. 宣传出院后2~3个月避免重体力劳动的意义。

(赵肖敏　邵红娟　张新)

第六节　膀胱损伤

膀胱空虚时位于骨盆深处,不易受损伤,膀胱充盈时壁薄,伸展至下腹部,在外力作用下可发生膀胱损伤。

一、护理评估

（一）病因

1. 开放性损伤

由锐器或子弹贯通所致,易形成腹壁尿瘘、膀胱直肠瘘或膀胱阴道瘘。

2. 闭合性损伤

膀胱充盈时,直接暴力如下腹部遭撞击、挤压,可致膀胱损伤。骨盆骨折片可刺破膀胱壁和直肠壁。经尿道做膀胱器械检查或治疗、下腹部手术等可导致医源性膀胱损伤。

（二）临床表现

膀胱损伤的临床表现与损伤的轻重、损伤的部位及就诊时间的早晚有密切关系。轻的损伤可以仅表现轻微局部疼痛和压痛,严重的破裂可以导致休克,甚至死亡。

1. 休克

由创伤和出血引起。在有大量尿液进入腹腔时,尿液刺激引起剧烈腹痛可导致休克。如并发其他脏器伤出血严重者,则易发生出血性休克。

2. 腹痛

腹膜外破裂时,尿外渗及血肿引起下腹部疼痛。有骨盆骨折时,疼痛更为显著。腹膜外破裂的病例,疼痛限于骨盆部及下腹部,或放射到会阴。腹膜内破裂者,疼痛由下腹部扩展至全腹,致全腹肌紧张。

3. 血尿

膀胱损伤所致的血尿程度可轻可重,轻者仅为淡红色血尿,重者可导致膀胱内大量血凝块潴留。骨盆骨折后有排尿困难及尿潴留、又无腹膜炎体征者,提示前列腺尖部尿道断裂。

4. 异常通道

开放性膀胱损伤有尿液从伤口流出,若尿液中有气体或粪便排出,或见到直肠或阴道有尿溢出时,则提示膀胱与直肠或阴道有瘘口存在。

（三）实验室及其他检查

X线平片可了解有无骨盆骨折。经尿管注入造影剂,进行膀胱造影,可显示膀胱破裂位置与程度。

二、治疗要点

膀胱破裂的处理原则：①完全的尿流改道；②膀胱周围及其他尿外渗部位充分引流；③闭合膀胱壁缺损。

（一）紧急处理

抗休克治疗如输液、输血、止痛及镇静。尽早使用广谱抗生素预防感染。

（二）保守治疗

膀胱挫伤或造影时仅有少量尿外渗，症状较轻者，可从尿道插入导尿管持续引流尿液7～10天，并保持通畅；使用抗生素，预防感染，破裂可自愈。

（三）手术治疗

膀胱破裂伴有出血和尿外渗，病情严重，须尽早施行手术。如为腹膜外破裂，做下腹部正中切口，腹膜外显露并切开膀胱，清除外渗尿液，修补膀胱穿孔，作耻骨上膀胱造瘘。如为腹膜内破裂，应行剖腹探查，同时处理其他脏器损伤，吸尽腹腔内液体，分层修补腹膜与膀胱壁，并做腹膜外耻骨上膀胱造瘘。应充分引流膀胱周围尿液，使用足量抗生素。若发生膀胱颈撕裂，须用可吸收缝线准确修复，以免术后发生尿失禁。

并发症处理：早期而恰当的手术治疗以及抗生素的应用大大减少了并发症。盆腔血肿宜尽量避免切开，以免发生大出血并招致感染。若出血不止，用纱布填塞止血，24小时后再取出。出血难以控制时可行选择性盆腔血管栓塞术。

三、护理问题

（一）组织灌注量改变

与损伤后尿外渗、出血、休克有关。

（二）疼痛

与损伤有关。

（三）血尿

与膀胱损伤出血有关。

（四）有感染的危险

与膀胱破裂，尿排到腹腔或外渗到膀胱周围组织有关。

（五）排尿异常

与膀胱破裂排尿功能受损有关。

四、护理措施

（一）一般护理

1. 做好一般护理。根据病情，为患者妥善安置卧位；遵医嘱给予镇静或止痛治疗；做好心理护理，让患者安心休息。

2. 给予营养丰富易消化食物，鼓励患者多饮水。

（二）病情观察与护理

1. 观察有无休克发生，受伤后2日内每隔1～2小时测量血压、脉搏、呼吸1次，如患者血压下降、脉搏加快、面色苍白,提示有休克发生,应按休克处理。保证输血、输液的通畅,补充体液丢失,预防及治疗休克。

2. 观察血尿及腹膜刺激症状,判断有无再出血发生。

3. 做好留置导尿的护理,观察尿液引流情况,记录 24 小时引流尿液的颜色、性状、量。

4. 观察及预防感染

(1)观察体温,每日测 4 次体温,至 3 天平稳为止。

(2)体温超过 38℃,应给予乙醇擦浴和物理降温。

(3)补充一定量的液体,保证抗生素的进入,预防感染发生。

(三)手术前、后的护理

1. 术前准备

(1)密切观察病情变化,注意血压、脉搏、呼吸与腹痛情况,了解有无休克及其他合并症。

(2)视病情输液、输血,休克时配合医生抢救,并迅速做好术前准备。

(3)合并骨盆骨折患者,应卧硬板床。

(4)术前留置导尿管者,应注意尿量、颜色及性质。

(5)合并腹膜炎者术前置胃管。

2. 术后护理

(1)按硬膜外麻醉术后护理常规。

(2)术后禁食 1～2 天,肠蠕动恢复后给予流质或半流质饮食,3 天后可改为普通饮食。

(3)术后 9～12 天,可拔除耻骨上造瘘管,并可练习下地活动。

(4)如合并骨盆骨折,需卧床 8 周,卧床期间注意皮肤护理,防止褥疮。

(5)保持尿管通畅,观察尿色、性质和量,术后 7～9 天可拔除尿管,如放置耻骨上膀胱造瘘管,应以无菌生理盐水或 1∶5 000 呋喃西林液冲洗膀胱,每日 3～4 次。

(6)观察伤口渗血、渗液及漏尿情况,湿敷料要及时更换。

(7)腹膜外放置橡皮引流管时,应接负压吸引瓶,持续或间断吸出膀胱周围残留尿液与分泌物,一般术后 3～4 天拔管。

(四)康复护理

1. 告诉患者膀胱损伤的情况,注意护理的配合。

2. 宣传患者带有留置尿管、防脱落、保持通畅的意义。

3. 宣传多饮水的意义。

4. 宣传拔除留置导尿管前闭管训练排尿的意义。

5. 伴有骨盆骨折、尿道断裂患者向其宣传硬板床、长期卧床的注意事项。

(曹雪英　陈伟伟　黄静)

第七节　尿道损伤

　　尿道损伤分为开放性和闭合性两类。开放性损伤多因弹片、锐器伤所致,常伴有阴囊、阴茎或会阴部贯通伤。闭合性损伤为挫伤、撕裂伤或腔内器械直接损伤。

一、护理评估

　　(一)男性尿道解剖

　　1. 尿道分段

　　以尿生殖膈为界,分前尿道和后尿道两段。前尿道包括球部和悬垂部;后尿道包括膜部和前列腺部。前尿道损伤多发生在球部,后尿道损伤多发生在膜部。

　　2. 尿道三个生理狭窄部

　　尿道内口、腹膜和尿道外口。以尿道外口最狭窄,且韧性较差。经尿道器械检查时易损伤尿道膜部。

　　(二)病因

　　尿道损伤以闭合性骑跨伤为多见。伤者从高处两腿分开跌下,会阴骑跨在硬物上,尿道球部被挤压在耻骨弓和骑跨物之间,以致尿道断裂,后尿道损伤常合并耻骨或坐骨骨折。不适当的器械检查,亦为尿道损伤的原因之一。女性尿道损伤可发生于难产。

　　轻度尿道损伤仅有黏膜挫伤或部分裂伤,患者大多仍能自行排尿。如尿道大部断裂,则尿流中断,并发血肿或有尿外渗。尿外渗的范围以尿生殖膈为分界。前尿道损伤时,尿外渗范围在阴茎、会阴和下腹壁。后尿道前列腺部损伤时,尿外渗主要在前列腺及膀胱周围,外阴部并不明显。外渗的尿液及血液易继发感染。愈合后常使尿道形成瘢痕狭窄,造成排尿困难。

　　(三)临床表现

　　1. 休克

　　伴有骨盆骨折的尿道损伤,可由于骨盆内大量出血或剧烈疼痛,引起休克。

　　2. 血尿

　　尿道黏膜损伤一般在2~3天,血尿或滴血可自行停止。大量出血并不多见。

　　3. 血肿和疼痛

　　尿道球部破裂,常发生会阴部血肿和皮下淤血,局部疼痛以排尿时为重。

　　4. 排尿困难

　　除少数尿道黏膜轻度损伤,能自行排尿外,较严重的尿道损伤,因疼痛、括约肌痉挛、局部水肿或血肿压迫,都可有不同程度的排尿困难和尿潴留。

　　5. 尿外渗

　　范围随损伤的部位而异。如前尿道损伤时,尿外渗范围在会阴、阴茎及下腹壁。后尿道损伤时,尿外渗限于膀胱周围及腹膜外间隙。组织受尿液浸润可继发感染,严重时造成蜂窝组织炎甚至脓毒血症。

（四）实验室及其他检查

1. 直肠指诊

可提供重要线索。若前列腺仍较固定,周围血肿不明显,提示尿道未完全断裂;前列腺向上移位,有浮动感,表明后尿道完全性断裂;指套有血迹或有血性尿液溢出时,说明直肠有损伤或膀胱尿道直肠贯通伤。

2. X线检查

疑有骨盆骨折时,应拍骨盆片。尿道损伤者,逆行行尿道造影,可显示尿道完整与否以及损伤的程度。

3. 试插导尿管

可在无菌操作下试插橡胶导尿管,多数受阻而不易插入。如果不能插入,则不宜再插,以免加重损伤。

（五）诊断

尿道受伤后有血尿、尿痛、排尿困难和尿道口出血者,应想到尿道损伤可能;如为骑跨伤,同时有会阴部肿胀和青紫,常有尿道伤;如有典型的尿外渗表现,可以诊断为尿道球部破裂。骨盆骨折而有前述症状时可行直肠指诊检查,可能触及移位的骨折片、直肠前壁肿胀（有血肿和尿外渗）,膜部尿道完全断裂时不能触及前列腺,尿道近侧断端向上、向后移位,应诊断为后尿道断裂。

（六）鉴别诊断

1. 膀胱破裂

腹膜外膀胱破裂也常合并有骨盆骨折,也可出现耻骨后间隙、膀胱周围间隙尿外渗,出现排尿困难、无尿等症状。但腹膜外膀胱破裂时,膀胱往往不充盈,呈空虚状态。导尿管可顺利插过尿道,插入后无尿液或仅有少许血尿引出。直肠指检无前列腺移位和压痛。必要时可行膀胱尿道造影以资鉴别。

2. 尿道肿瘤

有排尿困难症状,也常伴有初血尿或尿道内流出血性分泌物。但无外伤史,排尿困难往往呈进行性加重。沿尿道触诊或肛门指检,可触及尿道局部肿块,伴压痛。尿道造影或尿道海绵体造影可显示尿道充盈缺损。

3. 尿道结石

突然出现排尿困难及尿痛,常伴尿频、尿急及血尿症状。既往可有肾绞痛史或尿道排石史,但无外伤史。有时沿前尿道触诊或直肠指检可触及局部硬结伴压痛。尿道探通术可触及异物感;X线检查可发现尿道不透光阴影;尿道镜检查可直接窥见结石。

4. V脊髓损伤

腰部外伤后出现排尿困难或急性尿潴留时,有时须与尿道损伤相鉴别。脊髓损伤时,除出现排尿困难症状外,往往还伴有神经系统症状和体征,如会阴部感觉减退,肛门括约肌松弛等表现。

二、治疗要点

尿道损伤的治疗包括：治疗休克；解除排尿困难和尿潴留；引流尿外渗，恢复尿道的连续性；控制感染；预防尿道狭窄；其他合并伤的处理。

(一)防治休克

输液、输血、镇静止痛，应用抗生素，及时处理合并伤。

(二)尿道挫伤及轻度裂伤

症状较轻，尿道连续性存在，一般不需特殊治疗，尿道损伤处可自愈。用抗生素预防感染，并鼓励患者多饮水稀释尿液，减少刺激。必要时插入导尿管引流1周。

(三)尿道裂伤

插入导尿管引流1周。如导尿失败，应即行经会阴尿道修补，并留置导尿管2~3周。病情严重者，应施行耻骨上膀胱造瘘术。

(四)尿道断裂

前尿道断裂时，应即时施行经会阴尿道修补术或断端吻合术，留置导尿管2~3周。尿道断裂严重者，会阴或阴囊形成大血肿，可做膀胱造瘘术。也有经会阴切口清除血肿，再做尿道断端吻合术，但是必须慎重而仔细止血。

后尿道断裂由于受伤时间、地点、条件和处理经验不同，治疗效果也就不一样，是立即行尿道修补术，还是先行膀胱造瘘二期再处理尿道，应根据具体情况而定。如患者一般情况允许，骨盆环稳定，医院具备相关技术条件，可施行急诊尿道修补、端端吻合术。不具备上述条件者，以单纯耻骨上膀胱造瘘为宜；尿道会师牵引术仍是目前后尿道断裂或破裂早期处理的较好方法，手术简单，效果好。特别由于腔道泌尿外科技术的进步，即使尿道会师术后发生尿道狭窄，多可通过尿道内切开获得良好效果。伤后尿道狭窄或闭塞者，可行尿道内切开或瘢痕切除对端吻合术。

(五)女性尿道损伤

虽不常见，但骑跨伤亦可发生，如会阴部裂伤和血肿，则有留置导尿管的需要。

(六)尿外渗的处理

对于尿外渗都要做充分引流，防止继发感染，阴囊、腹前壁的尿外渗都要充分引流，防止继发感染，阴囊、腹前壁的尿外渗要做多个切口，放置橡皮条引流；膀胱周围和腹膜外间隙的尿外渗，在手术的同时，放置烟卷引流。

(七)急性尿潴留的处理

膀胱高度充盈，不能插入导尿管者，要做耻骨上膀胱穿刺，然后尽早施行尿道修复术。

三、护理问题

(一)组织灌注不足

与骨盆骨折尿道损伤失血有关。

(二)排尿模式改变

与尿道损伤后尿道的连续性、完整性破坏有关。

（三）有感染的危险

与受伤后免疫力低下有关。

（四）有尿道出血的可能

与外伤有关。

（五）疼痛

与损伤、尿外渗有关。

（六）躯体移动障碍

与合并骨盆骨折有关。

（七）焦虑

与长期卧床有关。

四、护理措施

（一）一般护理

1. 急症患者的护理配合包括：①抗休克，安置患者于平卧位，尽快建立静脉输液通路，及时采取止血及止痛措施，严密观察患者生命体征；②解除急性尿潴留，配合治疗需要，先试行经尿道插入尿管，如能插入，导尿后应留置尿管；如经尿道导尿失败，应协助医生在耻骨上行膀胱穿刺排尿或膀胱造瘘术。

2. 对患者进行心理疏导，消除焦虑，树立治疗的信心。

3. 对能经口进食的患者，鼓励多饮水，提供高热量、高蛋白饮食。

（二）病情观察与护理

1. 伤后及术后 2 日内，每隔 1~2 小时测量血压、脉搏、呼吸一次，并注意有无休克症状发生。保证输血、输液通畅，补充血容量。

2. 观察及预防感染发生

（1）观察体温及白细胞变化，及时发现感染征象。

（2）带有留置导尿者，应每日尿道口周围轻拭 2 次，无膀胱破裂及膀胱穿刺造瘘者，应每日冲洗膀胱 1 次，预防泌尿系感染。

（3）尿外渗多处切开引流者应观察敷料渗出情况，引流物的量、色、性状、气味，及时发现异常，预防感染发生。敷料浸湿或污染应及时加盖敷料或更换敷料。保持大便通畅，避免污染创面。

（三）手术前、后的护理

1. 术前准备

（1）安慰患者，防止精神紧张。

（2）严密观察血压、脉搏、呼吸、血尿及血红蛋白变化，如发现休克征象，及时通知医生并配合抢救。

（3）急性尿潴留，无法插入导尿管时，协助医生做好耻骨上穿刺准备。

（4）确定行膀胱、尿道"会师"术或尿道对端吻合术，应迅速做好术前准备。

（5）备气囊导尿管、F16 号导尿管、梅花导尿管各一根，随患者带至手术室。

2. 术后护理

（1）平卧 6 小时，血压平稳后改为半卧位。

（2）合并骨盆骨折的患者，应平卧于硬板床，加强皮肤护理，防止褥疮。

（3）术后 5 天内进流质或半流质饮食。

（4）观察体温变化，使用抗生素预防感染。

（5）保持尿管通畅，如有血尿需行膀胱冲洗，严格无菌操作，每日更换引流瓶和冲洗器。

（6）随时更换敷料，保持干燥。

（7）术后 3 周更换导尿管，若放置膀胱、尿道环形塑料管，应妥善固定，以防脱出。

（8）出院时，向患者说明尿管扩张的重要性，按时到医院扩张。

（四）康复护理

1. 讲述术后患者在卧床、进食、活动等注意事项。

2. 宣传留置导尿管及膀胱造瘘管的意义。

3. 宣传多饮水、进食易消化食物的意义。

4. 宣传骨盆骨折患者卧床时间长的意义。

5. 讲述后期扩张尿道的意义。

（陈伟伟　黄静　曹雪英）

第二十六章　妇产科疾病患者的护理

第一节　异位妊娠

　　异位妊娠是指受精卵种植在子宫腔以外的妊娠，又称为宫外孕，它是一种常见的妇科病，其中大多数为输卵管妊娠。异位妊娠多见于 30~40 岁的妇女。

　　异位妊娠可发生在子宫腔以外的输卵管，卵巢、腹腔、阔韧带及宫颈。

　　异位妊娠除有急性腹痛外常伴有子宫不规则出血。主要出血原因是孕卵死亡后，引起内分泌变化，子宫内膜发生退行性病变及坏死，蜕膜呈碎片状或完整排出，引起子宫出血。少数病例子宫出血较多，流血除来源于子宫内膜剥脱外，尚可因输卵管出血，部分血液进入宫腔。

　　颈管妊娠多因妇科检查，手指插入子宫颈内发生严重出血。如误认为宫内妊娠行人工流产或刮宫时，有不可控制的出血。

一、护理评估

（一）病因和发病机制

1. 输卵管炎症

　　为输卵管妊娠的常见病因，输卵管内膜炎病情严重者可引起管腔完全堵塞，轻者因输卵管黏膜皱襞粘连导致管腔狭窄，有时输卵管黏膜受到破坏使纤毛缺损，以上情况均可阻碍孕卵在输卵管中的正常运送。输卵管周围炎的病变主要在输卵管的浆膜层或浆肌层，结果可造成输卵管周围粘连，管形扭曲，管腔狭窄及管壁肌肉蠕动减弱，从而使孕卵的运行受到影响。

2. 输卵管发育或功能异常

　　输卵管发育异常，如肌层发育不良、过长、弯曲、憩室，额外伞部，黏膜纤毛缺如等都是导致输卵管妊娠的因素。输卵管管壁肌肉无力或痉挛也可影响受精卵的运行而成为发病的原因。

3. 输卵管手术后

　　如输卵管吻合、造口、粘连分离等手术，均可由于手术仅部分恢复输卵管之通畅度而影响受精卵之运行。绝育术后则可能因结扎部位部分沟通或形成瘘管而导致输卵管妊娠。

4. 宫内避孕器

　　近年来随着宫内避孕器的广泛应用，逐渐发现当这种方法失败而发生妊娠时，宫外孕之比例明显升高。解释理由为宫内避孕器虽能有效地阻止孕卵在宫腔内着床，但却不能预防宫外孕的发生。

5. 盆腔肿瘤的压迫或牵拉

　　管外之肿瘤如阔韧带间肿瘤、卵巢肿瘤、子宫肌瘤等可压迫或牵引输卵管使之变细变长,导致管腔狭窄、扭曲,阻碍受精卵前进。

6. 盆腔子宫内膜异位症

子宫内膜异位症引起的输卵管妊娠主要由于机械因素所致。此外,异位于盆腔的子宫内膜,对孕卵可能有趋化作用,促使其在宫腔外着床。

7. 孕卵的游走

一侧卵巢排卵,受精后经宫腔或腹腔向对侧移行,进入对侧输卵管,称为孕卵的游走。如移行时间过长,孕卵发育长大,不能通过输卵管,遂在该处着床。临床见到的卵巢黄体和输卵管妊娠的发生部位不在同侧而在对侧,即为孕卵游走引起。

孕卵在输卵管内着床,由于输卵管管壁较薄,黏膜只有上皮缺少黏膜下组织,在孕卵种植后不能形成完整的蜕膜层,而且输卵管的血管系统亦不同于子宫,既不能抵御绒毛的侵蚀亦不能提供足够的营养,孕卵遂直接侵蚀输卵管肌层。绒毛侵及肌壁微血管,引起局部出血,进而由蜕膜细胞、肌纤维及结缔组织形成包膜。输卵管的管壁薄弱,管腔狭小,不能适应胎儿的生长发育,因此,妊娠发展到某一阶段,即被终止。如孕卵着床在靠近伞端的扩大部分——壶腹部,则发展到一定程度即以流产告终。当胚胎全部流入腹腔(完全流产)一般出血不多;如部分流出(不完全流产)则可反复多次出血。如孕卵着床在狭窄的输卵管峡部,则往往招致输卵管破裂而发生严重的腹腔内大出血。

(二)病理

1. 输卵管妊娠的病理改变与结局

输卵管管壁很薄,肌层发育不良,妊娠时不能形成完整的蜕膜层,抵挡不住滋养层的侵蚀。受精卵种植时,绒毛溶解周围结缔组织和肌层,引起局部出血,血液进入绒毛间,使绒毛剥离,受精卵死亡,致流产、破裂或继发性腹腔妊娠。

(1)输卵管妊娠流产:是多见的一种结局。多见于壶腹部妊娠。由于输卵管管壁形成的蜕膜不完整,发育中的囊胚常向管腔突出,最终突破包膜而出血,囊胚可自管壁分离,进入输卵管管腔,腔内的妊娠物经由伞端排入腹腔,称输卵管妊娠流产。多在妊娠8~12周发生。据妊娠物排出的完全程度,分为输卵管完全流产和输卵管不全流产。流产不完全者,滋养细胞可侵蚀输卵管管壁,使之反复出血,形成输卵管血肿或输卵管周围血肿,甚至盆腔血肿,血量多时可流向腹腔。

(2)输卵管妊娠破裂:是较多见的一种结局。多见于峡部妊娠,囊胚生长可使狭小的输卵管过度膨胀,滋养细胞侵蚀肌层和浆膜,最终导致输卵管破裂。输卵管肌层血管丰富,输卵管妊娠破裂所致的出血较输卵管妊娠流产时为剧,如短时间内大量出血,患者迅即陷入休克。反复出血者,腹腔内积血形成血肿,日后可机化变硬并与周围组织粘连,临床上称为"陈旧性宫外孕"。有时内出血停止,病情稳定,时间久之,胚胎死亡或被吸收,也可能继发感染,化脓。

(3)继发性腹腔妊娠:是罕见的一种结局。输卵管妊娠流产或发生破裂后,随血液排至腹腔中的胚胎偶有存活者,存活的胚胎绒毛继续从原位或其他部位获得营养,则可在腹腔中继发生长,发展为继发性腹腔妊娠。

2. 子宫的变化

妊娠内分泌使子宫稍大变软,子宫内膜仍呈蜕膜反应,腺上皮低矮,染色淡、分泌旺盛,腺体增生呈锯齿状,间质细胞呈大多角形,紧密相连,未见滋养细胞。当胚胎死亡后,有 50% 的病例可由阴道排出三角形蜕膜管型,其余呈碎片排出,在排出组织中见不到绒毛。

(三)临床表现

异位妊娠的临床表现与病变部位、流产型还是破裂型、发病缓急以及病程长短相关。

1. 症状

(1)腹痛:为本病就诊的主要症状。输卵管妊娠未发生流产或破裂前由于胚胎生长使输卵管膨胀而产生一侧下腹部隐痛或胀痛。输卵管妊娠破裂患者和部分输卵管妊娠流产患者发病时,常突感一侧下腹有撕裂样疼痛,内出血积聚在子宫直肠陷凹,刺激直肠产生肛门坠胀感。部分输卵管妊娠流产的患者表现为一侧下腹胀痛,进行性加重。随着病情的发展,疼痛可扩展至整个下腹部或全腹部,甚至引起胃部疼痛或肩部放射性疼痛。患者因疼痛及内出血可伴有恶心、呕吐、昏厥及休克。

(2)阴道流血:多为不规则点滴状流血,量较月经少,色褐红,少数患者阴道流血量较多。流血可发生在腹痛出现前,也可发生在其后。一般常在异位妊娠病灶去除后才能停止。也有无阴道流血者。

(3)停经:除输卵管间质部妊娠停经时间较长外,多数停经 6~8 周。少数仅月经延迟数日,20%~30% 患者没有明显停经。

(4)晕厥与休克:其发生与内出血的速度和内出血的量有关。出血越多越快症状出现越迅速越严重。休克的严重程度与阴道流血量不成比例。由于骤然内出血及剧烈腹痛,患者常感头昏眼花,恶心呕吐,心慌,并出现面色苍白,四肢发凉乃至晕厥,诊治不及时将死亡。

2. 体征

(1)一般情况:腹腔内出血较多时,呈急性贫血外貌。大量出血时则有面色苍白,四肢湿冷、脉搏快而细弱及血压下降等休克症状,体温一般正常,休克时略低,腹腔内血液吸收时,可稍升高,但不超过38℃。

(2)腹部检查:全腹有压痛、反跳痛和移动性浊音。腹腔内出血如凝固、机化或与周围组织器官粘连,则可触到包块。

(3)阴道检查:宫颈触举痛明显。子宫直肠陷凹如有积血,则后穹隆饱满并有触痛。子宫稍大而软。

(四)实验室及其他检查

1. 阴道后穹隆穿刺术

阴道后穹隆穿刺术是常用的辅助诊断方法,可获得90%的阳性率。

2. 尿妊娠试验

尿妊娠试验阳性有诊断意义,但用一般方法测定常为阴性,故不能只据本试验阴性而否定本病。

3. β-HCG 放免测定

受精 7~10 天即可从血中测出 β-HCG,宫内孕受精最初 3 周的 β-HCG 倍增时间为 1.2~1.4 天,4~6 周为 3.3~3.5 天。若动态观察中发现低于此水平,则疑宫外孕。

动态观察与 B 超结合,更有助于早期诊断。β – HCG 阴性或 < 10 mU/mL,可排除宫外孕。单纯 β – HCG 测定对异位妊娠的阳性率为 93%。利用腹腔血测 HCG,阳性率可达 95.9%。近年应用 HCG 单克隆抗体酶标法检测尿或血中 HCG,其灵敏度和特异性与放免法相似,方法简便,40 分钟即有报告,尤其是适用于急诊患者。

4. 超声检查

B 型超声显像仪检查,可显示宫旁肿块或其中的胚囊和胎心搏动。

5. 子宫内膜组织检查和诊断性刮宫

肉眼观察阴道排出的组织无绒毛。

6. 腹腔镜

有助于提高宫外孕诊断水平,腹腔镜适用于未破裂或流产型早期患者,大量出血伴休克者,禁用腹腔镜检查。腹腔镜下可见患侧输卵管肿大,呈紫蓝色,腹腔内可见少量出血或无出血。流产型还可见血从输卵管伞端流出。确诊后还可以在腹腔镜直视下,行输卵管孕囊穿刺,注药杀胚。

二、治疗要点

如输卵管妊娠已破裂,应立刻手术。如有贫血及休克,应尽快备血、输血,吸氧,抗休克治疗,同时尽快手术。如输卵管妊娠未破裂,也应积极做好手术准备,选择时间尽早手术,以免破裂引起出血。

(一)手术治疗

1. 输卵管切除术

对于闭经时间较长,疑为间质部妊娠,出血多,输卵管破坏严重或患者无生育要求者,可施行本手术,术时宜将输卵管全部切除。

患者就诊或转诊时病情极重、血压很低,甚至为零者,立即做大隐静脉切开插管,建立良好通道,补偿失血以防止休克,失血量超过全身血容量的 20%,就会发生休克。从防治结合的角度要求,补偿失血须在控制出血的同时抓紧进行。失血性休克救治的关键,在于尽快补充血容量,及时增加静脉回流,一定要在器官功能损害之前予以纠正。一般失血量在 500 mL 以内的,可由自身的组织间液进入血管得以代偿;失血达 500 ~ 1 000 mL 者,应先输入等渗晶体溶液,如平衡液 1 000 ~ 2 000 mL,即可扩容,并能降低血糖稠度,同时参考血液学检测指标,酌情补充全血及胶体溶液;出血量超过 1 000 mL 时,应及时给予输血。

在紧急情况下或无血源时,可自行还血。应严格掌握适应证,腹痛距手术时间不宜超过 24 小时、体温不超过 37℃、血液新鲜无污染、回输前腹腔血检查,红细胞破坏率不宜超过 30%,输血前用 8 层纱布过滤,以防凝血块或绒毛碎屑入血。

2. 输卵管保守性手术

指手术清除妊娠产物,但保留输卵管的手术。适用于未产妇及生育能力较低,但又需保留其生育能力的妇女,保守性手术有以下几种:

(1)输卵管切开术:即在病变的输卵管部系膜的对侧,切开输卵管,取出妊娠物,该手术可在腹腔镜或剖腹探查时进行,手术指征为:病情稳定;病变范围直径不超过 3 cm;输卵管未破或已破但破损很小;患者有生育愿望。

具体方法是用鼠齿钳夹住病变部上端,用细针在病变部系膜部背侧注入稀释的血管收缩剂,再用激光或电凝刀,沿系膜背侧切开 2 cm,用卵圆钳或小吸引器轻轻将妊娠物除去,术时不能过分用力,否则破坏大、出血增多。对妊娠物去除后有渗血者,可用电凝止血;如病变靠近伞端,可以沿其纵向切开直至伞部,切开处如无出血可不予缝合,如用腹腔镜做此手术,注意勿使妊娠物落于腹腔内,术后作 β - HCG 随访。保留妊娠功能的成功与否与病例选择和操作经验有很大关系。

输卵管节段切除后端一端吻合术:对位于峡部而病变范围小者,切除病变部后行输卵管端一端吻合,其效果良好,一般用 7 个 0 或 8 个 0 无损伤针线缝合黏膜及肌层 4 ~ 5 针,纵行间断缝合浆膜层及系膜。

(2)伞部挤出术:位于壶腹部,近伞端的输卵管妊娠,可用手指挤压或用小吸引器将妊娠物取出,观察数分钟,输卵管及伞端无出血,方可关腹。

手术最好采用显微外科技术以提高术后妊娠率。无论是行输卵管切除或保留输卵管术式均可腹腔镜下完成。

(二)保守治疗

仅用于某些陈旧性宫外孕或腹腔内出血少、妊娠试验转阴性患者。

1. 一般药物

以支持对症治疗药物为主,输液,必要时输血以补充血容量,维持水、电解质平衡,抗生素预防与治疗感染,在诊断明确的前提下,可适当应用镇静止痛剂,补充维生素。

2. 氨甲蝶呤

本药可抑制滋养层细胞的分裂增殖,目前认为本药是一种简便的摧毁存活胚胎的药物,杀胚效果确切,用药量较小,疗程短,不良反应小,可以推广。文献报道治疗 7 例早期输卵管妊娠,方法为每日 10 ~ 20 mg,连用 5 天为一疗程,隔 5 天再治一疗程。结果 6 例治愈(总剂量为 75 ~ 250 mg),1 例失败。使用本药 2 个疗程后,应测定血清中 HCG 水平,决定是否再加疗程,如虽有 HCG 下降,但同时又有绒毛膜催乳素 > 25 mg/mL,提示治疗可能失败,应做外科治疗的准备。

3. 天花粉针剂

对患者一般情况良好,内出血量不多,尚未生育,也可在严密观察及随访血 β - HCG 的情况下选用天花粉针剂 2.4 mg 肌内注射,应常规做天花粉皮肤试验,无反应者可以给药,一般于注射后 5 ~ 7 天胚胎即能死亡,妊娠反应转阴性,继用中药活血化瘀,即能治愈。如 1 周后尿 HCG 定量无明显下降,再追加天花粉治疗 1 次。为减少天花粉针剂的不良反应,可同时注射地塞米松 5 mg,每日 2 次,连用 2 天。

4. 中药治疗

本病属于淤阻少腹、不通则痛的实证,故以活血祛瘀,消症止血为治则,并加杀胚。主方即宫外孕 I 号方为:丹参 15 g,赤芍 10 g,桃仁 10 g,红花 6 g,乳香 6 g,没药 6 g,三棱 10 g,莪术 6 g,甘草 6 g;胚胎存活,则加用蜈蚣 3 ~ 5 条以杀胚;出血多,则加独参汤以扶正提气,支持治疗;陈旧宫外孕包块,用宫外孕 II 号方,即在主方基础上加党参 15 g,白术 10 g,茯苓 10 g。治疗中应密切观察病情变化,若出血严重,保守治疗不佳,或诊断为间质部妊娠,则应立即手术。

三、护理问题

（一）体液不足

与腹腔内出血过多有关。表现面色苍白、皮肤湿冷、脉搏细弱、血压下降。

（二）疼痛

与输卵管妊娠流产或破裂,腹腔血液刺激腹膜有关。表现呻吟不止、痛苦表情、被动体位。

（三）恐惧

与剧烈腹痛、腹腔大量出血、急症手术有关。表现极度紧张不安、声音颤抖。

（四）自理能力缺陷

与输卵管妊娠非手术治疗期间限制活动,急诊腹部手术后需卧床、输液,术前失血过多、活动无耐力有关。表现不能自己进行清洗、穿戴、进食、如厕等。

四、护理措施

（一）一般护理

1. 绝对卧位,不宜搬动患者或按压腹部,以免因震动破裂而致休克或使休克加重。必要时保留会阴垫,以便观察。

2. 按医嘱给饮食或暂禁食。

3. 尽量减少突然改变体位和增加腹压的动作,禁止灌肠,以免刺激出血。

4. 鉴定血型、备血,做好应急手术的准备。

5. 按医嘱留晨尿做妊娠试验,定时做血红蛋白和红细胞计数测定。

6. 必要时做好后穹隆穿刺准备。

（二）病情观察与护理

1. 注意观察腹痛的性质,如患者突感下腹部一侧撕裂样的疼痛,逐渐扩散到全腹,持续或反复发作,常伴有恶心、呕吐、突然晕厥、肛门坠痛、排便感,下腹部有明显的压痛、反跳痛。常为异位妊娠破裂表现,应立即报告医生,并协助处理。

2. 注意观察体温、脉搏、呼吸、血压,出现休克征象如面色苍白、四肢厥冷、脉搏细弱、周身冷汗、血压下降等表现者应立即报告医生,并迅速做好抢救准备,输血、输液、抗休克,为挽救患者生命争取时机。

3. 药物治疗早期未破裂型宫外孕,可避免手术带来的并发症,但无论用何种药物治疗异位妊娠,护士均要熟悉药物的不良反应及作用机制,并注意监测以下几点:

（1）连续监测血、尿 HCG 或血 β－HCG 下降情况,一般每周 2～3 次。

（2）注意患者血流动力学变化及腹痛、阴道流血情况。

（3）酌情复查 B 超、血象、肝功能、肾功能等。

（4）强调住院用药观察,绝对卧床休息,待病情稳定可轻微活动。

（5）注意营养、卫生,预防感染。

4. 有手术指征需手术治疗者,应按妇产科手术前护理。准备腹部皮肤时,动作须轻柔,切勿按压下腹部。禁止灌肠,以免加重内出血。

5. 手术后执行妇产科手术后护理。

（三）健康教育

输卵管妊娠的预后在于防止输卵管的损伤和感染,因此护理工作者应做好妇女的护理保健工作,防止发生盆腔感染。教育患者保持良好的卫生习惯,勤沐浴、勤换衣、性伴侣稳定。发生盆腔炎后,须立即并彻底治疗,以免延误病情。

（刘艳玮　金思思　陈婧）

第二节　流　产

妊娠不足 28 周、胎儿体重不足 1 000 g 而终止者称流产。流产发生于妊娠 12 周前者称早期流产,发生在妊娠 12 周至不足 28 周者称晚期流产。流产又分为自然流产和人工流产,本节内容仅发于自然流产。自然流产的发生率占全部妊娠的 15% 左右,多数为早期流产。

一、护理评估

（一）病因和发病机制

导致流产的原因很多,可归纳为以下几类:

1. 遗传因素

孕卵及胚胎的发育异常为流产的主要原因。孕卵异常者,在流产中的染色体异常者较多,这些异常包括染色体数目异常,如单体 × 三体及多倍体;染色体结构异常,如断裂、缺失或易位。染色体异常的胚胎绝大多数都以流产、死胎为结局,仅有少数存活。另外,胚胎的滋养细胞发育不良,发生绒毛水肿、绒毛中血管减少,以致绒毛膜促性腺激素（HCG）减少而导致流产。

2. 外界因素

影响生殖功能的外界因素很多,可以直接或间接对胚胎或胎儿造成损害。可能发生流产的有害物质有镉、铅、有机汞、乙醇及其他放射性物质等。

3. 母体因素

（1）内分泌功能失调:如黄体功能不全、甲状腺功能亢进或低下、糖尿病等影响蜕膜、胎盘,甚至胎儿的发育而导致流产。

（2）子宫病变或发育畸形:黏膜下肌瘤可因子宫蜕膜供血不足,影响胎儿发育而流产;子宫颈内口松弛可使胎膜早破,发生晚期流产。

（3）全身性疾病:急性感染性疾病可因高热毒素影响而流产;严重贫血、心力衰竭、慢性肾炎、高血压等均可致胎儿缺氧、胎盘梗死,致胎儿死亡而流产。其他如汞、铅、乙醇、烟碱等中毒,亦可致流产。

（4）创伤：因腹部手术或外伤，引起子宫收缩而导致流产。

4. 母儿血型不合

父母血型不合常引起晚期流产，如 ABO 血型不合及 Rh 型血型不合者。

5. 免疫因素

由于母儿双方免疫不适应而导致母体排斥胎儿，以致发生流产。

流产时的病理变化多数是胚胎及胎儿先死亡，然后底蜕膜出血，或胎盘后出血，刺激子宫收缩、宫颈扩张，出现阴道流血及妊娠产物排出。妊娠 8 周以前，绒毛未紧密种植在子宫蜕膜，故流产时妊娠物易从子宫壁剥离完整排出；妊娠 8～12 周时，绒毛已密切接于蜕膜，流产时妊娠物不易从子宫壁剥离，排出常不完全；妊娠 12 周后，胎盘已完全形成，流产时先有腹痛，然后排出胎儿、胎盘。

（二）临床表现

停经、阴道流血和腹痛是流产孕妇的主要症状。应详细询问患者停经史、早孕反应情况；阴道流血与阴道流血量及其持续时间；有无腹痛，腹痛的部位、性质及程度。此外，还应了解阴道有无水样排液，阴道排液的色、量及有无臭味，以及有无妊娠产物排出等。

对于既往病史，应全面了解孕妇在妊娠期间有无全身性疾病、生殖器官疾病、内分泌功能失调及有无接触有害物质等，以识别发生流产的诱因。

停经、腹痛及阴道出血是流产的主要临床症状。在流产发展的各个阶段，其症状发生的时间、程度不同，相应的处理原则亦不同。

1. 先兆流产

有停经史，妊娠 28 周前出现阴道少量流血，下腹微痛，下坠，腰酸痛。妇科检查子宫大小与闭经月份相符，宫口未开。早孕反应仍然存在，妊娠试验阳性，经过治疗，可继续妊娠，但也可能进一步发展为难免流产。

2. 难免流产

流产不可避免。一般由先兆流产发展而来。此时阴道流血增多，阵发性腹痛加重或出现阴道流水。妇科检查宫颈口已扩张，有时可见胚胎组织或胎囊堵塞于宫颈口内，子宫大小与停经月份相符或略小。

3. 不全流产

妊娠产物已部分排出体外，尚有部分残留于宫腔内，由难免流产发展而来。此时子宫不能很好收缩，致流血持续不止，甚至发生失血性休克。妇科检查，宫颈口扩张，多量血流从宫颈口流出，有时可见胎盘组织堵塞于宫颈口或部分妊娠产物排出于阴道内，而部分组织仍留于宫腔。一般子宫小于停经月份。

4. 完全流产

妊娠产物已全部排出，阴道流血逐渐停止，腹痛消失。妇科检查宫颈口关闭，子宫大小接近正常。

5. 过期流产

又称稽留流产，是指胚胎或胎儿在宫内已死亡达 2 个月以上尚未自然排出者。多有先兆流产史，及（或）少量不规则阴道流血。宫颈口未开，子宫较停经月份小，质地不软。未闻及胎心。

6. 习惯性流产

自然流产连续发生 3 次或 3 次以上者。每次流产多发生于同一妊娠月份,其临床经过与一般流产相同。

7. 感染性流产

流产并发感染,患者发热、腹痛,阴道分泌物呈脓血性,味臭。子宫及附件压痛,严重者可形成炎性肿块或脓肿,甚至出现盆腔或弥漫性腹膜炎及(或)感染性休克。

(三)实验室及其他检查

1. 妊娠试验

测定尿 HCG 定性,多采用酶联免疫法测定;为了进一步了解流产的预后,可以进行 HCG 的定量测定,多选用放射免疫法。

2. B 型超声显像

目前应用较广,对鉴别诊断中确定流产类型有实际价值。疑为先兆流产者,可根据有无妊娠囊,有无胎心反射及胎动,确定胎儿或胚胎是否存活,可协助选择适当治疗方法。不全流产、稽留流产等均可借助 B 超检查加以确定。

3. 其他激素测定

主要有人胎盘催乳素(HPL)、雌二醇(E_2)及孕二醇等的测定,可辅助判断妊娠是否尚能继续或需终止。

二、治疗要点

(一)先兆流产

1. 一般疗法

解除思想顾虑,稳定情绪,卧床休息,禁止性生活,尽量少做阴道检查。密切观察阴道流血和腹痛。注意外阴清洁,给消毒会阴垫,用后保留,以便查看阴道流血情况和有无组织物排出。定期留晨尿做妊娠试验。

2. 药物治疗

(1)镇静剂:必要时根据情况酌情使用对胎儿危害少的镇静药物。如苯巴比妥 0.06 g,每日 2 ~ 3 次。

(2)孕激素:黄体不全或尿孕二醇水平低的患者可用黄体酮 20 mg,肌内注射,每日 1 次。出血停止后 7 天左右停药。

(3)叶酸:5 mg,每日 3 次口服。可促进胚胎发育。

(4)维生素 E:有利于孕卵发育,10 ~ 20 mg,每日 3 次口服。

(5)甲状腺素:甲状腺功能低下的患者每日口服甲状腺片 0.03 ~ 0.06 g。

(6)止血剂:酚磺乙胺 250 ~ 500 mg,肌内注射,维生素 K 8 mg,口服,每日 3 次。

(7)沙丁胺醇:本品可兴奋子宫平滑肌 β_2 受体,肌肉松弛,故对创伤、扭伤、精神过度紧张等外源性因素所致先兆流产效果佳。方法:每次 2.4 ~ 4.8 mg,最大量 7.2 mg,口服,每日 4 次,2 ~ 3 天,疗效差者可加服 1 个疗程。

(8)硝苯地平:文献报道用本品治疗晚期先兆流产 38 例,35 例治愈,失败 3 例,成功率 90%。对照组 37 例用保胎丸,治愈 25 例,成功率 68%。方法:第 1 天睡前口服本品

10 mg,如无不良反应,第 2 天改为 10 mg,每日 2 次。至宫缩消失 1 周后停药。

(9)中药:除辨证用药外,也可选用以下中成药,如安胎益母丸、安胎丸、健母安胎丸、参茸保胎丸、补中益气丸等。

(二)难免流产

一旦确诊,应尽早使胚胎及胎盘组织完全排出,以达止血目的。早期流产应及时刮宫,对刮出物进行认真检查,有可疑时应送病理检查。晚期流产因子宫较大,刮宫前使用缩宫素 10～20 U 加于 5% 葡萄糖液 500 mL 内,静脉滴注促使胚胎及胎盘自行排出,必要时输液、输血下行钳刮术,使妊娠物尽快清除宫腔。

(三)不全流产

一经确诊,应立即行刮宫术,清除宫腔内残留组织,同时补液,必要时输血,用缩宫素,刮宫后给抗生素预防感染,刮出物送病检。

(四)过期流产

确诊后应及时处理。子宫在孕 12 周以下行刮宫术,超过 12 周的行引产术。术前口服己烯雌酚 5 mg,每日 3 次,共 5 天,以提高子宫对催素的敏感性。又因过期流产可能发生凝血功能障碍,故应做凝血检查,做好输血准备。术中如出血不止,可考虑切除子宫。

(五)习惯性流产

有习惯性流产史者,在月经延期,基础体温不下降,血或尿 HCG 升高,确诊妊娠后可采用以下措施。

1. 染色体分析,夫妇双方或绒毛细胞作染色体分析,若有异常,不必保胎治疗。

2. 染色体正常可采用以下保胎措施。

(1)绝对卧床休息。

(2)维生素 E 口服,硫酸沙丁胺醇口服或黄体酮肌内注射,镇静剂等。

(3)宫颈环扎术。流产若为宫颈机能不全所引起,应在妊娠 12～20 周行宫颈环扎术,术前、术后用硫酸沙丁胺醇减少宫缩,术时阴道分泌物做细菌培养及药敏试验,术后抗生素预防感染。

(六)感染性流产

感染可发生于各种流产,处理上有其特殊性,因此流产伴有发热、下腹压痛,阴道排出物有混浊带臭味时处理如下。

1. 阴道出血不多时,应先用抗生素控制感染,待体温及血象正常后再行刮宫术。

2. 若有大量阴道出血,则在应用抗生素同时,给催产素肌内注射,并立即行宫腔内容物挟出术;但不宜刮宫,以防炎症扩散,须待炎症控制后再行刮宫,以彻底清除宫腔残留物。

三、护理问题

(一)焦虑
与担心不孕或再次流产有关。

(二)有感染的危险
与反复阴道出血,机体抵抗力下降有关。

（三）潜在并发症

出血性休克。

四、护理措施

（一）先兆流产患者的护理

1. 除要了解患者的主诉外,还要注意她的生活环境、工作性质和家庭关系等,作为制订护理计划的参考资料。

2. 为患者提供精神上的支持和心理治疗是非常重要的措施,让患者和家属保持镇静,恰如其分地宣传优生的重要性,说明当确实不能保胎时,应顺其自然,解除不必要的紧张气氛,给孕妇一个令心情舒畅且安静的休息环境。

3. 对曾有流产史者,更应给予较多的精神支持和关怀,使其对未来抱有希望、充满信心。卧床休息、提供足够的营养,按医嘱给予适量对胎儿无害的镇静剂、孕激素等,对治疗先兆流产均有良好的效果。

（二）习惯性流产的护理

1. 患者应卧床休息,禁止性生活和不必要的妇科检查。禁止灌肠。勿食辛辣刺激性食物。

2. 加强心理护理,解除患者思想顾虑,避免过度紧张。

3. 对于习惯性流产者,应做好宫颈缝合术的护理。

（三）难免流产和不全流产的护理

1. 做好心理护理,安慰患者,准备外阴皮肤,及时送手术室清理宫腔。对于流血多者,要防止休克的发生。

2. 刮宫后注意外阴清洁,禁坐浴两周。

3. 出院时嘱患者 1 月内禁止性生活,采取避孕措施最好 1～2 年,寻找原因,以防止再次流产。

（四）稽留性流产（过期流产）的护理

1. 确诊后不能自动排出胚胎,应行手术清除,并做好术前各项实验室检查,做好输液、输血准备。尽早施行刮宫或引产术。

2. 术后注意子宫收缩、阴道流血和体温变化,发现异常及时报告医生处理。

（五）感染性流产的护理

1. 注意做好床边隔离,防止交叉感染。

2. 注意外阴清洁,半卧位以利于恶露流出。

3. 每日用 1：1000 新洁尔灭棉球擦洗 2 次,控制感染后,按医嘱进行刮宫准备,如各项化验检查及术前各项准备工作。

（六）完全流产的护理

嘱患者适当休息,注意观察病情,排出物送病理检查。

（七）健康教育

搞好出院卫生宣教。

1. 持续怀孕者

（1）返家后仍需卧床休息。

（2）避免从事粗重工作或剧烈活动。

（3）教导孕妇自我观察流产征兆：①阴道出血现象。②腹痛。③基础体温下降。

（4）按时接受产前检查。

2. 接受流产手术者

（1）手术后一周内，不可从事粗重工作。

（2）出血期间或手术后，两周内不宜行房事、阴道灌注及阴道塞剂。

（3）教导流产手术后，并发症的自我观察：①发热体温 37.5℃ 以上及寒战现象。②阴道分泌物有恶臭现象。③严重腹痛、恶心、呕吐现象。④大量阴道出血或出血现象持续一周以上。

3. 注意饮食的均衡。

4. 按时返院追踪检查。

5. 提供避孕知识，宜于流产 6 个月后再怀孕。

（金思思　刘艳玮　宋洪玉）

第三节　羊水栓塞

羊水栓塞是指在分娩过程中羊水进入母体血循环后引起的肺栓塞、休克、弥散性血管内凝血（DIC）、肾衰竭等一系列病理改变，是极严重的分娩并发症。早在 1941 年 Steiner 和 Luschbaugh 等首先提出，在患者血循环中找到羊水有形成分，故名羊水栓塞。但近年的研究认为羊水栓塞的核心问题是过敏，是羊水进入母体循环后引起的一系列过敏反应，故有人建议将羊水栓塞改为妊娠过敏反应综合征。羊水栓塞也可发生在妊娠 10 ~ 14 周做钳刮术时。发生在足月分娩者，其死亡率高达 80% 以上。因此，羊水栓塞是孕产妇死亡的重要原因之一，值得重视。

一、护理评估

（一）病因和发病机制

羊水栓塞其病因可见于宫缩过强或为强直性收缩（包括催产素应用不当），子宫或宫颈内膜血管开放（如宫颈裂伤、子宫破裂、剖宫产术时、前置胎盘、胎盘早剥以及中期妊娠流产子宫有裂伤者）。死胎不下可使胎膜强度减弱而渗透性显著增加。滞产、过期妊娠、多产妇、巨大胎儿也较易诱发难产，这与产程过长、难产较多、羊水混浊刺激性强有一定关系。

由于羊水中的胎毛、胎脂、鳞状上皮、胎粪和黏液内容物在肺小动脉和毛细血管内形成栓塞，并兴奋迷走神经，引起反射性肺血管收缩，支气管痉挛，造成肺动脉高压，致使肺组织灌流量减少,通气和血流比例失调,肺组织缺氧,肺泡毛细血管通透性增加,液体渗出,发生周围循环衰竭,肺动脉压突然升高及肺出血,导致呼吸功能衰竭。由于右心排血受阻,发生急性右心衰竭,使左心排血量减少而导致循环衰竭。羊水中的有形物质均为致敏原,进入母血后,立即引起过敏性休克,与肺动脉高压、急性呼吸循环衰竭等所致的休克,造成严重缺氧,引起脑、肾、肝等重要器官功能障碍,往往迅速死亡。

(二)临床表现

羊水栓塞多发生在胎儿娩出前后或产后短时间内,或剖宫产手术过程中。极少发生在临产前或中期妊娠引产时及刮宫术中。

在分娩过程中,胎膜破裂后,特别是有较强宫缩时,产妇突然呛咳、胸闷、呼吸困难,烦躁不安,并迅速出现呼吸循环衰竭,休克及昏迷。少数产妇可无任何先兆,而仅仅是一声尖叫后数分钟内即猝死。亦有患者呼吸循环方面症状不典型,只是轻度憋气感,而以出血不止且不凝为主要临床表现,使人们误认为是产后出血,而未予高度重视而失去抢救机会。一般病例在经过了呼吸循环衰竭而未死亡者,继出现多量阴道出血,注射部位出血,消化道、泌尿系统出血而进入凝血功能障碍期。随病程进展而出现少尿、无尿等急性肾功能衰竭的临床表现。

(三)实验室及其他检查

1. 血液沉淀试验

在测定中心静脉压,插管后可抽近心脏的血液,放置后即沉淀为3层:底层为细胞,中层为棕黄色血块,上层为羊水碎屑。取上层物质做涂片、染色、镜检,可见鳞状上皮细胞、胎毛、黏液等,诊断即可明确。

2. 痰液涂片

可查到羊水内容物(用尼罗蓝硫酸盐染色)。

3. 凝血障碍检查

血小板计数、出凝血时间、纤维蛋白原及凝血酶原时间测定、凝血块观察试验、血浆鱼精蛋白副凝试验(3P试验)等。

4. X线床边摄片

肺部双侧弥漫性点状浸润影,沿肺门周围分布,伴右心扩大及轻度肺不张。

5. 心电图

提示右心扩大。

二、治疗要点

羊水栓塞时,多数患者死于急性肺动脉高压及左心衰竭所致的呼吸循环衰竭。约40%死于难以控制的凝血功能障碍所致大出血。因此,处理上应针对这两个关键问题采取紧急措施,迅速组织抢救。

(一)纠正呼吸循环衰竭

1. 加压给氧

立即加压给氧,以保证氧的有效供应,尽快改善肺泡毛细血管缺氧,以预防或减轻肺水肿,从而减轻心脏负担。同时也改善了组织缺氧,特别是重要脏器的缺氧状况。必要时行气管插管或气管切开加压给氧。

2. 解除支气管痉挛,纠正肺动脉高压

盐酸罂粟碱 30～90 mg 溶于 10%～25% 葡萄糖液 20 mL 中静脉滴注,以后根据病情可重复静脉或肌内注射。心率慢时可静注阿托品 0.5～1 mg 或者山莨菪碱 20 mg,每 10～15 分钟 1 次,直至患者面部潮红或呼吸困难好转为止。心率变快时,则改用氨茶碱 0.25 g 加入 10% 葡萄糖液 20 mL 中缓慢静注。

3. 纠正心衰

西地兰 0.4 mg 溶于 10% 葡萄糖 20 mL 内缓慢静推,必要时 0.5～2 小时后可再注射 0.2～0.4 mg,6 小时后可再酌用 0.2～0.4 mg,以达饱和量。用呋塞米或依他尼酸 25～50 mg 稀释后静注,有利于消除肺水肿。为减轻右心负荷可用测血压袖带分别缚于四肢加压至收缩压与舒张压之间,以阻断部分静脉血液回流。

4. 抗休克

(1)扩充血容量:积极补充血容量,恢复组织灌注,阻止低血容量休克,避免肾衰竭,一般首选低分子右旋糖酐,24 小时内输入 500～1 000 mL,该药除具有扩容作用外,还能降低血液黏稠度,解除红细胞凝集,起疏通和改善微循环的作用。对于失血者应补充新鲜血和平衡液,并根据中心静脉压指导输液。

(2)纠正酸中毒:呼吸循环功能障碍所造成的物质代谢及气体交换障碍致使发生酸中毒,及早使用碱性药物有助于及时纠正休克和代谢紊乱。首次可给 5% 碳酸氢钠 100～200 mL,以后根据血气分析及酸碱测定,酌情补充。

(3)血管活性药物:如血容量补足后血压仍不回升,可应用血管活性药物,常用多巴胺 20～40 mg 加入 25% 葡萄糖液 250 mL 中静脉滴注,最初 20～30 滴/分,以后根据情况进行调整。

(二)抗过敏

在改善缺氧的同时,应迅速抗过敏。肾上腺皮质激素可改善、稳定溶酶体,保护细胞以对抗过敏反应。首选氢化可的松:剂量 500～1 000 mg,先以 200 mg 行静脉缓注,随后 300～800 mg 加入 5% 葡萄糖液 500 mL 静脉滴注。也可用地塞米松 20 mg 加于 25% 葡萄糖液中静脉推注后,再将 20 mg 加于 5%～10% 葡萄糖液中静脉滴注。

(三)DIC 的处理

采取适当措施,纠正凝血功能障碍、输新鲜血,早期可用肝素,酌情用抗纤溶药。

1. 肝素的临床使用

肝素有强大的抗凝作用,能阻断血小板和纤维蛋白原继续消耗,而羊水物质有高度的促凝活性,一旦进入血循环,迅速触发外源性凝血系统,造成弥漫性血管内凝血,继发纤溶亢进。原则上,这是使用肝素的最强适应证,在肝素化的基础上补充凝血物质或使用抗纤溶药物,凝血功能很快得到改善。要用在 DIC 的高凝期及低凝期或有促凝物质继续进入母血时,症状发生 1 小时内应用肝素效果最佳。试管法凝血时间测定常作为肝素用量的监测指标。按每千克体重 1 mg 计算,首次剂量 25～50 mg 置 10% 葡萄糖液 100～250 mL 中,静脉滴注在 30～60 分钟内滴完,继以 50 mg 溶于 5% 葡萄糖 500 mL 中静脉滴注。用药量及滴注速度根据病情及化验结果而定。以控制试管法凝血时间在 20～30 分钟为宜。

若肝素过量可予以和肝素等量 1% 硫酸鱼精蛋白中和(即 1 mg 鱼精蛋白可中和 1 mg 肝素)。如临床情况好转,出血停止,血压稳定,发绀消失,即停用肝素。停用肝素后 6～8 小时复查凝血时间,以后每日检查 1 次,连续 3～5 天。

2. 补充凝血因子

在应用肝素的同时,必须补充凝血因子。首先输入新鲜血或血浆,尔后按需输入纤维蛋白原(4～6 g)、血小板、凝血酶原复合物(400～800 U)。

3. 纤溶抑制剂的应用

妊娠晚期纤维蛋白原增多,血沉加快。DIC 继发纤溶是机体的一种生理保护措施,目的是防止和去除微循环的纤维蛋白栓塞,改善微循环保护脏器功能。但是纤溶亢进又是出血的重要原因。应在肝素化的基础上应用纤溶抑制剂。DIC 高凝期禁忌抗纤溶治疗,当继发性纤溶亢进时可加用抗纤溶治疗。常用药物:6 - 氨基己酸(EACA)、抗血纤溶芳酸(PAMBA)、酚磺乙胺等。

4. 改善微循环障碍

(1)右旋糖酐:低分子右旋糖酐有降低红细胞和血小板黏附性,降低血液黏稠性,疏通微循环,有利于受损血管内皮的修复,用量一般为 500～1 000 mL/d。临床也可将肝素、双嘧达莫加入低分子右旋糖酐静脉滴注。

(2)扩血管药物:促进毛细血管血流量,解除动脉痉挛,改善微循环,可用酚妥拉明 20 mg 加葡萄糖液 20 mL 静脉滴注。

(四)防治肾衰

控制液体出入量,当出现肾功能衰竭时,在补充血容量之后,加用甘露醇,如仍尿少,可加用呋塞米 20～60 mg 静脉注射。在抢救过程中注意尿量。

(五)给予抗生素

以选用广谱抗生素大剂量为宜,因常有潜在感染,尤其是肺部和宫腔感染。需重视的是应选择对肾功能影响最小的抗生素。

(六)产科处理

1. 产科处理原则上应在母体呼吸循环功能得到明显改善,并已纠正凝血功能障碍之后进行。若在第一产程发病,应行剖宫产术结束妊娠;若在第二产程发病,应尽快经阴道协助娩出胎儿。

2. 除有产科指征或紧急终止妊娠外,经阴道分娩比剖宫产或子宫切除为好。

3. 子宫切除适用于用无法控制阴道流血者,即使处于休克状态也应切除子宫。手术应行子宫全切除术,术后放置引流管。

4. 产后尽早应用子宫收缩剂以减少出血量。

三、护理问题

(一)气体交换受损

与肺血管阻力增加即肺动脉高压、肺水肿有关。

(二)组织灌注量改变

与弥散性血管内凝血及失血有关。

（三）焦虑

与发病急骤,病情凶险,危及产妇生命有关。

四、护理措施

（一）一般护理

1. 迅速建立静脉输液,在中心静脉压监测下调整输液量及输液速度。

2. 配血,并协助做好有关化验检查。

3. 给予氧吸入,需要时加压给氧。

4. 留置导尿管以观察尿量,严格无菌操作。

5. 昏迷者注意保持呼吸道通畅,呼吸道有分泌物时应及时吸出,以免发生窒息或吸入性肺炎。

6. 做好阴道助产术或剖宫产术的准备工作,并配合医师进行抢救工作及产科处理。

7. 做好重症护理,并做专门记录。

（二）病情观察与护理

1. 注意观察病情,羊水栓塞发生后易引起呼吸衰竭、循环衰竭、肾功能衰竭、弥漫性血管内凝血。在抢救过程中,要注意观察生命体征如血压、脉搏、呼吸、瞳孔的变化,应每15~30分钟测一次,并观察患者的尿量,对昏迷者应插导尿管持续导尿,观察尿量、颜色,注意皮肤有否出血点。发现问题详细做好记录,并向医生汇报,及时采取措施。

2. 备好各种抢救药物及器械,对需要使用呼吸兴奋剂者,给药后须严密观察其疗效,若出现不良反应,如恶心、呕吐、面部或肢体抽搐,应及时减量或停药。注意水、电解质平衡,在抢救过程中应严密观察病情的动态变化,给予合理的治疗。用利尿剂时,应记录出入液量,检查血 pH 值、钾、钠、氯的变化。严密观察呼吸和血压的变化,呼吸衰竭时易导致循环功能的障碍,故应严密观察呼吸频率、潮气量、呼出的氧和二氧化碳分压以及血压、心率的变化。

（三）症状护理

羊水栓塞死亡的主要因素为呼吸衰竭,休克,急性心力衰竭,大出血及肾功能衰竭。临床上要针对上述因素进行护理。

1. 呼吸衰竭的护理

急性呼吸衰竭的护理原则是保持呼吸道通畅,给氧气吸入,控制呼吸道感染 3 个方面（详见呼吸衰竭章节）。

2. 休克的护理

见休克章节。

3. 急性心功能不全的护理

①减轻心脏负荷。a. 休息:休息可减轻心脏负担,让患者绝对卧床,烦躁者可给予适当的镇静药物;b. 环境要求:室内要保持安静、舒适、空气新鲜,注意室内温度;c. 体位的选择:急性心功能不全患者出现呼吸困难,端坐呼吸等症状时,立即给患者取半卧位或坐位,以减轻心脏负荷。②吸氧。应给以鼻导管吸入,流量为6~8 L/min。使用 20% ~30% 乙醇湿化,吸氧的时间不宜过长,重患者应考虑面罩或气管插管加压给氧。

4. 大出血的护理

羊水内含有丰富的凝血活酶,进入母血后可引起弥散性血管内凝血(DIC),呈暂时性高凝状态时,使血中纤维蛋白原下降;同时激活纤溶系统,使血凝由高凝状态迅速转入纤溶状态,血液不凝,发生严重的产后出血及肠胃道、皮下针孔及泌尿道等部位出血。

(1)有效地解除病因:迅速结束分娩,防止羊水继续进入母血。

(2)改善微循环障碍:包括解除小动脉痉挛,扩充血容量,降低血液黏度,纠正酸中毒及充分给氧。

(3)肝素的应用及注意事项:肝素宜早期应用,剂量要足够,疗程要充分。病情好转,出血停止,血压稳定和发绀消失等可逐渐停药。

(4)输新鲜血液或血浆。

(5)肾上腺皮质激素的应用:选有氢化可的松 100 ~ 200 mg/d 或地塞米松 5 ~ 10 mg/d加入葡萄糖液中 1 ~ 2 次静脉滴注。

5. 肾功能衰竭的护理

(1)预防和控制感染:急性肾功能衰竭患者由于免疫功能低下,继发感染机会较多,因此必须采取有效的措施防止感染发生。安置单人房间,做好病室清洁与空气净化,保留导尿管者应每天用1:1 000 新洁尔灭液清洁尿道口。加强口腔护理防止口腔炎、鼻炎等。

(2)多尿期的护理:多尿期由于大量排尿,可引起水与电解质紊乱,因此应充分补充营养,给予高糖、高维生素和高热量饮食,不宜摄入蛋白质,以后随病情改善,蛋白质可逐步自饮食增加摄入。

(四)健康教育

羊水栓塞一旦发生死亡率较高,因此必须防患于未然。分娩过程中,人工破膜应选在宫缩间歇期;应用催产素时,严密观察宫缩,避免宫缩过强;剖宫产时尽量避免做宫体切口,应做子宫下段切口,先切开一小口,破膜后尽量吸尽羊水,再扩大切口,前置胎盘及中孕水囊引产术中均应提高警惕防止羊水栓塞的发生。

(宋洪玉　陈婧　金思思)

第四节　产后出血

胎儿娩出后 24 小时内出血量超过 500 mL 者称产后出血。多发生在产后 2 小时内,是目前我国孕产妇死亡的重要原因。

一、护理评估

(一)病因

产后出血的原因有:①宫缩乏力,是产后出血的主要原因,产妇全身因素及子宫局部因素可影响产后宫缩和缩复功能;②胎盘因素,胎儿娩出后 30 分钟,胎盘尚未娩出称胎盘滞留。有胎盘剥离不全、胎盘剥离后滞留、胎盘粘连、胎盘嵌顿、胎盘植入、胎盘或胎膜残留等,均可影响宫缩而出血;③软产道损伤,常因胎儿过大、胎儿娩出过快、保护会阴或助产手术不当,使会阴、阴道、宫颈甚至子宫下段裂伤而引起出血;④凝血功能障碍,较少见,可由孕妇本身的出血性疾病和产科原因引起的凝血功能障碍疾病而致。

（二）临床表现

护士除收集一般病史外,尤其要注意收集与诱发产后出血有关的病史,如孕前患有出血性疾病、重症肝炎、子宫肌瘤;多次人工流产史及产后出血史;妊娠期合并妊娠高血压综合征(简称妊高征)、前置胎盘、胎盘早剥、多胎妊娠、羊水过多;分娩期产妇精神过度紧张,过多地使用镇静剂、麻醉剂;产程过长,产妇衰竭或急产导致软产道裂伤等。

出血原因不同,故临床表现也各有差异。

1. 宫缩乏力性出血

胎盘娩出前无出血或出血不多,胎盘娩出后突然大量出血,量多者产妇出现失血性休克表现,心慌、出冷汗、头晕、脉细弱、血压下降。检查腹部时往往摸不到子宫底,系子宫无收缩之故。应警惕有时胎盘已剥离,但子宫无力将其排出,血积聚于宫腔内,按摩、推压宫底部,可将胎盘及积血压出。

2. 软产道裂伤

出血特点是出血发生在胎儿娩出后,流出的血自凝,血色较鲜红。仔细检查宫颈、阴道及外阴有无裂伤及裂伤的程度。

3. 胎盘因素

胎盘剥离不全、滞留及粘连时,胎盘未娩出前出血量较多,胎盘部分残留常在胎盘娩出后检查胎盘,胎膜时发现胎盘母体面有缺损或胎膜有缺损;胎盘嵌顿时子宫下段出现狭窄环。

4. 凝血功能障碍

在孕前或妊娠期已有易于出血倾向,胎盘剥离或产道有损伤时,出血不止,血不凝。

二、治疗要点

产后出血的预后如何,关键在于早期发现,及时诊断,正确处理。处理应该与检查出血原因同时进行。原则为防治休克,加强子宫收缩,针对病因制止出血,预防感染,产后纠正贫血。

（一）加强子宫收缩

加强宫缩的方法甚多,应选择方便易行,奏效快的方法。

1. 按摩子宫

助产者一手在腹部按摩宫底(拇指在前,其余4指在后),同时压迫宫底,将宫内积血压出,按摩必须均匀而有节律。如果无效,可用腹部—阴道双手按摩子宫法,即一手握拳置于阴道前穹隆顶住子宫前壁,另一手在腹部按压子宫后壁使宫体前屈,双手相对紧压子宫并作节律性按摩,按压时间以子宫恢复正常收缩为止,按摩时注意无菌操作。

2. 应用宫缩剂

①缩宫素:10 U 宫体直接注射或 10 U 加于 5% 葡萄糖液 500 mL 中静脉滴注;②麦角

新碱:0.2~0.4 mg 肌内注射或宫体直接注射、加于 25% 葡萄糖液 20 mL 中静脉慢推,心脏病、妊高征及高血压者慎用;③米索前列醇:200 μg 舌下含服;④卡前列甲酯:1 mg 置于阴道后穹隆,止血效果好。

3. 宫腔纱条填塞

用特制的长 1.5~2 m、宽 7~8 cm 的无菌不脱脂棉纱布条塞入宫腔止血。操作时助手在腹部固定子宫,术者用卵圆钳将纱布条送入宫腔内,自宫底由内向外填紧,留有空隙可造成隐性出血。24 小时后取出纱布条,警惕感染,取出纱布前应先静脉滴注缩宫素 10 U。

4. 在应急时,可于腹部压迫腹主动脉暂时减少出血,为寻找出血原因彻底止血争取时间。亦可经阴道于宫颈两侧缝扎子宫动脉止血。此法需熟悉掌握女性生殖系统解剖及一定技术水平,故临床上使用不多。

5. 髂内动脉栓塞术

在放射科医师的协助下,行股动脉穿刺插入导管至髂内动脉或子宫动脉,注入吸收性明胶海绵颗粒栓塞动脉,栓塞剂 2~3 周被吸收,血管复通。髂内动脉栓塞术仅适用于产妇生命体征稳定时进行。

6. 切除子宫

经积极治疗仍无效、出血可能危及产妇生命时,应行子宫次全切手术或子宫全切除术,以挽救产妇生命。

(二)防治休克

1. 遇有产后出血患者,应严密观察血压、脉搏及一般情况,产后出血量。

2. 给予吸氧、输液,必要时输血以补充血容量。

3. 与抗休克同时,针对不同发病原因,积极进行病因治疗以制止出血。

(三)针对病因制止出血

如为其他原因所致产后出血,除了加强子宫收缩外,还应针对病因进行处理。

1. 软产道损伤所致出血

处理时应仔细检查损伤部位,了解损伤程度,按解剖层次予以缝合。疑有宫颈裂伤时,应以两把卵圆钳轮流依次钳夹宫颈的不同部位,寻找出血点。缝合时第一针应超过裂伤顶端 0.3~0.5 cm,以免漏掉断裂血管而发生阴道血肿。

2. 胎盘因素

胎盘粘连或部分粘连可行徒手剥离,剥离困难者应怀疑植入胎盘,不可强行剥离。部分胎盘残留用手不能取出时,可用大号刮匙刮取残留部。胎膜残留时用手缠纱布掏宫腔取出。胎盘嵌顿者,应使用乙醚麻醉,松解子宫痉挛部分,再用手取出胎盘。

3. 凝血障碍性出血

治疗原则是消除病因,纠正休克、酸中毒。早期应用抗凝药物肝素,后期加用纤溶抑制药物如 6-氨基己酸、对羧基苄胺、氨甲环酸等。在应用肝素过程中可补充血容量和凝血因子,以纠正休克、补充消耗,可输入新鲜全血、血浆和纤维蛋白原等。

(四)抗感染

凡有产后出血者,均应给予抗生素以防感染。抢救过程中还应重视无菌操作。

三、护理问题

（一）潜在并发症

出血性休克。

（二）有感染的危险

与手术操作，失血后抵抗力降低有关。

（三）活动无耐力

与产妇失血性贫血，产后体质极度虚弱有关。

四、护理措施

（一）一般护理

1. 做好产前检查，及时采取相应的措施

为防止发生产后出血，首先要做好产前检查，及时发现引起产后出血的存在因素，给予相应处理。对子宫肌纤维发育不良者给予促进子宫发育成熟的药物，以促进子宫成熟。对合并子宫肌瘤者，若子宫肌瘤较大而且为多发，劝其流产或引产，待子宫肌瘤剔除术后再怀孕，若子宫肌瘤较小，而且为单发者，则可继续妊娠，但应密切观察，经常进行 B 超检查，观察子宫肌瘤的大小。对伴有贫血者给予相应的治疗。对妊高征患者，经常检查血压、尿及体重，以控制症状。对合并血液病患者，根据情况，确不能妊娠者给予引产或流产，能继续妊娠者应定期检查。对胎位不正，巨大胎儿及骨盆狭窄等情况不能经产道娩出者，可行剖宫产术。

2. 饮食护理

产前应摄入足够的蛋白质、维生素及钙、铁等矿物质，尤其对贫血的患者应食入含铁丰富的食物如动物肝、木耳等。住院期间应给予含有高蛋白、高维生素、易消化的食物，产后产妇应多吃营养丰富的饮食以利于恢复。

3. 心理护理

子宫收缩乏力占产后出血的 70%～75%，其中因精高度紧张、恐惧引起的占相当比例。由于产妇尤其是初产妇在分娩时下腹部疼痛而出现紧张、恐惧感。出现烦躁不安，大汗淋漓，而造成体力大量消耗，以致子宫收缩乏力，造成滞产，而产后易出血。住院后，针对孕妇的心理反应，给予适当的心理护理，讲述分娩时腹痛是一种正常现象，精神紧张、恐惧会给分娩带来不良后果。为了消除这种心理反应，可采用音乐疗法，在分娩的过程中放一些能使产妇放松的音乐，这样可减轻心理反应。

4. 产后的护理

产后应测体温、脉搏、呼吸及血压情况，使产妇安静休息，保暖。严密观察子宫收缩，查看会阴垫以了解出血情况。发现有大量出血征象者，根据产后失血原因，尽快配合医生进行必要的处理。出血及宫腔内操作都会增加产妇产褥期感染的机会，应保持会阴部清洁，每天用洁尔阴或呋喃西林液冲洗阴道一次，并应用广谱抗菌药物。

（二）症状护理

1. 出血及休克的护理

大量出血可引起出血性休克。休克时应设专人护理,休克护理原则:

1）严密观察病情:应设护理记录,详细记录病情变化及液体出入量（特别记录尿量）,每15～30分钟测体温、脉搏、呼吸、血压一次,着重观察下列方面变化:

（1）意识与表情:因血流灌注不足,中枢神经处于缺氧状态,表情淡漠,烦躁,意识模糊或昏迷,神志恍惚,早期休克的患者需要心理护理,耐心劝慰患者,使其接受治疗和护理。

（2）皮肤色泽及肢体温度:休克时面色苍白,皮肤湿冷,口唇发白,四肢冰凉。皮肤有出血点或淤斑,提示可能进入弥散性血管内凝血阶段。皮肤逐渐转红,出汗停止,肢体转暖,均说明血流灌注良好,休克好转。

（3）血压与脉压:通常血压低于75/45 mmHg,且伴有毛细血管灌流量减少症状,如肢端厥冷、皮肤湿冷等。若血压渐次下降,甚至不能测知脉压减少,说明病情加重。血压回升,脉压 >30 mmHg,或血压虽低,但脉搏有力,手足转暖则表明休克趋向好转。

（4）脉搏:休克时脉搏增快。随着病情恶化,脉搏加速,变为细弱直至摸不到。若脉搏逐渐增强,脉率转为正常,脉压由小变大,提示病情好转。

（5）呼吸:注意呼吸次数,有无节律变化。呼吸增速、变浅、不规则为病情恶化;反之,呼吸频率、节律及深浅度逐渐恢复正常,提示病情好转。注意保持呼吸道通畅,有分泌物时及时吸出,鼻管给氧时用40%～50%的高流量（6～8 L/min）,以保持呼吸道湿润,防止黏膜干燥。

（6）体温:出血性休克时体温均偏低。护理时慎防患者受寒,因低温影响血流速度,增加血液黏稠度,对微循环不利。一般用室内调温,或可用棉被保暖。局部敷热水袋使皮肤血流扩张,破坏机体调节,减少重要器官的血液供应,对休克不利。

（7）瞳孔:正常瞳孔双侧等大圆形。瞳孔观察的重点是瞳孔大小,对光反应及双侧是否对称。如双侧散大,对光反应减弱或消失,说明脑组织缺氧,患者濒于死亡。

（8）尿量:尿量能反映肾血液灌注情况,对有休克者应留置导尿管,每小时测尿量一次,尿量每小时少于25 mL,比重增加,表明肾脏血管收缩或血流量不足,每小时尿量30 mL以上提示休克好转。

2）及时调整输液量和输液速度:休克时尽快建立两条输液通道,一条通道可滴入血管活性药物或其他需要控制滴速的药物。另一条通道可快速滴入液体或输血。抢救休克时,常有大量的临时口头医嘱,执行前后应及时查对,避免差错。每24小时总结一次液体的出入量,保持适量的液体输入,注意纠正电解质紊乱。

3）应用升压药物的护理

（1）用升压药时,应5～10分钟测量血压一次。根据血压的高低适当调节药物浓度和滴数。

（2）静脉点滴升压药时,应随时观察有无液体外渗,以免升高药物致组织坏死,如升压药外渗应即用2.5%普鲁卡因、苄胺唑啉在血管周围封闭,并更换输液部位。

（3）长期输液患者,注意保护血管,选择血管时宜先难后易,先下后上。

（4）烦躁不安或神志不清时，输液的肢体宜用夹板固定。

2. 预防压疮

对长期卧床患者，随时保持床单清洁、平整、干燥。病情许可时每 2 小时给患者翻身、拍背一次，身体的受压部位做好皮肤护理。

（三）健康教育

1. 宣传并指导产褥期康复的技巧。产妇发生大失血后虽然得救，但可因垂体缺血而可能出现席汉综合征，或面临体力差、活动无耐力、生活自理有困难等问题。面对上述情况，尽量给产妇及家属提供解释的机会，鼓励产妇说出内心的感受并参与出院计划的讨论。

2. 针对产妇的具体情况，指导其如何加强营养，有效地纠正贫血，逐步增加活动量，以促进身体的康复过程。

3. 出院后，指导家属及产妇注意继续观察子宫复旧及恶露情况，发现异常情况及时返院就诊。护士要使产妇及家属明确产后检查的时间、目的、意义，使产妇能按时接受检查，以核实产妇心身康复情况，解决哺乳中的问题，调整产后指导计划。

（陈婧　宋洪玉　刘艳玮）